ZDROWE SERCE

Dr Graham Jackson FESC, FACC, FRCP, jest konsultantem kardiologicznym Zarządu Szpitali Guys i St Thomas, St Thomas Hospital, London SE1.

Graham Jackson

ZDROWE SERCE

WYCZERPUJĄCY I ZGODNY Z NAJNOWSZĄ WIEDZĄ MEDYCZNĄ PORADNIK INFORMUJĄCY, JAK UNIKAĆ MIAŻDŻYCY NACZYŃ WIEŃCOWYCH I INNYCH CHORÓB SERCA ORAZ WALCZYĆ Z NIMI

Przełożył z angielskiego Stanisław Dubiski

KSIĄŻKA I WIEDZA

Tytuł oryginału: *Heart Health at Your Fingertips*

Konsultacja medyczna
Hanna Rymuza

Projekt graficzny okładki i stron tytułowych
Jerzy Rozwadowski

Redaktor
Leszek Otrębski

Redaktor techniczny
Krystyna Kaczyńska

Warszawa 2004
Wydanie pierwsze
Obj. ark. druk. 20,5
Druk i oprawa:
OPOLGRAF

Trzynaście tysięcy siedemset czterdziesta trzecia publikacja „KiW"

ISBN 83-05-13342-7

Spis treści

GDZIE SZUKAĆ RAD DOTYCZĄCYCH ZDROWEGO TRYBU ŻYCIA

Podziękowania

Książka ta nie mogłaby powstać bez pomocy Michèle Clark i Richarda Warnera. Specjalne podziękowania dla Michèle za to, że pomagała mi pisać możliwie prostym językiem i za podtrzymywanie mnie na duchu, gdy już wydawało mi się, że zadanie przerasta moje siły. Dziękuję Profesorowi Brianowi Pentecostowi za tak ciepłe słowo wstępne i za sprawdzenie, czy tekst jest poprawny i jasny. Dr Richard Wray, dr Ian Baird i profesor John Swales sprawdzili manuskrypt, zasugerowali bardzo pomocne zmiany, a także wskazali na niejasności w tekście. Azmina Gowinda, konsultant dietetyczny, zadbała o poprawność ustępów dotyczących odżywiania i stylu życia. Dziękuję również Lindzie Moore za świetne rysuneczki, Davidowi Woodroffe za wspomagające tekst ilustracje, a Wendzie Bann za całość projektu książki. Na koniec muszę również podziękować wszystkim moim pacjentom za pytania i za to, że pomogli mi udzielić zrozumiałych i jasnych odpowiedzi.

Przedmowa

profesora Briana L. Pentecosta, MD, FRCP, byłego dyrektora British Heart Foundation (Fundacja do Walki z Chorobami Serca)

To naturalne, że gdy czujemy się szczęśliwi i zdrowi, nie myślimy o chorobach. Życie jest w końcu po to, by się nim cieszyć. Jednakże wiele osób zdaje sobie sprawę, że choroba serca, a w szczególności choroba naczyń wieńcowych może brutalnie przerwać tę beztroskę. W 1970 roku w Zjednoczonym Królestwie i w wielu innych rozwiniętych krajach śmiertelność z powodu zawału serca i innych komplikacji choroby naczyń wieńcowych osiągnęła najwyższy poziom, obecnie zaś powoli maleje. Mimo to choroba naczyń wieńcowych serca jest niestety w tym kraju najczęstszą przyczyną przedwczesnej śmierci. Śmierć spowodowana chorobą serca nie zawsze jest tak szybka i bezbolesna, jak się może wydawać. U wielu osób ból w klatce piersiowej i duszności znacznie zmniejszają sprawność. Z drugiej strony chorobie naczyń wieńcowych można bardzo często zapobiec – oczywiście nie zawsze, ale dzięki prostym zmianom trybu życia możemy jej w dużej mierze uniknąć. Często mówi się, że rady, jak zapobiec chorobom serca, są niejasne, a czasem sprzeczne ze sobą (szczególnie gdy dotyczą one tak zwanego zdrowego odżywiania). Dr Graham Jackson w swej książce zadaje kłam tym poglądom. Oczywiście pewne szczegóły zawsze będą wywoływać dyskusję, nie podlega jej natomiast główne przesłanie dotyczące sposobu odżywiania, zwłaszcza zmniejszenia spożycia tłuszczu zwierzęcego, zwiększenia zaś – świeżych owoców i jarzyn. Co do tego zgadzają się wszyscy specjaliści. To samo odnosi się do konieczności regularnych ćwiczeń fizycznych i rzucenia palenia. Dr Graham Jackson udowadnia jasno, że zmniejszenie ryzyka chorób serca nie wymaga skomplikowanej diety ani członkostwa w ekskluzywnych klubach zdrowia.

U niektórych czytelników wystąpiły już objawy choroby wieńcowej serca. Są oni wprost oszołomieni nawałą nowych badań, metod leczniczych, wiadomości. Język i terminologia używane przez specjalistów są dla pacjentów bardzo często zupełnie niezrozumiałe. W swojej jasno i dowcipnie napisanej książce Graham Jackson prowadzi czytelnika krok po kroku przez te zawiłości; dzięki jego wyjaśnieniom czytelnik nie powinien już obawiać się tej wielkiej niewiadomej, jaką dla wielu są choroby serca.

Przedmowa do drugiego wydania

Dr Graham Jackson

Gdy się dowiedziałem, że pierwsze wydanie mojej książki zostało tak dobrze przyjęte, spadł mi oczywiście kamień z serca. Wielu pacjentów pisało do mnie, prosząc o radę i zadając nowe pytania, na które chcieliby znaleźć odpowiedź. Teraz, po niespełna dwóch latach, nadszedł czas na drugie wydanie. Starałem się uwzględnić w nim możliwie dużo nowych sugestii i pomysłów. W niektórych sekcjach zmieniłem nieco swoje rady, podczas gdy w innych pozostały one bez zmian. Od czasu pierwszego wydania byliśmy świadkami kilku ważnych zmian. Najbardziej zauważalną było wprowadzenie viagry.

O ile w handlu najważniejsza jest lokalizacja, o tyle gdybym miał sprzedawać zdrowie serca, za najważniejszą sprawę uważałbym zapobieganie. W zakresie chorób serca nie na wszystkie pytania mamy odpowiedzi, mam jednak nadzieję, że te, którymi dysponujemy, czytelnicy znajdą w tej książce.

Wstęp

Ta książka mówi głównie o naszym sercu: jak utrzymywać je w zdrowiu, a jeżeli w jakiś sposób zostało osłabione chorobą, to co robić, aby w miarę możliwości je wzmocnić. Najczęstszą przyczyną osłabienia serca jest choroba naczyń wieńcowych serca (miażdżyca) – choroba niedokrwienna serca. Naczynia wieńcowe to tętnice, które odżywiają mięsień sercowy. Odchodzą od tętnicy głównej, zwanej również aortą, oplatając serce i wysyłając wiele odgałęzień w głąb mięśnia sercowego. Krew dostarczana tymi naczyniami zaopatruje mięsień w tlen i energię, umożliwiając mu pracę, która – jak wiadomo – polega na pompowaniu krwi do wszystkich części ciała. Jeżeli światło (przekrój) naczyń wieńcowych ulegnie zwężeniu, ucierpi na tym zaopatrywanie mięśnia sercowego w krew. Na skutek tego w sytuacjach, gdy serce musi intensywniej pracować (to znaczy kurczyć się częściej) – na przykład gdy wchodzimy po schodach – zaczyna mu brakować energii, co sygnalizuje charakterystycznym bólem znanym pod nazwą dławicy piersiowej lub dusznicy bolesnej. Gdy dojdzie do całkowitego zamknięcia światła tętnicy wieńcowej, następuje nagłe przerwanie dopływu krwi do odpowiedniego fragmentu mięśnia sercowego. Towarzyszy temu nagromadzenie pewnych związków chemicznych w mięśniu sercowym i bardzo silny ból. Serce zaprzestaje pracy i dochodzi do zawału. Jeżeli zamknięta zostanie duża tętnica wieńcowa, zawał serca jest rozległy, przy zamknięciu małej gałązki tętniczej, utrata funkcji dotyczyć będzie tylko małego fragmentu mięśnia.

Choroba wieńcowa jest naszym największym medycznym wrogiem. Dotyczy to zarówno mężczyzn, jak i kobiet. Niektóre kobiety mogą sądzić, że miażdżyca to choroba wyłącznie męska. To nieprawda. Choroba wieńcowa nie oszczędza nikogo, nie zważając na płeć, rasę i religię. Zabija rocznie prawie 170 000 osób w Wielkiej Brytanii, a pół miliona w Stanach Zjednoczonych. Połowa z nich to kobiety. Oznacza to, że w Zjednoczonym Królestwie umiera średnio 460 osób dziennie, czyli jedna osoba co trzy minuty. Na ogół kobiety obawiają się bardziej raka piersi niż choroby serca, ale prawdopodobieństwo, że umrą w następstwie choroby serca, jest około pięciu razy większe niż prawdopodobieństwo śmierci na raka piersi. Choroba ta jest tak powszechna, że jedna na trzy osoby po przekroczeniu 65 lat cierpi na jakąś jej postać.

Choroba wieńcowa jest nie tylko powodem stresu i niepewności wielu ludzi, ale bardzo znacznie obciąża społeczną służbę zdrowia (w Zjednoczonym Królestwie ocenia się ten koszt na 3500 milionów funtów). Aby zapobiec chorobie wieńcowej, trzeba przede wszystkim zrozumieć jej przyczyny i dowiedzieć się, jak zmniejszyć ryzyko zachorowania. Na to nigdy nie jest za późno.

Z książki tej dowiemy się, jak pracuje serce i jak rozwija się choroba wieńcowa. Bardzo duży nacisk położyłem na zapobieganie. Zapobieganie przed wystąpieniem objawów chorobowych nazywamy zapobieganiem pierwotnym, a zapobieganie po wystąpieniu objawów – zapobieganiem wtórnym. Obydwa te rodzaje zapobiegania są ważne – gdy wystąpiły już objawy, chcemy, aby choroba się nie pogorszyła, a jeżeli jesteśmy całkowicie zdrowi, to oczywiście chcemy utrzymać taki stan jak najdłużej. Poszczególne rozdziały tej książki zajmują się dietą, ćwiczeniami fizycznymi, paleniem papierosów, kontrolą ciśnienia krwi i koniecznością zmniejszenia ryzyka zachorowania na chorobę wieńcową. Przykładem takiego ryzyka jest palenie papierosów. Palacze częściej chorują na miażdżycę naczyń wieńcowych niż niepalący. U palaczy, którzy przestali palić, ryzyko zachorowania stopniowo maleje i po upływie czterech do pięciu lat, zrównuje się z ryzykiem niepalących. Książka omawia to i inne zagrożenia oraz daje wskazówki, jak ich unikać.

W książce znajdziemy również omówienie następstw miażdżycy naczyń wieńcowych i sposoby jej leczenia oraz wskazówki, jak radzić sobie samemu. Stosując jakąś metodę leczenia, lekarze muszą mieć dowody, że jest skuteczna. Ten sposób postępowania znany jest jako „leczenie oparte na dowodach". Jest niezmiernie ważne, aby pacjent dokładnie zdawał sobie sprawę z korzyści i zagrożeń każdego sposobu leczenia, który lekarz mu zaproponuje. Pełna świadomość stanu własnego serca to konieczny warunek owocnej współpracy pacjenta z lekarzem. W tym celu należy zadawać pytania. Przecież to chodzi o twoje serce! Podobnie jak ja, jako lekarz, muszę wykazać, że moje metody leczenia są skuteczne, również ty, jako pacjent, musisz się dowiadywać o skuteczność niekonwencjonalnych sposobów leczenia, o których słyszałeś. Pamiętaj, nie wierz wszystkiemu, co ci mówią – domagaj się dowodów. Należy jednak pamiętać, że dowody mogą mieć bardzo różną wartość. Bardzo łatwo jest dać się przekonać, gdy przyjaciel lub krewny mówi nam, że jego choroba została „wyleczona". Niestety, jest to bardzo zwodnicze, ponieważ większość chorób ma zmienny przebieg i wrażenie „wyleczenia" może być całkowicie błędne. Jedyną metodą ustalenia skuteczności leczenia są naukowe badania kliniczne. Są one tak zaplanowane, że możliwość przypadku lub tego, że pacjent i tak poczułby się lepiej, są zredukowane do minimum.

Odpowiednie rozdziały opisują szczegółowo dławicę (dusznicę bolesną), zawały serca, lekarstwa, pomostowanie tętnic wieńcowych (popularnie znane jako *bypass)*, angioplastykę (wprowadzanie balonika) i zakładanie stentów (rozszerzającej się rurki utrzymującej drożność tętnicy).

Należy sobie zdawać sprawę, że książka nie jest podręcznikiem kardiologii, ale że ma za zadanie informować pacjenta o praktycznych problemach wiążących się z chorobą wieńcową, jej leczeniem i zapobieganiem. W książce starałem się zgromadzić najczęstsze pytania i odpowiedzieć na nie możliwie przystępnie. Nie na wszystkie pytania znajdujemy łatwe odpowiedzi, dlatego tym „szarym strefom" poświęcam nieco więcej miejsca w nadziei, że wyjaśnię te trudne zarówno dla lekarzy, jak i pacjentów problemy.

Miażdżycę naczyń wieńcowych można sobie wyobrazić jako szereg kluczy: pierwszy jest klucz do zapobiegania, drugi – do wczesnego rozpoznania sygnałów ostrzegawczych, trzeci – do odpowiedniego leczenia, a wreszcie czwarty – do zapobiegania nawrotowi choroby. Książka radzi i informuje, jak te klucze znajdować. Uzbrojeni w nią, z łatwością klucze te znajdziemy.

Jak posługiwać się książką

Jeżeli nie rozumiemy znaczenia użytych w tekście terminów, powinniśmy zajrzeć do słowniczka na końcu książki, gdzie wyjaśnione są także terminy, z którymi mogliśmy spotkać się gdzie indziej. Układ książki pozwala na czytanie wyrywkowe. Wskazane jest, aby rozdział pierwszy przeczytać na samym początku, bo zawiera on informacje o mechanizmie pracy serca. Jeśli się pozna te podstawowe wiadomości, reszta tekstu będzie łatwiejsza. Warto zaznajomić się także z podrozdziałem o leczeniu dławicy, czyli dusznicy bolesnej (podrozdział „Leczenie" rozdziału trzeciego), a jeszcze lepiej przeczytać też i o innych metodach leczenia chorób serca, aby mieć szerszy pogląd na te sprawy i lepiej orientować się w możliwościach. Podobnie osoby, które miały atak serca lub miał go ktoś z ich rodziny, powinny przeczytać odpowiedni rozdział w całości.

Pytania do lekarza lub pielęgniarki prowadzącej

W książkach tego typu autor stara się odpowiedzieć na możliwie dużo pytań. Jednakże lektura książki powinna również stanowić zachętę do zadawania pytań lekarzowi. W gabinecie lekarskim nagle zapominamy o wszystkich wątpliwościach, o które chcieliśmy zapytać. Przed wizytą u lekarza przygotujmy sobie listę pytań. Jeżeli nasz lekarz nie będzie w stanie odpowiedzieć na któreś z nich, proszę napisać do mnie, a postaram się na nie odpowiedzieć.

W kilku słowach

- Nie bój się choroby serca.
- Zaznajom się z nią i zrozum, na czym ona polega.
- Staraj się jej zapobiec.
- Naucz się dawać sobie radę z chorobą.
- Pamiętaj: większość chorych na serce jest w stanie dzięki nowoczesnym metodom leczenia prowadzić aktywny i produktywny tryb życia.

ROZDZIAŁ PIERWSZY

Mechanizm pracy serca*

Wstęp

Serce to mięsień, który pompuje krew poprzez tętnice do wszystkich części i narządów naszego ciała. Aby sprawnie funkcjonować, nasz organizm potrzebuje stałej dostawy tlenu i energii, a krew jest właśnie takim układem dostawczym. W płucach krew pobiera tlen, z którym łączy się chemicznie, dzięki czemu zmienia kolor na jasnoczerwony. Pozbywszy się tlenu, pobiera dwutlenek węgla i inne związki przeznaczone do wydalenia z organizmu przez płuca, nerki i wątrobę. Krąży teraz w żyłach i nabiera koloru ciemnoczerwonego. Również mięsień sercowy potrzebuje tlenu i energii – otrzymuje je przez tętnice wieńcowe serca. Choroby naczyń wieńcowych są najczęstszym powodem zgonów i kalectwa w krajach rozwiniętych, ponieważ nie pozwalają pracować prawidłowo sercu – głównej maszynie napędzającej cały organizm.

* Słowniczek na końcu książki zaznajamia czytelnika z niektórymi terminami medycznymi.

Budowa serca

Serce - co to takiego?

Wprawdzie serce można określić jako mięsień pompujący krew, ale będzie to wielkie uproszczenie. Jest to organ daleko bardziej skomplikowany. Zbudowany jest z włókien mięśniowych różniących się od tych, które poruszają mięśnie naszych rąk i nóg. Serce musi dawać sobie radę we wszystkich okolicznościach i dostosowywać swoją pracę do napięcia emocjonalnego i wysiłku fizycznego zdarzających się w naszym codziennym życiu i nigdy (miejmy nadzieję) nie odpoczywa. Przeciętna liczba uderzeń serca w ciągu doby wynosi sto tysięcy, a objętość przepompowanej krwi – od pięciu do dwudziestu litrów na minutę, w zależności od zapotrzebowania. Oczywiście podczas spoczynku zapotrzebowanie na krew jest mniejsze niż podczas wysiłku. Każdy narząd naszego ciała, aby funkcjonować normalnie, musi być stale zaopatrywany w tlen.

Świeża krew tętnicza dostarcza tkankom naszego ciała tlen i energię, a gdy je już odda, żyłami usuwa z organizmu niepożądane produkty przemiany materii, w tym dwutlenek węgla. Serce – maszyna pompująca krew – ma na ogół wielkość zaciśniętej pięści.

Co to są, wobec tego, tętnice wieńcowe?

Są to naczynia w kształcie rurek, które zaopatrują mięsień sercowy w tlen i substancje odżywcze potrzebne mu do prawidłowej pracy. Naczynia, które rozprowadzają krew od serca do narządów, to tętnice. Tętnice wieńcowe mają szczególnie mocne ścianki, ponieważ wystawione są na wysokie ciśnienie wypompowywanej przez serce krwi. Często mylimy tętnice z żyłami. Żyły widzimy zwykle na wierzchu dłoni lub na nogach jako niebieskie pasma. Krew powraca nimi do serca. Mają ścianki dużo cieńsze niż tętnice, ponieważ są wystawione na dużo mniejsze ciśnienia.

Istnieją trzy główne tętnice wieńcowe, które następnie się rozgałęziają: lewa tętnica wieńcowa rozgałęzia się w dwie większe; prawa tworzy zwykle jedno duże naczynie (rysunek 1.1.). Tętnice wieńcowe wychodzą z głównej tętnicy odchodzącej od serca zaraz za zastawką aortalną (patrz następne pytanie). Najważniejsza jest lewa tętnica wieńcowa, która rozdziela się na dwie gałęzie, w wyniku czego zależy od niej większa część dostawy krwi do serca. Wyobraźmy sobie tętnice wieńcowe jako gałęzie drzewa, które dzieli się na coraz mniejsze gałęzie i gałązki. Tętnice wieńcowe mają początkowo 3–4 milimetry średnicy, następnie rozgałęziają się, aby za-

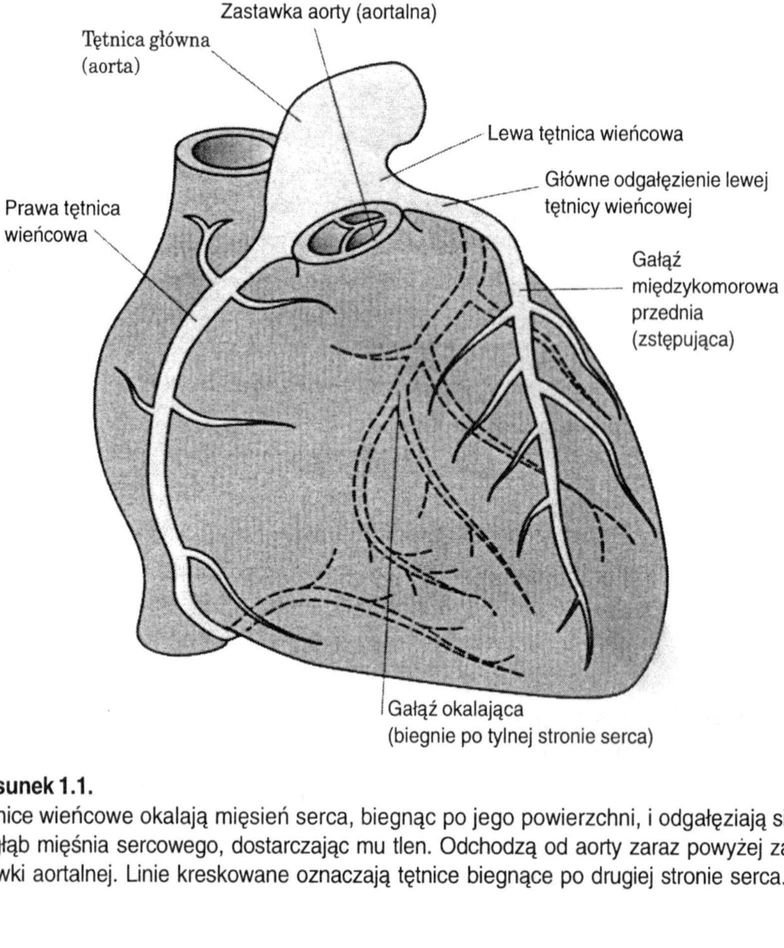

Rysunek 1.1.
Tętnice wieńcowe okalają mięsień serca, biegnąc po jego powierzchni, i odgałęziają się w głąb mięśnia sercowego, dostarczając mu tlen. Odchodzą od aorty zaraz powyżej zastawki aortalnej. Linie kreskowane oznaczają tętnice biegnące po drugiej stronie serca.

opatrywać wszystkie warstwy mięśnia. Okalają serce, biegnąc po jego powierzchni i wysyłając odgałęzienia w głąb.

Na czym polega choroba naczyń wieńcowych?

Ścianki naczyń wieńcowych wyściela od wewnątrz śródbłonek (łac. *endotelium*). Ma on bardzo gładką powierzchnię, co znacznie zmniejsza tarcie przy przepływie krwi. Gdy śródbłonek ulega uszkodzeniu, światło naczyń się zwęża, ich powierzchnia staje się chropowata, a przepływ krwi ulega zawirowaniu, co sprzyja powstawaniu zakrzepów. Wyobraźmy sobie, że tętnica to szosa z nową nawierzchnią (śródbłonek). Jeżeli pozwolimy na tworzenie się dziur w nawierzchni, a naprawy spowodują powstanie wybojów, szybka jazda po takiej szosie będzie bardzo niebezpieczna. Śródbłonek tętnic może ulec uszkodzeniu wskutek:

- palenia papierosów;
- niedbałego leczenia podwyższonego ciśnienia tętniczego;
- wysokiego poziomu cholesterolu we krwi, powodującego odkładanie się złogów ciał tłuszczowych (wyboje na szosie).

Zwężenie naczyń wieńcowych może spowodować:

- ataki dławicy piersiowej (dusznica bolesna, *angina pectoris*);
- zawał serca (patrz rozdział trzeci);
- arytmię serca (niemiarowość; patrz rozdział piąty);
- niewydolność serca (osłabienie mięśnia sercowego; patrz rozdział czwarty).

Co to jest aorta?

Jest to główna tętnica odprowadzająca krew z serca. Dostarcza krew do głowy, a następnie skręca łukiem w dół ciała, biegnie przez klatkę piersiową wzdłuż kręgosłupa, przebiega przez jamę brzuszną za żołądkiem, aby w miednicy rozdzielić się na dwie gałęzie zaopatrujące w krew nogi.

Co to są zastawki?

Zastawki regulują przepływ krwi do i z serca. Zamykają się i otwierają podobnie jak krany w łazience. W warunkach normalnych zastawki przepuszczają krew tylko w jednym kierunku. Podczas gdy tętnice wieńcowe biegną po powierzchni serca, zastawki znajdują się wewnątrz niego.

Rozróżniamy cztery zastawki: **aortalną**, **mitralną** (**dwudzielną**), **płucną** i **trójdzielną**. Posługując się rys. 1.2., prześledźmy kolejność wydarzeń składających się na akcję serca:

1. Krew wraca do serca żyłami. Oddała tlen mózgowi, nerkom, mięśniom i innym narządom. Z głowy krew wraca **żyłą główną górną**, a z dolnych partii ciała **żyłą główną dolną** (z historycznych powodów zwaną również żyłą próżną). Krew żylna zbiera się w **prawym przedsionku**.
2. Z prawego przedsionka krew przepływa do prawej komory. Przepływ ten jest kontrolowany przez **zastawkę trójdzielną**, która przepuszcza krew tylko z przedsionka do komory. Wprowadziliśmy tu określenie „prawy" i „lewy" przedsionek i komora. Serce składa się bowiem z prawej i lewej części. Część prawa zbiera w przedsionku krew żylną – „zużytą", przepompowując ją do płuc, aby tam nasyciła się tlenem. Część lewa odbiera nasyconą tlenem krew z płuc i pompuje ją na obwód ciała. Pompowaniem krwi na obwód zajmuje się lewa komora. Jest to najważniejsza część serca, która najczęściej ulega uszkodzeniu w przebiegu zawału serca.
3. Krew napływająca z płuc zbiera się w lewym przedsionku. W tym samym czasie prawy przedsionek również napełnia się krwią. Lewy przedsionek dzieli od lewej komory zastawka **mitralna**. Zastawka mitralna i zastawka trójdzielna otwierają się jednocześnie, dzięki czemu obydwie komory – lewa i prawa – jednocześnie napełniają się krwią.
4. Potem następuje jednoczesny skurcz obu komór – lewej i prawej. Gdy wzrasta ciśnienie w komorze prawej, zamyka się za-

stawka trójdzielna, a jednocześnie także zastawka mitralna (dzięki czemu krew nie wraca się do przedsionków). Rosnące ciśnienie otwiera zastawki płucną (prawą) i aortalną (lewą). Dzięki temu krew żylna zostaje wypompowana do płuc, a utleniona krew z komory lewej – na obwód ciała. Serce jest teraz puste, ciśnienie krwi spada, zamykają się zastawki płucna i aortalna, przedsionki napełniają się krwią, zastawki trójdzielna i mitralna otwierają się, krew przepływa do komór i cykl pracy serca się powtarza.

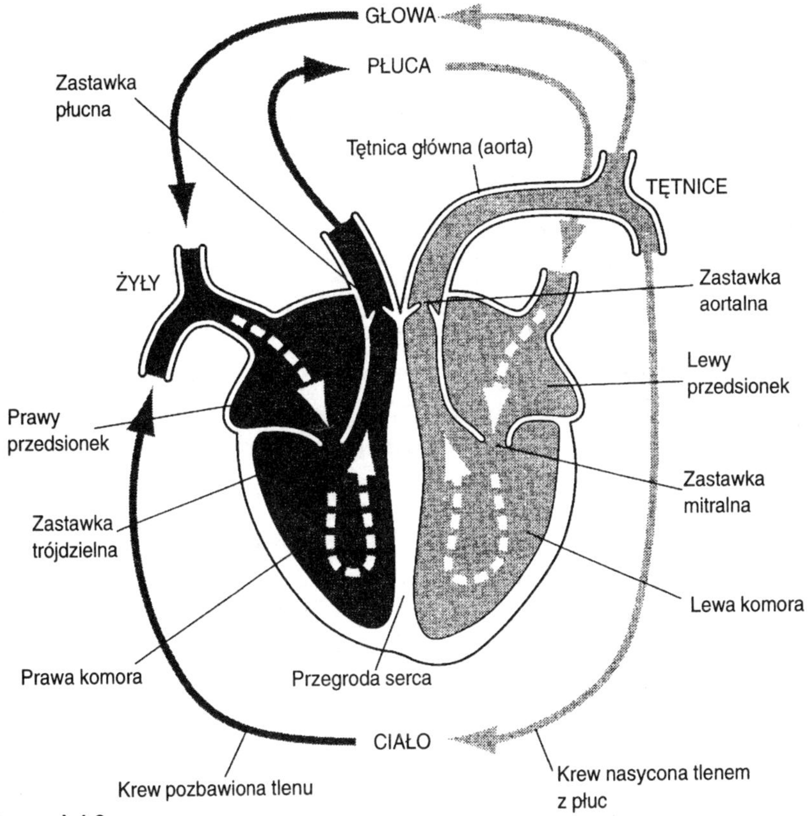

Rysunek 1.2.
Krążenie krwi z obwodu ciała przez serce do płuc. Z płuc utlenowana krew powraca do serca, a stamtąd przepompowywana jest na obwód. Przedsionki zbierają napływającą krew. Komory pełnią rolę pompy.

Co oddziela od siebie prawe i lewe serce?

Prawe i lewe serce oddziela mięsień zwany **przegrodą**. Przedsionki oddzielone są od siebie przegrodą międzyprzedsionkową, komory – przegrodą międzykomorową. W przegrodzie mogą pojawiać się otwory lub ubytki. Może to być ubytek przegrody międzykomorowej lub ubytek przegrody międzyprzedsionkowej.

Jak pracuje serce

Kiedy prosiłem lekarza o wyjaśnienie, jaki jest mechanizm pracy serca, powiedział, że wyjaśnienie tego zajęłoby zbyt dużo czasu. Czy mógłbym usłyszeć zwięzłą i prostą odpowiedź na to pytanie?

Normalne zdrowe serce składa się z mocnego mięśnia – pompy i czterech zastawek, które muszą funkcjonować prawidłowo. Serce zaopatrywane jest w tlen przez tętnice wieńcowe. Akcję serca kontroluje układ elektryczny, który określa, kiedy i jak często powinien następować skurcz. W języku medycznym na określenie skurczu pompy sercowej używa się słowa **systole**, a rozkurczu – **diastole**. Moment systole odczuwa się jako uderzenie tętna – pulsu.

Pielęgniarka w naszej przychodni mierzy wszystkim ciśnienie krwi. Co to takiego i czy rzeczywiście jest to takie ważne?

Ciśnienie krwi jest niezbędne do utrzymania jej krążenia w organizmie. Dzięki ciśnieniu wytwarzanemu przez mięsień sercowy krew krąży: płynie tętnicami, dostarczając tlen i produkty odżywcze tam, gdzie są potrzebne, a następnie, płynąc żyłami, zabiera produkty przemiany materii do wątroby i nerek.

Ciśnienie krwi określają dwa parametry: ciśnienie skurczowe (systoliczne) i rozkurczowe (diastoliczne). Ciśnienie skurczowe osiąga najwyższą wartość po skurczu serca. Między skurczami, gdy mięsień sercowy odpoczywa, ciśnienie krwi spada. Jego wartość minimalna to ciśnienie rozkurczowe. Wartość ciśnienia wyraża się w milimetrach słupa rtęci (mm Hg). Na karcie chorobowej widzimy na przykład 120/80 mm Hg – w skrócie 120/80. Oznacza to, że ciśnienie skurczowe wynosi 120 milimetrów słupa rtęci, a rozkurczowe – 80 milimetrów. Rtęć jest ciężkim płynnym metalem używanym w aparacie do mierzenia ciśnienia krwi. Ciśnienie krwi podnosi poziom rtęci w pionowej rurce aparatu o pewną liczbę milimetrów. To właśnie jest wartość ciśnienia krwi. Więcej o ciśnieniu krwi i jego pomiarze w rozdziale drugim „Pomiar ciśnienia krwi".

Wiem, że serce „bije" automatycznie, ale co powoduje i kontroluje jego skurcze?

Serce otrzymuje instrukcje w formie elektrycznych bodźców, które są wytwarzane przez „centrum dowodzenia", zlokalizowane w tak zwanym **węźle zatokowym**. Węzeł zatokowy wysyła sygnały-bodźce częściej podczas pracy fizycznej lub napięcia emocjonalnego lub rzadziej, gdy wypoczywamy lub śpimy. Bodźce te wysyłane są do „puszki rozdzielczej" zwanej **węzłem przedsionkowo-komorowym** (patrz rysunek 1.3.), który jest dodatkowym ośrodkiem kontrolnym, skąd z kolei bodźce trafiają do mięśni komór serca kablem elektrycznym, który nazywamy pęczkiem. Pęczek dzieli się na dwie odnogi: prawą i lewą, odnogi przesyłają bodźce odpowiednio do mięśni prawej i lewej komory serca. Węzeł przedsionkowo-komorowy kontroluje bodźce wysyłane przez węzeł zatokowy, chroniąc w ten sposób mięsień serca przed bodźcami nieprawidłowymi, które w warunkach patologicznych mogą tam powstać. W normalnych warunkach bodźce powstają w węźle zatokowym, przechodzą przez węzeł przedsionkowo-komorowy do pęczków przewodzących bodźce do mięśni lewej i prawej komory. Pęczek prawy jest pojedynczy, pęczek lewy dzieli się na szereg rozgałęzień (patrz rysunek 1.3.).

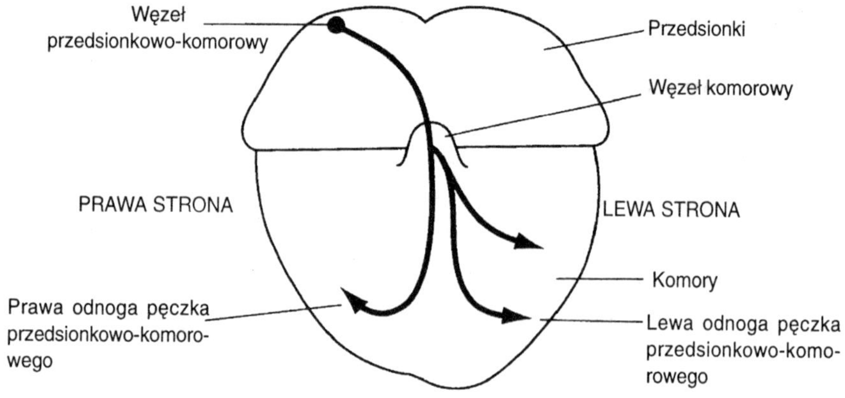

Rysunek 1.3.
Układ elektryczny serca

Serce nie jest niezawodne

Mechanizm pracy serca może zakłócić nieprawidłowe działanie jednej z jego części składowych:

- mięsień-pompa może osłabnąć przez zmniejszenie grubości lub ulec hipertrofii (przerostowi), to znaczy nieprawidłowemu pogrubieniu;
- zastawki mogą ulec uszkodzeniu i utracić szczelność, co powoduje cofanie się krwi, lub zwęzić się tak, że nie będą w stanie przepuścić pompowanej krwi;
- naczynia wieńcowe mogą ulec zwężeniu lub zamknięciu;
- może również zawieść układ elektryczny serca. Różnego rodzaju „zwarcia" mogą prowadzić do nadmiernego przyspieszenia lub zwolnienia akcji serca, lub też do naprzemiennej zbyt wolnej i zbyt szybkiej akcji serca.

Powyższe problemy mogą się nakładać. Ponadto jeden z nich może być powodem wystąpienia drugiego. Z niniejszej książki dowiemy się, że można zrobić bardzo wiele, aby zapobiec tym problemom, a także walczyć z nimi, gdy już się pojawią.

W budowie serca mogą wystąpić także **wady wrodzone**, które objawiają się już wkrótce po urodzeniu. Niekiedy wady wrodzone są dziedziczne, to znaczy mogą być przekazane przez jednego lub oboje rodziców.

Mam 46 lat i od czasu do czasu odczuwam coś dziwnego w klatce piersiowej. Czy to może mieć związek z chorobą serca? W jaki sposób mogę się przekonać, czy moje serce jest zdrowe czy chore?

Głównymi objawami, na które należy zwracać uwagę, są:

- ból w klatce piersiowej,
- duszności,
- kołatanie serca,
- chwilowe utraty przytomności.

Sygnałem osłabienia mięśnia sercowego może być zmęczenie, „ciężar" w nogach i wrażenie, że każda czynność wymaga wielkiego wysiłku.

Oczywiście powyższe objawy mogą mieć również inne przyczyny. Rozmowa z lekarzem połączona z badaniem powinna wyjaśnić, czy pana obawy są uzasadnione.

Jakiej choroby serca powinienem się najbardziej obawiać?

Najczęstszy problem to miażdżyca naczyń wieńcowych, polegająca na ich stwardnieniu i zwężeniu. W następnym rozdziale zajmiemy się tą chorobą, przedyskutujemy wszystkie jej formy i możliwe sposoby leczenia.

ROZDZIAŁ DRUGI

Miażdżyca naczyń wieńcowych

Wstęp

Choroba naczyń wieńcowych serca spowodowana jest przez stwardnienie lub zwężenie tętnic wieńcowych. W terminologii medycznej znana jest jako **miażdżyca naczyń wieńcowych** lub choroba niedokrwienna serca. W przebiegu miażdżycy w **śródbłonku** tętnic z mieszaniny tłuszczów, cholesterolu i obcych komórek tworzą się płytki, które zakłócają krążenie krwi. **Płytki miażdżycowe** na ogół nie powstają w żyłach, chyba że każe im się pełnić funkcję tętnic, na przykład gdy są użyte do **pomostowania (bypassu)** naczyń wieńcowych (patrz rozdział trzeci, podrozdział „Pomostowanie").

Jeżeli wyobrazimy sobie tętnicę jako dwupasmową drogę szybkiego ruchu, to płytka miażdżycowa jest zwężeniem tej drogi do jednego pasma. Z doświadczenia wiemy, że przed takim zwężeniem z reguły powstaje „korek". Z biegiem czasu powstaje coraz więcej płytek miażdżycowych, powodując stopniowe zwężanie się światła tętnic, pogorszenie krążenia wieńcowego, niedokrwienie mięśnia serca i objawy dławicy (patrz rozdział trzeci). Ściana tętnicy w miejscu tworzenia się płytki jest osłabiona, może nawet dojść do jej pęknięcia lub naddarcia. Powstają wtedy zakrzepy, które mogą całkowicie zamknąć tętnicę, co może prowadzić do zawału serca. Główne przyczyny powstawania płytek miażdżycowych to:

- podwyższony poziom cholesterolu we krwi,
- palenie papierosów,
- podwyższone ciśnienie krwi.

Zwykle objawy nasilają się i prowadzą do wystąpienia dławicy, zawału i niewydolności serca. Czasami niestety pierwszym objawem choroby serca może być nagły zgon chorego. Na szczęście zdarza się to rzadko i zwykle jest poprzedzone wielorakimi objawami ostrzegawczymi. Musimy koniecznie nauczyć się je dostrzegać i rozpoznawać.

Niektóre czynniki zwiększają niebezpieczeństwo wystąpienia choroby. Na przykład praca z azbestem lub w kopalni węgla zwiększa zagrożenie chorobą płuc, jest więc czynnikiem zwiększonego ryzyka. Czynniki zwiększonego zagrożenia zapadnięcia na chorobę wieńcową możemy podzielić na takie, których można uniknąć, i takie, których uniknąć się nie da (patrz tabela 2.1.). Czynniki zagrożenia w chorobie wieńcowej możemy porównać do punktów karnych za złą jazdę, z tym że czynniki te nie dodają się, lecz mnożą. Na przykład palenie daje trzy punkty zagrożenia, a podwyższone ciśnienie krwi – drugie trzy punkty. Suma tych dwóch trójek to nie 6, tylko 9. Jeżeli dodamy do tego 3 punkty za podwyższony poziom cholesterolu, to w sumie liczba punktów zagrożenia wynosić będzie aż 27.

Czy są takie czynniki zagrożenia, na które nie możemy nic poradzić?

Nie możemy wybrać sobie rodziców, rasy (mieszkańcy subkontynentu indyjskiego częściej zapadają na chorobę wieńcową, mieszkańcy archipelagu karaibskiego pochodzenia afrykańskiego – rzadziej). Zwiększyć zagrożenie może wiek i płeć (męska). Wszystko to oznacza, że mężczyzna w starszym wieku, którego krewni chorowali na serce, musi na siebie bardziej uważać. Należy pamiętać, że można zmniejszyć wiele czynników zwiększonego zagrożenia i w ten spo-

Tabela 2.1.

Czynniki zagrożenia chorobami serca

Czynniki, których można uniknąć	Czynniki nie dające się uniknąć
• Palenie tytoniu	• Płeć (mężczyźni)
• Nadciśnienie krwi	• Skłonności rodzinne
• Podwyższony poziom cholesterolu	• Cukrzyca (częściowo)
• Otyłość	• Wiek (starzenie się)
• Brak ruchu i ćwiczeń fizycznych	
• Stres	

sób polepszyć szanse uniknięcia choroby wieńcowej. Zapobieganie było zawsze najlepszym lekiem – z tego powodu pierwsza część tego rozdziału omawia czynniki zwiększające ryzyko wystąpienia choroby wieńcowej, a następnie mówi, jak można jej unikać, a wreszcie, jak ją leczyć.

Zagrożenie związane z paleniem

Paliłem już jako nastolatek, tak jak mój ojciec i dziadek. Ojciec żyje do dziś, a dziadek dożył 65 lat. W jakim stopniu jestem zagrożony chorobą serca?

Istnieją niezbite dowody, że palenie powoduje miażdżycę tętnic wieńcowych serca, a także tętnic doprowadzających krew do mózgu i nóg. Powoduje to gorsze ukrwienie serca, a także przewlekłe choroby płuc, nowotwory płuc, zwiększa zagrożenie wystąpienia choroby wrzodowej żołądka. Niektórym udaje się uniknąć szkodliwych skutków palenia, ale większości się to nie udaje.

Ostatnio dużo mówi się o szkodliwych skutkach „biernego palenia". Czy rzeczywiście dym z papierosów palonych przez innych w mojej obecności może mi zaszkodzić?

Dym tytoniowy jest szkodliwy również dla niepalących wdychających dym w otoczeniu osób palących. Takie „bierne palenie" zwiększa ryzyko zapadnięcia na choroby serca i płuc, może powodować podrażnienie i zaczerwienienie oczu, bóle głowy i wywoływać ataki astmy. Dzieci wychowywane w rodzinach palaczy częściej zapadają na infekcje i częściej chorują niż dzieci z rodzin niepalących.

Władze wciąż przypominają o niebezpieczeństwie palenia, a przecież znam wielu palaczy, którzy dożyli siedemdziesięciu, a nawet osiemdziesięciu lat. Czy przytaczane przez prasę statystyki opisujące szkodliwość palenia mówią prawdę?

Tak. Palenie jest przyczyną jednej piątej zgonów w naszym społeczeństwie, a co najmniej jedną trzecią tych zgonów powoduje choroba wieńcowa. Oznacza to, że na przykład w Zjednoczonym Królestwie palenie zabija 100 000 osób rocznie. Dziewięćdziesiąt procent spośród 40 000 umierających na raka płuc to ofiary palenia. Podobnie 75 procent na 20 000 zgonów z powodu przewlekłych chorób płuc, takich jak rozedma płuc, i 25 procent na 170 000 zgonów spowodowanych chorobą wieńcową płuc są skutkiem palenia papierosów. Szkodliwe skutki palenia nie oszczędzają nikogo, bez względu na płeć lub rasę ofiar. Około jednej czwartej palaczy umiera przedwcześnie, zwykle o 10 do 15 lat wcześniej niż niepalący w tej samej sytuacji. W skali świata palenie zabija trzy miliony osób rocznie. Przewiduje się, że do 2025 roku liczba ofiar wzrośnie do 10 milionów rocznie. Oznacza to, że 200 milionów dzisiejszych dzieci i młodzieży będzie śmiertelnymi ofiarami palenia. Jeżeli liczbę tę dodamy do dzisiejszych danych dotyczących dorosłych, to w skali światowej otrzymamy olbrzymią liczbę pół miliarda osób zabitych przez tytoń. Połowa z nich umrze w młodym i średnim wieku (35–69 lat), przy czym każda z ofiar umrze o 20 lat wcześniej niż jej niepalący rówieśnicy. W wielu wypadkach śmierć poprzedzi długa i wyniszczająca choroba.

Niedawno zmieniłem rodzaj papierosów na papierosy z filtrem, o mniejszej zawartości smoły. Czy te papierosy są bezpieczniejsze?

Składniki tytoniu, takie jak substancje smoliste, są szkodliwe dla zdrowia, ale najważniejszą substancją szkodliwą w papierosach jest nikotyna. Jest to narkotyk powodujący uzależnienie. Nikotyna podwyższa ciśnienie krwi, przyspiesza akcję serca i zwęża tętnice, co obarcza mięsień sercowy dodatkową pracą. U palaczy tlen usuwany jest z krwi i zastępowany przez tlenek węgla. Łącząc się z hemoglobiną, tlenek węgla utrudnia transport tlenu. U palaczy zdolność krwi do absorbowania tlenu może być zmniejszona nawet o 50 procent. Słyszeliśmy wszyscy o nieszczęśliwych wypadkach spowodowanych źle pracującymi gazowymi grzejnikami do wody. Przyczyną tych wypadków było zatrucie tlenkiem węgla. Jeżeli krew jest zatruta tlenkiem węgla, to nie może przenosić dostatecznie dużo tlenu, aby sprostać wymaganiom stawianym mięśniowi serca, wymuszonym na nim przez nikotynę. Stężenie tlenku węgla we krwi po wypaleniu tylko jednego papierosa przekracza dozwoloną normę przemysłową aż osiem razy. W teorii papierosy o niższej zawartości substancji smolistych powinny być bezpieczniejsze, ponieważ smoła w papierosach powoduje raka płuc, ale w rzeczywistości pogarszają one sytuację, ponieważ palacze papierosów o niskiej zawartości substancji smolistych zwykle zaciągają się głębiej, przez co zwiększają poziom tlenku węgla i nikotyny we krwi.

Palenie może także spowodować zmiany w śródbłonku polegające na utracie gładkości wewnętrznej wyściółki tętnic, co prowadzi do powstania zwężeń światła tętnic w miejscach, gdzie odkładają się substancje tłuszczowe. Palenie obniża poziom we krwi „dobrego" cholesterolu (lipoprotein o wysokiej gęstości – HDL) (patrz podrozdział „Zagrożenie związane z podwyższonym poziomem cholesterolu"), a także podwyższa poziom **fibrynogenu** we krwi. Fibrynogen jest to białko zwiększające krzepliwość krwi, z którego powstaje **fibryna**, główny składnik zakrzepów. Palenie nie tylko powoduje stwardnienie (miażdżycę) tętnic, ale także zwiększa ryzyko zakrzepów w zwężonych miejscach tętnic, a zatem – zawału serca.

Już wiele razy próbowałem rzucić palenie. Czy są może jakieś „bezpieczne" papierosy?

Nie. Jakiekolwiek papierosy, zwykłe czy „lekkie", jednakowo szkodzą sercu. Także filtry nie chronią zupełnie, a mogą nawet zwiększać ilość wdychanego tlenku węgla. Zmiana papierosów na gatunek zawierający mniej substancji smolistych i nikotyny może zmniejszyć zagrożenie rakiem płuc, ale nie wpływa na ryzyko choroby serca. A właśnie ta ostatnia jest najbardziej niebezpieczna.

Nie mogę się odzwyczaić od palenia. Czy można zmniejszyć zagrożenie, ograniczając liczbę wypalanych papierosów?

Tak, ale nie istnieje bezpieczna liczba papierosów, którą można dziennie wypalić bez szkodliwych skutków. Pięć papierosów dziennie podwaja zagrożenie chorobą serca, a dwadzieścia – zwiększa ryzyko dziesięciokrotnie. Ograniczenie liczby papierosów pomaga, ale dużo zdrowiej jest całkowicie rzucić palenie.

Mój mąż i ja palimy po paczce papierosów dziennie. Ostatnio czytałam, że palące kobiety są tak samo zagrożone jak mężczyźni. Czy to prawda?

Tak, a właściwie kobiety ponoszą większe ryzyko niż mężczyźni (patrz rysunek 2.1.). Wydaje się, że kobiety są bardziej wrażliwe na

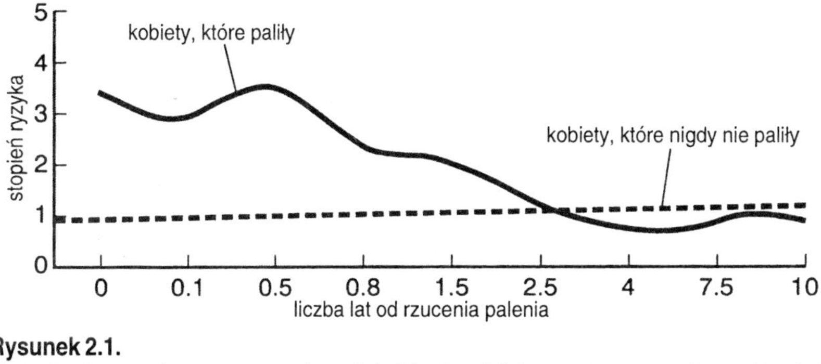

Rysunek 2.1.
Zagrożenie zawałem serca u palących kobiet jest blisko cztery razy wyższe niż u kobiet niepalących; trzy lata po rzuceniu palenia czynniki zagrożenia wyrównują się.

skutki palenia niż mężczyźni. Paląc dwadzieścia papierosów dziennie, jest pani zagrożona chorobą serca w stopniu dwukrotnie większym niż pani mąż. Palenie jest szczególnie niebezpieczne, jeżeli zażywa pani pigułki antykoncepcyjne, zwłaszcza zaś, gdy ma pani ponad 35 lat i zażywa pigułki antykoncepcyjne regularnie od pięciu lub więcej lat (patrz podrozdział „Czynniki ryzyka u kobiet").

Gdybym przestał palić, to co mi to da?

Po około czterech do pięciu lat twoje zagrożenie chorobą serca spadnie do poziomu osoby niepalącej. Zmniejszenie zagrożenia chorobami płuc zabierze nieco dłużej – około dwudziestu lat. Zaprzestanie palenia to jedna z najważniejszych decyzji. Jeżeli nigdy nie paliłeś, jest to najlepszy przykład dla innych (patrz rysunek 2.2.).

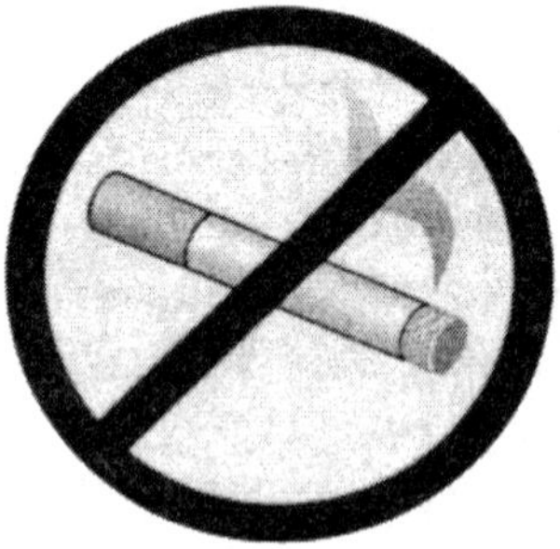

Rysunek 2.2.
Palenie papierosów jest związane z największym czynnikiem zagrożenia nagłym zgonem. Najlepsza rada: Jeżeli palisz – RZUĆ PALENIE, jeżeli nie palisz – NIE PRÓBUJ ZACZYNAĆ.

Mam 58 lat. Palę już od wielu lat. Czy to nie za późno, aby przestać?

Nigdy nie jest za późno. Dobroczynne skutki zaprzestania palenia dają się odczuć bardzo szybko, niezależnie od wieku.

Moja dziewczyna zaproponowała mi, abym się przerzucił na fajkę, ponieważ jest głęboko przekonana, że fajka i cygara są bezpieczniejsze niż papierosy. Czy to prawda?

Dym fajki i cygara zawiera więcej substancji smolistych i nikotyny niż dym papierosowy. Palący fajkę i cygara na ogół mniej się zaciągają, dlatego są mniej zagrożeni niż palący papierosy, ale i tak bardziej niż niepalący. Palący papierosy, którzy przerzucili się na fajkę, z przyzwyczajenia zaciągają się nią tak głęboko jak przedtem papierosami i tylko minimalnie zmniejszają zagrożenie. Badania wykazały, że palacze papierosów, którzy przerzucili się na fajkę lub cygara i nie zaciągają się, zmniejszają swój współczynnik zagrożenia o 50 procent. Ale oczywiście tak zredukowane zagrożenie jest wciąż o 50 procent wyższe niż u niepalących. Ponadto niezaciąganie się dymem fajki lub cygara zwiększa jego szkodliwość dla otoczenia (palenie bierne). Najlepszym wyjściem jest więc nie palić zupełnie. Jedną z głównych przyczyn dosyć niskiego zagrożenia palących fajkę jest to, że spędzają oni więcej czasu na próbach zapalenia fajki niż na właściwym paleniu!

Już wiele razy próbowałem rzucić palenie, lecz zawsze dawałem za wygraną i wracałem do papierosów. Czy jest jakiś dobry sposób odzwyczajenia się od palenia i uniknięcia pokusy?

Rzucić palenie jest rzeczywiście bardzo trudno, ale to najlepsze, co można zrobić, by poprawić swój stan zdrowia. Niektórzy przekonali się o tym po przeczytaniu książki na ten temat.

Zmniejszenie liczby wypalanych papierosów może pomóc, ale tylko wtedy, gdy się dąży do całkowitego zaprzestania palenia (patrz pytanie powyżej). Pamiętaj, że jeżeli rzucisz palenie, to po trzech do pięciu lat odzyskasz zdrowie.

Oto lista pomocnych wskazówek:

- Spisz listę powodów, dlaczego chcesz rzucić palenie. Trzymaj ją na widocznym miejscu lub noś zawsze przy sobie i czytaj codziennie. Na przykład:
  - palenie szkodzi zdrowiu,
  - kaszel jest nieprzyjemny,
  - wszystkie ubrania są przesiąknięte dymem,
  - palenie kosztuje,

   - nie odczuwam smaku potraw,
   - moje palenie jest nieprzyjemne dla otoczenia.
- Wyznacz sobie dzień, kiedy przestaniesz palić, lub weź udział w grupie zorganizowanej przez przyjaciół lub kolegów z pracy.
- Poświęć trochę czasu na ćwiczenia fizyczne, pij dużo wody, miej stale pod ręką świeże owoce lub warzywa (nie ciastka lub herbatniki).
- Codziennie oblicz, ile zaoszczędziłeś, nie kupując papierosów. Wpłać te pieniądze do banku. Przekonasz się, że po pół roku na koncie znajdzie się suma, która starczy na dobrze zasłużone wakacje. Odkładając regularnie do banku kwotę wydawaną poprzednio na papierosy, można przez dwadzieścia lat zaoszczędzić tyle, że starczy na wcale niemały dodatek do emerytury. Oczywiście, jeżeli będziesz palić, pieniądze te najprawdopodobniej nie będą ci wcale potrzebne, bo nie licz, że dożyjesz wieku emerytalnego!
- Utrzymuj wewnętrzną dyscyplinę i nigdy nie pozwalaj sobie zapalić „na uspokojenie". Jeżeli nie możesz już wytrzymać, idź na krótki, ale szybki spacer, weź gorącą kąpiel, napij się wody. Nie ulegaj sobie.
- Nigdy nie noś przy sobie zapałek lub zapalniczki.
- Idź do dentysty i poproś o usunięcie zażółcenia na zębach spowodowanego paleniem.
- Nie poddawaj się, ciągle czytaj swoją listę powodów niepalenia, a po pierwszym tygodniu niepalenia spraw sobie jakąś przyjemność za pieniądze, które zaoszczędziłeś – przecież sobie na to zasłużyłeś!
- Unikaj okazji do palenia:
   - Unikaj alkoholu, a w towarzystwie pij napój, który nie kojarzy się z paleniem, na przykład sok pomidorowy;
   - Po posiłku, zamiast zasiąść na papieroska, wstań, sprzątnij stół, umyj ręce, zęby lub wyjdź na spacer;
   - Nie trzymaj papierosów w samochodzie. Możesz mieć na podorędziu gumę do żucia.
- Unikaj zadymionych restauracji i innych miejsc publicznych, w których wolno palić.

- Odwiedzaj miejsca, gdzie nie wolno palić (biblioteki, muzea, galerie sztuki, kina).
- Stanowczo zapowiedz swoim przyjaciołom, że jeżeli oni też nie przestaną palić, będziesz się z nimi kontaktował tylko telefonicznie.
- Bądź cały czas aktywny: umyj samochód, pracuj w ogródku, rozwiązuj krzyżówkę, pomóż w pracach domowych, a nawet baw się spinaczami, aby ręce były zajęte.
- By oddalić pokusę palenia, żuj gumę bez cukru.
- Gdy przyjdzie ci ochota na papierosa, oddychaj głęboko, rozluźnij mięśnie i pomyśl o czymkolwiek, na przykład o planach urlopowych lub o czymś przyjemnym z przeszłości.
- Usuń z domu wszystko, co może przypominać palenie: popielniczki, zapałki, zapalniczki. Zrób generalne sprzątanie, aby pozbyć się zapachu dymu, trzymaj okna otwarte, wietrz mieszkanie jak najczęściej.

Jeżeli już raz zapowiedziałeś sobie, że nie będziesz palić, możesz wzmocnić to postanowienie stwierdzeniem, że twój oddech nie ma już zapachu mokrej popielniczki, ubranie pachnie czyściej, samochód pozbył się papierosowego zapachu, potrawy smakują dużo lepiej, a przysłowiowy ranny kaszel palacza albo się znacznie zmniejszył, albo zupełnie zniknął. Nie dopuszczaj do siebie myśli: „Ach, tak chciałbym zapalić”. Pamiętaj, należysz do grupy dziesięciu milionów tych, którzy rzucili palenie. Pierwsze parę dni jest najgorsze, potem będzie coraz lepiej!

Rzuciłem palenie, ale nie wiem, czy wytrwam. Jeżeli zacznę znowu, czy będę musiał cały proces odzwyczajania przechodzić od początku?

Staraj się unikać chęci zapalenia, ale jeżeli ci się nie uda – nie wpadaj w rozpacz: możesz odzyskać teren, który utraciłeś, ale musisz działać szybko. Powrót do nałogu to nie zbrodnia ani klęska, ani powód, by mieć poczucie winy. Zastanów się nad przyczyną. Czy byłeś napięty i zestresowany? Albo zniechęcony i zły? A może w tym momencie zdarzyło się coś, co poprzednio zawsze prowadziło do zapalenia papierosa? Jeżeli znajdziesz powód, łatwiej ci będzie uniknąć go w przyszłości.

Słyszałem, że medytacja pomaga rzucić palenie. Czy to prawda i czy warto spróbować?

Wiele osób, które nauczyły się odprężać i medytować, twierdzi, że im to bardzo pomogło. Medytacja jest szczególnie pomocna w chwilach stresu. Istnieją specjalne taśmy, które pomagają się rozluźnić. Również uspokajająca muzyka może być przydatna.

Moja przyjaciółka poddała się akupunkturze, bo chciała rzucić palenie. Nie pali już od kilku miesięcy. Słyszałam również, że niektórzy skutecznie stosują hipnozę. Co pan myśli o tych metodach?

Jeżeli trudno pani rzucić palenie samej, to na pewno można spróbować akupunktury lub hipnozy. Metody te są czasami bardzo pomocne. Należy tylko upewnić się, że stosujący te metody posiada odpowiednie uprawnienia, i nie podchodzić do tych zabiegów bezkrytycznie.

Nie robię prawie żadnych ćwiczeń fizycznych. Czy gdybym zaczął, byłoby mi łatwiej przestać palić?

Ćwiczenia fizyczne są bardzo pomocne. Nie tylko poprawiają kondycję fizyczną, ale także bardzo skutecznie poprawiają nastrój i rozładowują stres. Ćwiczenie odwraca uwagę od głodu papierosowego, a także pomaga w kontrolowaniu wagi ciała i apetytu. Przed rozpoczęciem ćwiczeń i po ich zakończeniu należy wykonać szereg głębokich oddechów. Najskuteczniejsze są ćwiczenia ruchowe, takie jak szybki spacer, jazda na rowerze, pływanie, gra w tenisa lub golfa (patrz rozdział dziesiąty).

Znam osoby, które rzuciwszy palenie zaczęły przybierać na wadze. Czy można tego uniknąć?

Palacze są średnio o 3–4 kilogramy lżejsi niż niepalący, ale jest to wynik zatruwania organizmu. Nie oznacza to, że gdy przestaniemy palić, automatycznie przybierzemy na wadze. Poza tym, przytycie jest niską ceną za osiągnięcie celu: zaprzestania palenia.

Przybieramy na wadze, gdy jemy więcej, niż organizm zdoła spalić. Należy zatem pilnować, co i ile jemy, i regularnie ćwiczyć. W ten sposób można skutecznie zaplanować, jak nie dopuścić do przybrania na wadze.

Jedzmy świeże owoce i jarzyny, unikajmy ciast, ciasteczek, czekolad. Jedzmy pełnoziarniste płatki śniadaniowe, chleb, makaron, potrawy bez cukru, nie zapominając o wodzie lub innych płynach nie zawierających substancji odżywczych. Kontrola wagi ciała nie jest możliwa bez regularnych ćwiczeń. Obydwie te rzeczy są ważne (patrz rozdziały dziewiąty i dziesiąty). Należy to wszystko traktować nie jak dietę, ale jak zmianę stylu życia.

Niekorzystnie jest przestać palić w pierwszym dniu urlopu, bo wtedy i tak mamy pokusę, by więcej jeść. Powinniśmy ważyć się raz na tydzień o tej samej porze dnia i w tym samym ubraniu (lub bez ubrania), abyśmy mogli śledzić postępy. Nie należy jednak wpadać w obsesję na punkcie wagi. A nade wszystko, nie wracajmy do papierosów, gdy waga zaczyna się podnosić. Trzeba ściślej kontrolować to, co jemy, i zwiększyć zakres ćwiczeń.

Jeszcze się nie zdecydowałem na rzucenie palenia, bo po prostu boję się tak od razu przestać palić. Jakich objawów głodu abstynencyjnego mogę oczekiwać, jeżeli przestanę palić?

Często „kaszel palacza" jest bardziej uciążliwy, dopóki płuca nie pozbędą się wszystkich zanieczyszczeń po papierosach. Może wystąpić pragnienie. Należy wtedy unikać napojów zawierających kofeinę i nadmiaru alkoholu. W takich razach najlepsza jest woda. U niektórych osób występuje głód i zatwardzenie. Wtedy najlepiej jeść świeże owoce i pieczywo pełnoziarniste, zawierające dużo błonnika, otrąb itp. (patrz rozdział dziewiąty). Niektórzy stają się pobudliwi i rozdrażnieni i mają trudności w koncentrowaniu myśli.

Objawy te mogą trwać do czterech tygodni, lecz są najbardziej dokuczliwe przez pierwsze dwa tygodnie. Należy pić dużo wody, ćwiczyć i starać się wypełniać czas absorbującymi zajęciami (patrz również poprzednie pytanie).

Widziałem reklamy nikotynowej gumy do żucia i plasterków nikotynowych. Palę około dwudziestu papierosów dziennie. Czy takie leczenie zastępczą nikotyną mi pomoże?

Niektórzy są tak mocno uzależnieni od nikotyny, że trzeba ich od tego narkotyku stopniowo odzwyczajać. Najczęściej są to osoby, które czują potrzebę zapalenia pierwszego papierosa już pół godziny po przebudzeniu się.

Obecnie znamy pięć sposobów zastępowania głodu nikotynowego:

- **Plasterek nikotynowy.** Przypomina zwykły plaster opatrunkowy. Wydziela nikotynę, która następnie wchłania się wolno przez skórę. Taka ciągła resorpcja nikotyny nie pomoże, gdy ktoś czuje silną potrzebę, by zapalić, ale najczęściej pomaga, jeżeli ktoś pali w regularnych odstępach czasu przez cały dzień. Badania wykazały, że noszącym plasterek nikotynowy dwa razy częściej udawało się rzucić palenie niż osobom z grupy kontrolnej, które nosiły przylepiec bez nikotyny. Plasterek zawiera różne ilości nikotyny (zwykle 5, 10 i 15 miligramów lub 7, 14 i 21 miligramów). Palący dużo papierosów (ponad 20 dziennie) zaczynają zwykle od najsilniejszej dawki (21 lub 15 miligramów), a potem – przez 2 do 4 tygodni – stopniowo zmniejszają dawkę. Nazwy firmowe takich plasterków to Boots, Nicorett, Nicotinell, NiQuitin CQ i inne.
- Na nagłą chęć na papierosa skuteczne są **gumy do żucia** zawierające nikotynę, tabletki lub rozpylacz nikotynowy. Działają one dużo szybciej niż plasterek nikotynowy. Guma Boots, Nicorrette lub Nicotinell, w odmianie zapachowej i bez, zawiera 2 i 4 miligramy nikotyny. Podobnie jak to jest z plasterkiem nikotynowym, osoby palące ponad 20 papierosów dziennie powinny zaczynać od dawek czteromiligramowych, żując dziennie nawet do 8–12 kawałków gumy.

- **Nikotyna w rozpylaczu** jest dostępna tylko na receptę. Początkowo rozpyla się ją do każdej dziurki nosa co pół godziny przez 16 godzin na dobę.
- **Inhalatory nikotynowe.** Jest to ustnik z wkładką nikotynową. Pacjent wciąga powietrze zawierające nikotynę, która jednak nie dostaje się do płuc. Każda wkładka dostarcza trzech sesji nikotynowych po 20 minut każda. Pacjent potrzebuje około 6 do 12 wkładek dziennie przez 8 tygodni. Przez następnie 4 tygodnie lek się stopniowo odstawia.
- **Tabletki nikotynowe** należy włożyć pod język. Tabletka rozpuszcza się w ciągu 30 minut, uwalniając miligram nikotyny z dwumiligramowej tabletki. Palacze mogą potrzebować początkowo od jednej do dwóch tabletek dziennie.

Przy leczeniu zastępczym nikotyną należy ściśle stosować się do wskazań lekarskich, a wszelkie wątpliwości dyskutować z lekarzem. Kobiety w ciąży lub karmiące nie powinny używać nikotyny pod żadną postacią.

Czy preparaty nikotyny używane do odzwyczajenia mają jakieś działanie uboczne?

Większość osób nie ma z tym problemu. Guma może się przykleić do sztucznego uzębienia, plasterki nikotynowe mogą powodować podrażnienie skóry. (Dlatego należy je każdego dnia przylepiać do innej okolicy skóry). Płyn nikotynowy w rozpylaczu może drażnić gardło i nos, a także powodować łzawienie. Również inhalator może drażnić gardło i powodować kaszel. Tabletki mogą drażnić jamę ustną, ale to podrażnienie zwykle z czasem maleje. Działanie uboczne może mieć postać ogólną: zaburzenia snu, wyraźne sny, nagłe zaczerwienienie skóry, wysypka lub nudności. Nikotyna może pogorszyć chorobę wrzodową żołądka. Jeżeli ktoś cierpi na chorobę wrzodową lub leczy się na nią, powinien przed podjęciem terapii nikotynowej poradzić się lekarza. To samo dotyczy chorych na miażdżycę tętnic, tych, którzy przeszli zawał, udar, mają cukrzycę lub podwyższone ciśnienie krwi. Zażywający leki na zmniejszenie krzepliwości krwi (acenokumarol) powinni również poinformować lekarza, ponieważ środki te mogą ze sobą reagować. Nadmiar nikotyny jest szkodliwy i pogarsza samopoczucie. Nie można więc palić, a równocześnie stosować leczenie odwykowe preparatami zawierającymi nikotynę. Wprawdzie firmy farmaceutyczne nie polecają stosowania kilku preparatów nikotynowych jednocześnie, niektóre badania wykazały jednak, że stosowanie gumy i plasterków nikotynowych lub plasterków i rozpylacza daje dobre wyniki. Przed stosowaniem takich kombinacji należy zawsze zasięgnąć porady lekarza.

Czy można się uzależnić od preparatów zawierających nikotynę?

Stosując plasterki nikotynowe nie trzeba się obawiać uzależnienia. Jednakże preparaty zaspokajające nagły głód nikotyny (gumy, spraye, inhalatory lub tabletki) trzeba nieraz stosować rok lub dłużej. Gdy chcemy zakończyć terapię nikotynową, powinniśmy to robić stopniowo i wolno, aby uniknąć głodu narkotykowego. Odzwyczaić się od palenia jest dużo łatwiej z pomocą rodziny lub przychodni niż samemu.

Chciałbym znaleźć jakąś grupę samopomocy. Czy takie grupy mogłyby mi pomóc odzwyczaić się od palenia?

Grupy takie z pewnością pomagają. Gdy znajdziesz się w grupie ludzi, którzy dążą do tego samego i w tym wysiłku sobie pomagają, będziesz mniej osamotniony. Postaraj się zasięgnąć informacji w swojej przychodni.

Czy warto próbować papierosów ziołowych lub imitacji papierosów?

Imitacja papierosów (Crave Avay, Flowers lub Everlasting Cigarettes) nie jest szkodliwa, ale również nie udowodniono ich skuteczności. Papierosy ziołowe nie zawierają nikotyny, ale podczas ich palenia powstaje tlenek węgla i substancje smoliste. Pod tym względem są więc równie szkodliwe jak papierosy zawierające tytoń. Poza tym ich skuteczność nie została potwierdzona.

Może palenie papierosów przez filtry jest zdrowsze?

Filtry to dobry pomysł, ale niestety dla większości osób nie są one skuteczne. Filtry Nicobrevin są wprawdzie skuteczne przez pierwsze parę tygodni, ale nie można ich uważać za rozwiązanie permanentne. Kobiety w ciąży powinny unikać także palenia przez filtry.

Jak to się dzieje, że niektórzy kopcą jak smoki, a cieszą się długim życiem i dobrym zdrowiem?

Większość ludzi zna takie osoby lub słyszała o nich. Wszystko to polega na statystyce. Przypuśćmy, że 90 procent ludzi umiera z powodu palenia. Pozostałe 10 procent nie umiera i właśnie te osoby zauważamy. Poprawny wniosek jest taki: paląc, igrasz z niebezpieczeństwem, a nadzieja, że przydarzy się ono nie tobie, tylko komuś innemu, ma bardzo małe szanse urzeczywistnienia.

Wyobraź sobie, że jakaś firma stara się wprowadzić na rynek towar, który zawiera substancje uzależniające, pozbawia krew zdolności przenoszenia tlenu, powoduje nadmierne krzepnięcie krwi, jest przyczyną chorób serca i raka płuc. Czy jakaś firma dostałaby dziś licencję na produkowanie takiego towaru?

Rok temu miałem zawał w wieku 61 lat. Czy jest już za późno, aby przestać palić?

Nigdy nie jest za późno. Rzucenie palenia po zawale serca zmniejsza o połowę niebezpieczeństwo następnego zawału w ciągu najbliższych pięciu lat. Również zaprzestanie palenia po operacji pomostowania naczyń wieńcowych (*bypass*) zwiększa szanse powodzenia tego zabiegu i zapobiega dalszemu postępowi choroby.

Zagrożenie związane z nadciśnieniem tętniczym

FAKTY I LICZBY

Czy może pan powiedzieć więcej o ciśnieniu krwi? Dlaczego podwyższone ciśnienie jest niebezpieczne?

Krew musi krążyć pod ciśnieniem, inaczej nie mogłaby się poruszać w naczyniach krwionośnych (patrz rozdział pierwszy). Małe naczynia krwionośne stawiają opór krążącej krwi, dlatego musi być do nich pompowana pod ciśnieniem. W ścianach tętnic znajdują się mięśnie, które utrzymują te ścianki w napięciu. Gdy mięsień jest elastyczny, tętnice rozkurczają się i krew przepływa bardziej swobodnie. Porównajmy tętnicę z wężem ogrodowym. Po otwarciu kranu woda przepływa swobodnie. Teraz zredukujmy światło węża o połowę. Zauważymy, że aby przepłynąć przez tę przeszkodę w tej samej ilości co przed zwężeniem rury, woda będzie musiała przepływać pod zwiększonym ciśnieniem. Podobnie jest z krwią płynącą tętnicami. Jeżeli zmniejszyć ich światło, to serce musi podwyższyć ciśnienie, aby przepchać potrzebną ilość krwi przez zwężone naczynia (patrz rysunek 2.3.). Najwyższe ciśnienie tętnicze jest znane pod nazwą **ciśnienia skurczowego**; można je zaobserwować, gdy przez tętnice przechodzi fala **tętna**. Ciśnienie najniższe, to **ciśnienie rozkurczowe**, które można zmierzyć, gdy serce odpoczywa w rozkurczu. Wartości ciśnienia skurczowego i rozkurczowego zapisuje się w milimetrach słupa rtęci równoważących odpowiednie ciśnienie. Wartości ciśnienia nie powinny być wyższe niż 140/90 milimetrów Hg (pierwsza liczba to ciśnienie skurczowe, druga – rozkurczowe; Hg to symbol pierwiastka rtęci, który się czasami omija).

Wartości takie jak 220/120 to bez wątpienia ciśnienie podwyższone, 120/80 to ciśnienie normalne. Pomiędzy tymi dwiema krańcowymi mogą znaleźć się wartości graniczne, które należy często kontrolować. Utrzymujące się ciśnienie 160/90 wymaga porady lekarza, trzeba też jednak brać pod uwagę inne czynniki, przede wszystkim wiek. Ciśnienie 160/90 u osoby osiemdziesięcioletniej może mieścić się w normie, podczas gdy u osoby trzydziestoletniej oznacza ciśnienie podwyższone. A zatem wprawdzie mówimy ogólnie o ciśnieniu tętniczym, jednak każdą decyzję o przeprowadzeniu dalszych badań lub rozpoczęciu leczenia trzeba podejmować indywidualnie.

Po rozpoznaniu nadciśnienia pacjent może zostać skierowany do przychodni leczącej nadciśnienie lub do dalszych badań kontrolnych, aby określić rodzaj i przyczynę nadciśnienia.

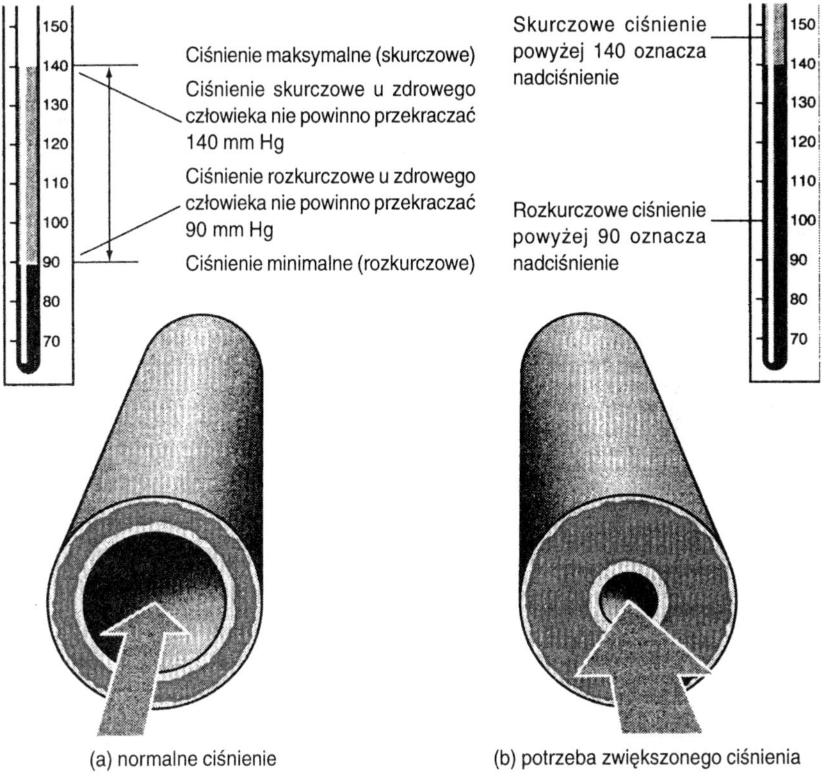

Rysunek 2.3.
(a) Zdrowe tętnice mają ścianki elastyczne, co pozwala na swobodny przepływ krwi. (b) Ścianki tętnic mogą utracić elastyczność z niewiadomych powodów, w wyniku choroby albo jako skutek związanego z wiekiem stwardnienia. Takie tętnice nie rozluźniają swych ścianek podczas rozkurczu. Utrata elastyczności ścianek powoduje, że przepompowanie krwi przez takie tętnice wymaga zwiększonego ciśnienia.

Co powoduje nadciśnienie?

W większości nadciśnienie nie ma jednej przyczyny, tak jak nie ma jednej przyczyny wysokiego lub niskiego wzrostu. Mogą być potrzebne badania nerek, nadnerczy i serca. **Nadciśnienie tętnicze pierwotne** lub **samoistne** to choroba występująca bez uchwytnego powodu. U niektórych osób nadciśnienie może być wywołane zażywaniem niektórych leków, zwłaszcza przeciw zapaleniu stawów.

Dlatego podczas wizyty u lekarza należy zawsze podać nazwy i dawki wszystkich leków, które zażywamy (w tym leków dodatkowych lub ziołowych). Można też przynieść ze sobą opakowanie.

Rozpoznanie może również brzmieć **nadciśnienie wtórne**. Jest to określenie choroby nadciśnieniowej, której przyczynę udało się ustalić (zdarza się to jedynie w mniej więcej pięciu procentach przypadków). Pamiętamy, że normalne ciśnienie wynosi 140/90 lub mniej, a u cukrzyków – 130/80.

Jakich badań mogę się spodziewać, jeżeli okaże się, że mam podwyższone ciśnienie?

Prawdopodobnie zostanie wykonany elektrokardiogram serca (EKG – patrz „Badania" w rozdziale trzecim) oraz być może także echokardiogram (patrz „Badania" w rozdziale piątym). Ponadto lekarz zleci wykonanie zdjęcia rentgenowskiego klatki piersiowej, badanie krwi (możliwość anemii), moczu (wykluczenie chorób nerek). Być może zajdzie potrzeba zbadania całego moczu oddanego przez 24 godziny (dla określenia ilości adrenaliny produkowanej przez nadnercza). Czasami zachodzi też potrzeba prześwietlenia nerek.

Ciekaw jestem, jaką funkcję w organizmie pełnią nadnercza.

Gruczoły nadnerczowe położone są na górnych biegunach nerek. Produkują różne hormony, między innymi adrenalinę. Adrenalina powoduje przyspieszenie akcji serca przy wysiłku, w momentach wzruszenia lub w chwilach panicznego strachu. Wtedy czujemy, jak nam serce łomoce w klatce piersiowej. Adrenalina utrzymuje ciśnienie krwi podczas utraty krwi (krwotoku) lub gdy znajdujemy się w stanie wstrząsu (szoku). Nadmiar adrenaliny, na przykład u osoby w spoczynku, utrzymuje podwyższone ciśnienie krwi, kiedy nie jest ono wcale potrzebne. Nadmiar adrenaliny może być spowodowany obecnością guza nadnercza, który wydziela ten hormon. Wprawdzie są to przypadki bardzo rzadkie, ale u młodych ludzi z wysokim ciśnieniem należy zmierzyć ilość adrenaliny we krwi i w moczu. W razie stwierdzenia nadprodukcji tego hormonu i uwidocznienia guza na zdjęciu, wykonuje się zabieg chirurgiczny.

Niedawno lekarz zmierzył mi i mojej żonie ciśnienie krwi. Nasze wyniki różniły się. Dlaczego?

Ciśnienie krwi różnych osób może się od siebie różnić, zmienia się również u tej samej osoby w zależności od rodzaju wykonywanej pracy. Podczas pracy fizycznej mięśnie potrzebują więcej energii. Aby sprostać temu zapotrzebowaniu, serce musi dostarczyć do mięśni więcej krwi, „bije" szybciej, a ciśnienie wzrasta. Najniższe ciśnienie mamy w nocy, ale i wówczas można zanotować pewne wahania, prawdopodobnie spowodowane przez różne sny. W ciągu dnia wahania te są większe i zależą od rodzaju i intensywności wykonywanej pracy. Napięcie umysłowe (stres) i fizyczne może wpłynąć na podwyższenie ciśnienia.

Widzimy zatem, że lekarz będzie potrzebował kilku pomiarów, aby się przekonać, czy wysokie ciśnienie się utrzymuje, czy też jest to tylko chwilowy wzrost, po którym następuje powrót do normy. Dlatego może nas poprosić o zgłoszenie się na pomiar po kilku dniach lub tygodniach, aby wyeliminować przyczyny powodujące krótkotrwały wzrost ciśnienia.

Dobrze jest, aby na takie badanie zjawić się wcześniej i unikać zdenerwowania oraz pośpiechu, gdyż może to wpłynąć na chwilowe podwyższenie ciśnienia. W poczekalni powinniśmy usiąść i uspokoić się, a wtedy – być może – ciśnienie ustabilizuje się na zwykłym poziomie (patrz następne pytanie).

Gdy poszedłem do przychodni na badanie ciśnienia, powiedziano mi, że mam „nadciśnienie psychologiczne na widok białego fartucha". Co to takiego?

Ciśnienie krwi może wzrosnąć nagle na skutek jakiegoś wzruszenia, na przykład na widok białych fartuchów lekarskich oraz całej scenerii ambulatorium i gabinetu lekarskiego. W innych okolicznościach ciśnienie może być zupełnie normalne. W takich wypadkach warto zmierzyć sobie ciśnienie w domu w ciągu dnia. Dziś małe przenośne aparaty do pomiaru ciśnienia są powszechnie dostępne. Można je sobie kupić lub pożyczyć od znajomego. Ciśnienie krwi często podnosi się na skutek wzruszenia lub stresu. Jeżeli w ciągu dnia jesteśmy często narażeni na stresy powodujące skoki ciśnienia, to nie od rzeczy byłoby poddać się leczeniu. Jeżeli wzrost ciśnienia był tylko emocjonalną reakcją na widok białego kitla lekarskiego, to powinniśmy kontrolować nasze ciśnienie, bo może to być również wstęp do prawdziwego, stałego nadciśnienia. Takich sytuacji nie wolno lekceważyć.

Gdy miałem 16 lat, moje ciśnienie było niższe niż teraz, gdy skończyłem 45 lat. Czy to jest w porządku?

Tak. Z upływem czasu ścianki tętnic stopniowo tracą elastyczność, a jednocześnie mają w średnim wieku tendencję do grubienia, co sprawia że ich światło nieco się zmniejsza. Wszystkie te zmiany kompensuje niewielki wzrost ciśnienia tętniczego, co jest zjawiskiem normalnym.

Co mi grozi, jeżeli nie uda mi się obniżyć nadciśnienia?

Nie leczone podwyższone ciśnienie tętnicze może po 12 latach zwiększyć ryzyko zgonu. Oto inne możliwe konsekwencje nadciśnienia:

- 70 procent ofiar udaru mózgowego miało podwyższone ciśnienie;
- Nadciśnienie dwu- lub trzykrotnie zwiększa zagrożenie chorobą wieńcową serca (zarówno u mężczyzn, jak i kobiet);
- Nadciśnienie powoduje stwardnienie (miażdżycę) tętnic nóg, co utrudnia zaopatrywanie nóg w krew. Niedokrwienie nóg powoduje **chromanie przestankowe** – bolesne męczenie się nóg przy chodzeniu;
- Nadciśnienie jest odpowiedzialne za jedną trzecią wszystkich chorób serca;
- Nadciśnienie jest powodem 70 procent udarów mózgowych u kobiet i 40 procent udarów u mężczyzn;
- W Zjednoczonym Królestwie co sześć tygodni umiera na skutek nadciśnienia 300 osób; większości tych zgonów dałoby się uniknąć. Gdyby co sześć tygodni rozbijał się samolot z 300 osobami na pokładzie, na pewno próbowano by jakoś temu zaradzić!

Czy istnieją szczególne czynniki zagrożenia związane z nadciśnieniem, które mogą mnie dotyczyć?

Nadciśnienie występuje częściej:

- jeżeli członkowie rodziny pacjenta również mieli nadciśnienie;
- u osób rasy czarnej pochodzących z Karaibów;
- powyżej sześćdziesiątego roku życia;
- u osób z nadwagą;
- u nadużywających alkoholu;
- u jedzących dużo soli;
- u kobiet, które w czasie ciąży miały wysokie ciśnienie i stan przedrzucawkowy (rodzaj zatrucia ciążowego z obrzękami, białkomoczem i nadciśnieniem);
- u osób, które są często narażone na stres.

Czytałem o „prawie połówek", ale dużo z tego nie zrozumiałem. Czy mógłby mi pan to wyjaśnić?

To jest rodzaj medycznego paradoksu, który jednak wykazuje, że olbrzymia część osób z nadciśnieniem nie jest odpowiednio leczona:

- u połowy osób z nadciśnieniem nie rozpoznano choroby;
- połowa tych, u których rozpoznano chorobę, nie leczy się;
- u połowy pacjentów leczonych na nadciśnienie nie udaje się tego ciśnienia obniżyć;
- tylko połowa leczonych jest leczona należycie;
- a zatem tylko jedna ósma pacjentów z nadciśnieniem jest należycie i skutecznie leczona.

Z tego jasno wynika, że odpowiedzialność za rozpoznanie i leczenie twojego nadciśnienia spoczywa w twoich rękach. Musisz przypominać swojemu lekarzowi, aby mierzył ci ciśnienie przy każdej wizycie.

Jak mogę się przekonać, czy moje ciśnienie jest normalne?

Większość ludzi nie domyśla się niczego, dopóki nie pojawią się problemy. Dlatego nadciśnienie nazywamy „milczącym wrogiem". Połowa osób z nadciśnieniem nie wie o tym, ponieważ nie czuje go, a lekarz nie mierzy im ciśnienia. Dlatego należy mierzyć ciśnienie przy-

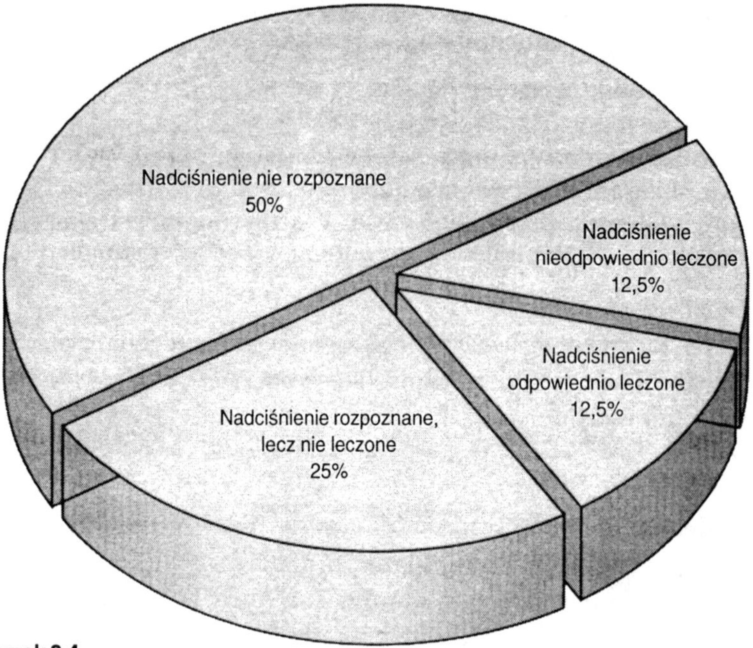

Rysunek 2.4.
Tak zwana reguła połówek u osób z nadciśnieniem. Większość przypadków jest źle rozpoznawana i nieodpowiednio leczona. Połowa osób z nadciśnieniem nie wie o tym (nadciśnienie nie rozpoznane), połowa osób, u których rozpoznano nadciśnienie, nie jest leczona (25%), połowa z tych, u których rozpoznano nadciśnienie i jest ono leczone, nie jest leczona prawidłowo (12,5%) i wreszcie tylko u 12,5% nadciśnienie zostało rozpoznane i jest prawidłowo leczone. (Dane z Wielkiej Brytanii).

najmniej raz na kilka lat, jeżeli jest normalne, a dużo częściej, jeżeli jest nieco podwyższone lub na granicy normy. Najlepiej poprosić o zmierzenie ciśnienia przy każdej okazji wizyty w gabinecie lekarskim.

MIERZENIE CIŚNIENIA KRWI

Często widziałem domowe aparaty do mierzenia ciśnienia w drogeriach. Wydawały mi się dosyć drogie. Czy można na nich polegać?

Różnie bywa. Jedne są dokładne i niezawodne, a innych nie warto kupować. Najlepiej poprosić lekarza o radę, a potem przynieść aparat do gabinetu i sprawdzić go z aparatem profesjonalnym. Warto zapytać pielęgniarkę lub lekarza, jak prawidłowo mierzyć ciśnienie tym aparatem. W niektórych ośrodkach można czasami pożyczyć aparat na kilka dni. Takie aparaty są dobrej jakości i zwykle dosyć drogie. Personel ośrodka dba o nie i sprawdza stan baterii i mankietu, a także sprawdza ich odczyty z odczytami aparatów rtęciowych. Istnieją aparaty, które się automatycznie nadymają, a potem spuszczają powietrze z mankietu. Wynik podawany jest cyfrowo na łatwym do odczytywania ekranie. Podobnie jak to jest z innymi aparatami elektronicznymi, co kilka miesięcy pojawiają się nowe, lepsze, prostsze, tańsze modele.

Jak się mierzy ciśnienie krwi w gabinecie lekarskim?

Lekarz lub pielęgniarka mierzą ciśnienie za pomocą aparatu zwanego sfigmomanometrem (patrz rysunek 2.5.). *Sphygmós* to po grec-

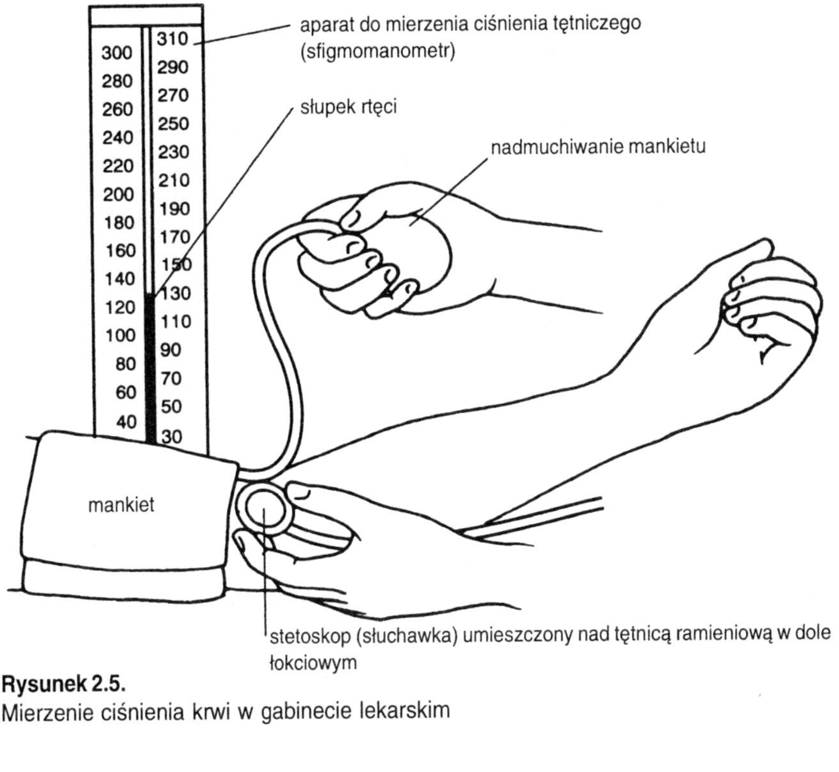

Rysunek 2.5.
Mierzenie ciśnienia krwi w gabinecie lekarskim

ku 'tętno' – właśnie jego pojawienia się i zniknięcia nasłuchuje mierzący ciśnienie słuchawką, którą przykłada do skóry w dole łokciowym. Na spoczywające na przykład na biurku ramię lekarz zakłada nam powyżej łokcia mankiet, który jest połączony ze słupkiem rtęci. Umocowawszy mankiet na ramieniu lekarz nadyma go aż do chwili, gdy ciśnienie w mankiecie zamknie dopływ krwi do przedramienia. Pacjent odczuwa wtedy ucisk mankietu, a następnie zdrętwienie lub ścierpnięcie przedramienia. Wysłuchując odgłosu tętna, lekarz stopniowo obniża ciśnienie powietrza w mankiecie. Wysokość słupka rtęci odpowiadająca momentowi, gdy w dole łokciowym pojawi się tętno, wyznacza wartość ciśnienia skurczowego. Gdy odgłos tętna zniknie, będzie to moment, gdy słupek rtęci pokazuje ciśnienie rozkurczowe. Tętno słyszalne jest tylko przez słuchawkę lekarską (stetoskop). Pacjent powinien zapytać lekarza o odczyt ciśnienia i zanotować je w swoim kalendarzu.

Jak często powinienem mierzyć ciśnienie krwi?

Jeżeli jest normalne, to raz do roku – najlepiej zanotować w kalendarzu, kiedy zgłosić się do lekarza na kontrolę. Jeżeli ciśnienie jest podwyższone, lekarz sam powinien zaplanować szereg wizyt, podczas których będzie mierzył ciśnienie, dopóki nie spadnie ono do normy. Następnie ciśnienie powinno się kontrolować co trzy do sześciu miesięcy. Należy o tym pamiętać i prosić lekarza o zaplanowanie wizyty przynajmniej dwa razy do roku.

Lekarz powiedział mi, że moje ciśnienie skurczowe jest bardzo wysokie, mimo że ciśnienie rozkurczowe utrzymuje się w normie. Czy to ma jakieś znaczenie?

Dawniej sądzono, że tylko zwyżka ciśnienia rozkurczowego jest ważna, ale współczesne badania naukowe wykazały, że powyżej czterdziestego piątego roku życia podwyższenie się ciśnienia skurczowego ponad normalne 140 mm, a szczególnie powyżej 160, jest istotną przyczyną późniejszych chorób serca i udarów. Leczenie podwyższonego ciśnienia skurczowego jest bardzo ważne dla zmniejszenia zagrożenia tymi groźnymi chorobami.

JAK RADZIĆ SOBIE SAMEMU?

Moja matka cierpi na nadciśnienie. W wieku 65 lat miała udar. Czy mogę uniknąć nadciśnienia?

Przede wszystkim, jeżeli ktoś w rodzinie miał lub ma nadciśnienie, pozostali krewni powinni poddawać się regularnym badaniom. Wprawdzie do jakiegoś czasu można nie odczuwać żadnych objawów, jednak badania takie pozwolą uniknąć chorób w przyszłości. Należy zatem działać dla dobra własnego i innych członków rodziny. Inne sposoby radzenia sobie, to:

- zdrowa dieta (patrz rozdział dziewiąty);
- ćwiczenia fizyczne (patrz rozdział dziesiąty);
- utrzymywanie prawidłowej wagi i unikanie otyłości;
- umiar w piciu alkoholu;
- unikanie nadmiaru soli w pożywieniu.

Mam 62 lata. Moja lekarka radzi, abym zmniejszył spożycie soli, bo – według niej – staję się bardziej wrażliwy na sól. Co to oznacza?

Osoby powyżej sześćdziesiątego roku życia, czarni Amerykanie i mieszkańcy Karaibów pochodzenia afrykańskiego mają zmniejszoną tolerancję soli. Takie osoby mogą obniżyć ciśnienie o 5 do 10 mm tylko przez ograniczenie spożywania soli. Inne osoby mogą osiągnąć tylko 4 mm obniżki, ale dobre i to, bo każda obniżka ciśnienia może zmniejszyć ilość przyjmowanych leków.

Lekarz rozpoznał u mojego męża nadciśnienie i wręczył mu kartę ze wskazówkami dietetycznymi. W jaki sposób dieta może mu pomóc na nadciśnienie?

Przede wszystkim pani mąż nie powinien się przejadać, bo nadmierna waga jest jednym z najważniejszych czynników zwiększonego zagrożenia chorobami i nadciśnieniem. Najważniejszym sposobem, w jaki osoba z nadciśnieniem może sobie samej pomóc, jest obniżenie wagi. U niektórych ciśnienie samo wraca do normy po utracie nadwagi, inni będą potrzebowali mniej tabletek. Jeżeli pani mąż ma nadwagę, to zastosowanie diety, która doprowadzi go do normalnej wagi, jest podstawą leczenia. Utrata jednego kilograma może obniżyć ciśnienie o dwa milimetry, a więc utrata trzech kilogramów może doprowadzić ciśnienie z granicy normy do ciśnienia normalnego. Jednakże ciśnienie pani męża należy często kontrolować, ponieważ może się ono podwyższyć, gdy tylko mąż przestanie uważać na dietę i przybędzie na wadze o parę kilogramów. Proszę zajrzeć do rozdziału dziewiątego, gdzie znajdzie pani porady dotyczące zdrowej diety i sposobów utraty wagi.

LECZENIE

Jestem bardzo rozczarowany, ponieważ – zgodnie ze wskazówkami lekarza – schudłem i ograniczyłem spożycie soli, a tymczasem ciągle mam nadciśnienie. Co mi pozostaje?

Wymaga pan leczenia farmakologicznego. Doprowadzenie ciśnienia do normy eliminuje groźbę udaru i chroni serce, mózg i nerki od uszkodzenia. Proszę się pocieszyć, że leczenie farmakologiczne jest dziś bardzo skuteczne. Utrzymywanie normalnego ciśnienia hamuje postęp procesów chorobowych spowodowanych przez nadciśnienie i przywraca normalną oczekiwaną długość życia. Dziś dysponujemy lekami, które wystarczy zażywać tylko raz dziennie. Jeżeli jeden z nich ma działanie uboczne, nie ma powodu do rozpaczy, bo znamy wiele innych leków i zawsze uda się znaleźć taki, który będzie skuteczny i dobrze znoszony przez danego pacjenta.

Widzę, że na rynku są obecnie dziesiątki leków na nadciśnienie. Dlaczego mnie przepisano taki, a nie inny?

Rzeczywiście istnieje wiele leków na nadciśnienie. Niektóre z nich zebrano w tabeli 2.2., a tabela 2.3. zestawia niektóre z możliwych objawów ubocznych wywoływanych przez te leki.

Leki moczopędne są powszechnie stosowane. Usuwają z organizmu nadmiar wody i soli, mogą również wypłukiwać potas (co czasem powoduje bolesne skurcze mięśni). Utrata potasu może być niebezpieczna, jeżeli jednocześnie stosuje się digoksynę. U niektórych pacjentów leki moczopędne mogą powodować dnę, a u cukrzyków mogą podnieść poziom cukru we krwi, utrudniając w ten sposób kontrolę cukrzycy. Najczęściej stosowane leki moczopędne to hydrochlorothiazid (Disalunil) i chlorthalidon (Hygroton). Aby zmniejszyć utratę potasu, stosuje się tak zwane leki oszczędzające potas, do których należą spironolactone (Spironol, Verospiron, Aldactone), triamteren lub amiloride (Tialorid). Chcąc osiągnąć optymalny efekt, często stosuje się te dwa rodzaje leków jednocześnie, na przykład Spironol i Hygroton lub Disalunil. Na ogół leki moczopędne są bezpieczne i skuteczne, a skutki uboczne powodują rzadko. Dobrym sposobem uzupełniania potasu jest jedzenie świeżych owoców – już jeden banan dziennie dostarcza wystarczającej ilości potasu.

Beta-blokery to również często przepisywane leki. Działają przez zwalnianie akcji serca i obniżają ciśnienie przez blokowanie działania adrenaliny. Z tej grupy stosuje się często atenolol, metoprolol (Betaloc, Metocard) i propranolol (Inderal). Najczęstszymi objawami ubocznymi są zimne dłonie i stopy, ciążenie nóg, senność i wrażenie automatycznego działania (odczucie zombi). Mogą również powodować impotencję (patrz rozdział ósmy) – jeżeli zauważy się takie działanie, należy zgłosić to lekarzowi, który zmieni sposób leczenia. Beta-blokery mogą powodować dychawiczny świszczący oddech i nie należy ich stosować u astmatyków. Inną komplikacją może być zamaskowanie objawów niskiego poziomu cukru we krwi (hipoglikemii) w cukrzycy typu I (zależnej od insuliny). Leki te jednak nie maskują wydzielania potu, który jest charakterystycznym objawem ostrzegawczym przy ataku hipoglikemicznym. Stosuje się je, jeżeli cukrzyca jest ustabilizowana i prawidłowo kontrolowana, a zwłaszcza przy jednoczesnej dławicy (patrz rozdział trzeci).

Beta-blokery to bardzo przydatne leki, przedłużające życie u pacjentów, którzy przeszli zawał. Można je podawać razem z lekami moczopędnymi, gdyż wspomagają się wzajemnie.

Tabela 2.2.

Leki najczęściej stosowane w nadciśnieniu

Nazwa leku	Nazwa handlowa
Leki moczopędne	
bendrofluazide	Aprinox (w Polsce nie stosowany)
chlorothalidone	Hygroton
hydrochlorothiazide	Hydrosaluric, Hydrochlorothiazid
indapamide	Natrilix, Tertesif, Indapamid
Beta-blokery	
acebutolol	Sectral
atenolol	Tenormin, Atenolol
bisoprolol	Biosocard, Concor
carvediolol	Coryol, Dilatrend, Vivacor
celiprolol	Celectol
labetalol	Trandate, Pressocard
metoprolol	Betaloc, Metocard
nebivolol	Nebilet
pindolol	Visken
propranolol	Inderal, Propranolol
timolol	Betim, Blocarden (nie stosowane)
Antagoniści wapnia	
amlodipine	Amlozek, Amlopid
diltiazem	Dilzem, Oxycardil, Tildiem
felodipine	Plendil
isradipine	Prescal (nie stosowany)
lacidipine	Motens, Lacidil
lercanidipine	Zanidip (nie stosowany)
nicardipine	Cardene SR (nie stosowany)
nifedipine	Adalat, Adalat LA
werapamil	Isoptin, Staveran
Inhibitory ACE	
captopril	Capoten, Captopril
cilazapril	Vascace
enalapril	Enalapril, Benalapril, Enap
fosinopril	Staril (nie stosowany)
lisinopril	Prinivil, Lisiprol
moexipril	Perdix (nie stosowany)
perindopril	Coversyl, Prestarium
quinapril	Accupro
ramipril	Tritace
trandolapril	Gopten

Nazwa leku	Nazwa handlowa
Alfa-blokery	
doxazosin	Cardura
indoramin	Baratrol (nie stosowany)
prazosin	Minipress
terazosin	Hytrin (nie stosowany)
Antagoniści angiotensyny II	
candesartan	Amias (nie stosowany)
irbestartan	Aprovel (nie stosowany)
losartan	Cozaar
telmisartan	Micardis
valsartan	Diovan
Leki połączone (prawie nie stosowane)	
atenolol + chlorthialidone	Tenoret 50, Tenoretic
atenolol + nifedipin	Beta-Adalat, Tenif
captopril + hydrochlorothiazide	Acezide, Capozide
enalapril + hydrochlorothiazide	Innozide
lisinopril + hydrochlorothiazide	Zestoretic
losartan + hydrochlorothiazide	Cozaar Comp
metoprolol + hydrochlorothiazide	Co-Betaloc
propranolol + bendrofluoazide	Inderetic

Antagoniści wapnia rozszerzają naczynia krwionośne, przez co ułatwiają przepływ krwi (zmniejszają opory). Niektóre z nich można stosować łącznie z lekami moczopędnymi, inne – z beta-blokerami, z wyjątkiem werapamilu (Isoptin, Staveran), gdyż wtedy serce może niebezpiecznie zwolnić rytm. Można je przyjmować w astmie, a także cukrzycy, gdyż nie kolidują z lekami stosowanymi w leczeniu cukrzycy. Należą do nich: amlodypina (Amlozek, Tenox), diltiazem (Dilzem), nifedypina (Adalat), werapamil i felodypina (Plendil). Objawy uboczne to zatrzymywanie wody w organizmie (obrzęki stóp i nóg), bóle głowy, zatwardzenie (szczególnie werapamil), czasami bicie serca i ból dziąseł. Impotencja występuje wyjątkowo. Te leki są szczególnie skuteczne u pacjentów starszych.

Inhibitory konwertazy angiotensyny (ACE) i antagoniści angiotensyny II, to szeroko stosowane leki. Konwertaza angioten-

Tabela 2.3.
Leki obniżające ciśnienie krwi i ich możliwe działania uboczne

Typ leku	Możliwe działanie uboczne
Beta-blokery	Marznięcie dłoni i stóp (czasami towarzyszy mu cierpnięcie), senność, trudności w koncentrowaniu myśli, uczucie ciężkości nóg i poruszanie się jak w transie (zombi), duszności, świszczący oddech, wysychanie spojówek oczu, impotencja.
Leki moczopędne	Impotencja, wysypka, dna. U cukrzyków możliwość komplikacji.
Antagoniści wapnia	Uderzenia krwi do twarzy, bóle głowy, zawroty głowy, obrzęki kostek (mogą być bolesne), uczucie wzdęcia, zatwardzenie.
Inhibitory ACE	Suchy męczący kaszel, wysypka, podrażnienie żołądka.
Alfa-blokery	Zmęczenie, zawroty głowy, suchość ust.
Antagoniści angiotensyny II	Nie zanotowano poważniejszych objawów ubocznych.
Leki działające na mózg (na przykład methyldopa, Physiotens)	Słabość, ospałość, zawroty głowy przy staniu, suchość ust, depresja, impotencja.

syny to enzym normalnie obecny we krwi. Zablokowanie jego działania powoduje rozszerzenie naczyń krwionośnych. Dzięki temu ciśnienie tętnicze spada, gdyż krew napotyka na mniejsze opory. Zmniejsza się także zatrzymywanie wody i soli w organizmie. Antagoniści angiotensyny II mają podobny efekt, ale ponieważ działają nie na konwertazę angiotensyny, lecz na angiotensynę II, unika się działania ubocznego (kaszlu) wywołanego przez inhibitory ACE (patrz niżej).

Inhibitory ACE to kaptopryl (Captopril), lisinopryl (Lisiprol) i enalapryl (Enalapril, Enap). Angiotensyna II jest hamowana przez losartan (Cozaar) i walsartan (Diovan). Obydwie grupy działają podobnie – blokują związki zwężające tętnice i hamujące wydzielanie soli i wody. W niewydolności serca leki te przedłużają życie, a przy cukrzycy – chronią nerki przed uszkodzeniem. Głównym działaniem ubocznym jest suchy nużący kaszel. Są to bardzo ważne leki, wywołują niewiele objawów ubocznych i nie ograniczają jakości życia, także seksualnego.

Alfa-blokery działają na receptory nerwowe, które rozszerzają naczynia krwionośne, co z kolei powoduje obniżenie ciśnienia. Najczęstsze, to prazosin (Minipress) i doxazosin (Cardura). Mogą powodować zmęczenie i zawroty głowy. Dobrą stroną tych leków jest to, że u mężczyzn zmniejszają one objawy ze strony prostaty. Można je stosować razem z innymi wyżej wymienionymi lekami, a także u chorych na astmę i cukrzycę.

Czytałem w prasie i oglądałem w telewizji reportaże o niebezpieczeństwach związanych z przyjmowaniem antagonistów wapnia. Czy te wiadomości są prawdziwe?

Z niezbyt jasnych powodów pojawiły się zastraszające wiadomości o rzekomej szkodliwości antagonistów wapnia. Inni badacze, po dokładnym zbadaniu sprawy, obalili te twierdzenia. Bardzo duże dawki nifedypiny w kapsułkach mogą spowodować ataki dławicy, ponieważ lek ten działa bardzo szybko. Jednakże kapsułki nie są stosowane normalnie, a wyjątkowo tylko w dużych dawkach. Twierdzenia, że przyjmowanie nifedypiny zwiększa ryzyko zawałów serca i nowotworów są pozbawione jakichkolwiek podstaw naukowych i nie powinny były dostać się do mediów. Większość doniesień o rzekomych niebezpieczeństwach antagonistów wapnia to bzdury, choć wywołały panikę wśród wielu pacjentów i ich lekarzy. Przyjmowanie antagonistów wapnia o przedłużonym działaniu, takich jak amlodypina lub nifedypina LA*, jest całkowicie bezpieczne. Należy jednak unikać szybko działających preparatów, takich jak nifedypina w kapsułkach. Wiadomości o rzekomej szkodliwości antagonistów wapnia to typowe kaczki dziennikarskie o podłożu komercyjnym.

Ktoś wspomniał, że jakiś lek obniżający ciśnienie powoduje również szybszy porost włosów. Czy to prawda?

Tak. Minoxidil to bardzo silny lek używany tylko w poważnych, opornych na inne środki przypadkach nadciśnienia. Może powodo-

---

* LA – preparat o przedłużonym działaniu (ang. *long acting – przyp. tłum.*).

wać przyrost wagi (zatrzymuje wodę) i dlatego nie jest używany powszechnie. Lek ten wpływa również na porost wlosów, co może być bardzo pożądane u łysych mężczyzn, ale kobiety nie są tym zachwycone!

Nie wspomnina pan nic o leku zwanym Dopegyt. Jestem w ciąży i mam podwyższone ciśnienie. Moja lekarka przepisała mi ten lek. Dlaczego akurat wybrała Dopegyt, a nie żaden z leków omawianych przez pana w odpowiedzi na poprzednie pytania?

Metyldopa (Dopegyt) jest znanym od dawna, skutecznym, obniżającym ciśnienie lekiem. Powoduje jednak bardzo dużo objawów ubocznych, takich jak zawroty głowy, senność, suchość w ustach, depresję i impotencję. Z tych powodów nie jest dziś czesto stosowana i została zastąpiona innymi, bardziej przyjaznymi dla użytkownika lekami. Mimo wszystko jest bardzo skuteczna. Stosuje się ją głównie w czasie ciąży, ponieważ przekonano się, że nie szkodzi płodowi. Zwykle przestaje się stosować po porodzie, aby zmniejszyć ryzyko wystąpienia poporodowej depresji.

Czytałem o nowym leku zwanym Phystiotens. W mojej gazecie uznano go za przełom w leczeniu nadciśnienia. Czy mam poprosić mojego lekarza, aby mi go przepisał?

Nie. Jest to związek zbliżony do metyldopy i te przesadzone zachwyty – jak na razie – nie znalazły potwierdzenia w badaniach naukowych. Zanim zaczniemy powszechnie stosować ten lek, musimy się jeszcze wiele o nim dowiedzieć. Nie można wierzyć wszystkiemu, co piszą gazety!

Po wizycie kontrolnej, podczas której stwierdzono u mnie nadciśnienie, lekarz od razu przepisał mi lekarstwo. Dlaczego?

Najwidoczniej pana ciśnienie było tak wysokie, że sama zmiana trybu życia nie doprowadziłaby go do normy. Jednakże zastosowanie się do różnych rad zebranych na poprzednich stronach w podrozdziale „Jak radzić sobie samemu?" może pomóc w obniżeniu ciśnienia i pozwoli na zmniejszenie dawki leków.

Ostatnio czuję się bardzo zmęczony i senny. Czy to możliwe, aby powodowało to lekarstwo, które przyjmuję?

Każdy lek ma przeważnie jakieś działanie uboczne. Jako lekarze staramy się przepisywać najbardziej bezpieczne i wygodne dla pacjentów leki. Jeżeli pan przypuszcza, że lek, który pan zażywa, jest źródłem problemów, niech pan się porozumie z lekarzem. Problemy te mogły pojawić się przypadkowo i nie być związane z przyjmowaniem leku, ale mogły także być spowodowane pana lekarstwem. W tym ostatnim wypadku zmiana leku może przynieść ulgę. Zażywany przez pana lek może być również źródłem kłopotów w pożyciu seksualnym.

Obecnie przyjmuję leki przeciwko nadciśnieniu. Słyszałem, że niektóre mogą powodować objawy uboczne. Na co mam zwrócić szczególną uwagę?

Jeżeli lecząc się środkami obniżającymi ciśnienie czuje się pan słaby, nie powinien pan mimo to zaprzestać przyjmowania leku lub zmieniać dawki. Należy przede wszystkim skontaktować się z lekarzem. Lekarz zdecyduje, jakie zmiany trzeba wprowadzić w sposobie leczenia. Jest to bardzo ważne, ponieważ nagłe odstawienie leku może spowodować przesadnie duży skok ciśnienia (ang. *rebound effect*).

Proszę pamiętać, że niektóre z wyliczonych niżej objawów mogą równie dobrze być spowodowane wzrostem ciśnienia krwi, jak i działaniem ubocznym leku zażywanego w celu zmniejszenia tego ciśnienia. A więc, jeżeli zauważył pan:

- bóle głowy,
- zamazane, zatarte widzenie,
- duszności,
- ból w klatce piersiowej,
- zmniejszoną zdolność do koncentrowania się,
- utratę pamięci,
- zwiększone oddawanie moczu w nocy,
- problemy seksualne, głównie impotencję,

powinien pan skontaktować się z lekarzem, ale pod żadnym pozorem **nie należy zmieniać** sposobu leczenia ani dawki leku.

Czy gdy zażywam swoje lekarstwo na nadciśnienie, mogę prowadzić normalne życie, czy też muszę się czegoś wystrzegać?

Wprawdzie dawka leku, który pan przyjmuje, powinna skutecznie kontrolować ciśnienie tętnicze przez cały dzień, warto wspomagać jego działanie przez unikanie wzruszeń i stresowych sytuacji (patrz podrozdział o stresie poniżej)

Ważne jest utrzymywanie wagi na odpowiednim poziomie (patrz rozdział dziewiąty), rozsądne spożywanie alkoholu, ograniczenie spożycia tłuszczów i soli i – oczywiście – zaprzestanie palenia. Stosując się do tych wskazówek będzie pan mógł prowadzić możliwie normalny tryb życia, w tym normalne życie seksualne. Przede wszystkim nie powinien pan uważać się za inwalidę, ponieważ pan nim nie jest!

Mój lekarz rozpoznał u mnie nadciśnienie i powiedział, że muszę poddać się leczeniu. Tymczasem ja czuję się bardzo dobrze i nie zaobserwowałem u siebie żadnych objawów chorobowych. Dlaczego muszę poddać się leczeniu?

Bardzo często nadciśnienie nie daje żadnych widocznych objawów. Jedną z przyczyn jest to, że choroba rozwija się stopniowo i pacjent przyzwyczaja się do tego. Jednakże istnieją niezbite dowody, że nie leczone nadciśnienie zwiększa zagrożenie udarem mózgu, zawałem serca i powikłaniami ze strony nerek i oczu. Mamy również dowody, że jeżeli rozpocznie się leczenie, to te zagrożenia znacznie się zmniejszają. Z tego powodu, nawet jeżeli czuje się pan zupełnie zdrowy, w pana interesie leży, aby poddać się leczeniu i stosować do wszystkich wskazówek lekarza.

Lekarz przepisał mi tabletki na nadciśnienie. Jak długo będę musiał je zażywać?

Kontrolę nadciśnienia, czy to przez zażywanie leków, czy zmianę trybu życia, powinno się w zasadzie kontynuować przez całe życie.

Ponieważ w większości przypadków lekarstwo zażywa się tylko raz dziennie, zakłócenie normalnego trybu życia jest właściwie minimalne. Czasami, jeżeli osiągnęło się normalną wagę, można dawkę leku zmniejszyć, a czasem zupełnie go odstawić i zobaczyć, czy ciśnienie utrzymuje się w normie. Warto poradzić się lekarza, czy nie przeprowadzić takiej próby.

Zażywanie jednej tabletki dziennie nie sprawia mi szczególnych kłopotów, ale jedna z moich przyjaciółek bierze tyle różnych tabletek, że aż się trzęsie. Czy ja będę mogła utrzymać moją niską dawkę leku?

U niektórych pacjentów konieczne jest stosowanie kilku leków na raz, ponieważ nadciśnienie może być powikłane innymi czynnikami. Na przykład u osób, u których wystąpiła dławica, może okazać się konieczne zastosowanie leków na złagodzenie bólów dusznicowych (patrz podrozdział „Leczenie" rozdziału trzeciego). W cukrzycy konieczne jest przyjmowanie specjalnych leków kontrolujących tę chorobę. Lekarze starają się dostosowywać leczenie do indywidualnych potrzeb pacjenta, aby mógł – mimo choroby – prowadzić możliwie normalne życie. Na przykład, jeżeli na skutek przyjmowania leków moczopędnych wywiąże się dna, leki moczopędne zastępuje się beta-blokerami i tak dalej. Ogólną zasadą jest, że staramy się, aby przy minimum niedogodności utrzymać pacjenta w dobrym zdrowiu.

Co robić, jeżeli zapomnę wziąć tabletkę na nadciśnienie?

Większość osób nie powinna mieć powodu do zmartwienia. Ciśnienie tętnicze wzrośnie bardzo wolno, a podjęcie przerwanego leczenia następnego dnia doprowadzi je znowu do normy. Jeżeli ktoś zażywa beta-blokery i cierpi na bóle dławicowe, powinien zażyć lekarstwo, gdy tylko się zorientuje, że nie wziął go w przepisanym czasie.

Zagrożenie związane z podwyższonym poziomem cholesterolu

FAKTY I LICZBY

Dziś dużo mówi się i pisze o lipidach i cholesterolu, a ostatnio słyszałem także o trójglicerydach. Mam już od tego mętlik w głowie. Czy może pan wyjaśnić te sprawy?

Cholesterol to substancja, którą zaliczamy do grupy związków tłuszczowych, zwanych lipidami.

Lipidy są niezbędne do normalnego funkcjonowania naszego organizmu. Problemy zaczynają się, gdy do krwi dostanie się zbyt dużo lipidów. Odkładają się one wtedy na ściankach tętnic, które ulegają przez to zwężeniu lub zamknięciu, co powoduje zawały serca i ataki dławicy, ponieważ przepływ krwi przez zwężone naczynia jest utrudniony (patrz „Wstęp" do niniejszego rozdziału). Lekarze często zlecają zbadanie **profilu lipidowego**. Jest to po prostu pomiar stężenia we krwi cholesterolu i inych substancji lipidowych – **trójglicerydów** (patrz niżej).

Cholesterol pełni ważną rolę przy syntezie hormonów przez gruczoły wewnętrznego wydzielania, ale jego najważniejszą rolą jest udział w budowie błony komórek ciała. Ustrój może sam zsyntetyzować w wątrobie cały potrzebny cholesterol, wytwarzając go z tłuszczów. Kłopoty zaczynają się wtedy, gdy we krwi mamy więcej cholesterolu niż to niezbędne do normalnego funkcjonowania organizmu. Zwykle przyczyną tego jest jedzenie zbyt wielkich ilości tłuszczów (patrz jedno z następnych pytań dotyczące **hipercholesterolemii**).

Trójglicerydy to jedna z najważniejszych postaci nasyconych tłuszczów (patrz następne pytanie). Są one wchłaniane z pożywieniem, ale może także je syntetyzować sam organizm.

Trójglicerydy dostarczają organizmowi energii. Osoby, które mają wysoki poziom trójglicerydów i niskie stężenie lipoprotein o wysokiej gęstości (patrz następne pytanie), są bardziej zagrożone chorobą wieńcową. Poziom trójglicerydów jest na ogół podwyższony u osób otyłych, cukrzyków i u spożywających duże ilości alkoholu.

Słyszałem, że cholesterol to bardzo szkodliwa substancja. Teraz dowiedziałem się, że istnieje „dobry" cholesterol i „zły" cholesterol. Jak to właściwie jest?

Cholesterol i inne substancje tłuszczowe nie rozpuszczają się we krwi. Związki te łączą się z białkami (proteinami), tworząc **lipoproteiny**. Ten „zły" cholesterol to lipoproteina o niskiej gęstości (ang. *low density lipoprotein = LDL*). Jest to główna postać, pod którą cholesterol transportowany jest do ścianek tętnic, gdzie odkłada się, powodując zwężenia naczyń. Inna postać cholesterolu to lipoproteiny o wysokiej gęstości (ang. *high density lipoprotein = HDL*). HDL zbiera nadmiar cholesterolu z tętnic i transportuje go do wątroby, gdzie ulega on rozkładowi.

W przyszłym miesiącu mam zgłosić się do lekarza na dokładną kontrolę. Jakie są normalne wartości lipoprotein?

Całkowity cholesterol nie powinien przekroczyć 5,2 milimola na litr (200 mg%), a poziom HDL (patrz poprzednie pytanie) powinien wynosić co najmniej 1,0 milimola na litr (40 mg%). Poziom LDL powinien być poniżej 3,2 milimola na litr (130 mg%). Trójglicerydy nie powinny przekroczyć 2,0 milimola na litr (80 mg%). Ogólna reguła mówi, że przy poziomie całkowitego cholesterolu 4,8 (185 mg%) stężenie LDL będzie wynosić około 3,2 (130 mg%). Badania wykazały, że obniżenie cholesterolu do powyższych wartości, tak u zdrowych, jak i u chorych na chorobę wieńcową, zmniejsza zagrożenie chorobą serca. Zmniejszenie zagrożenia obserwuje się zarówno u kobiet, jak i u mężczyzn.

Po obejrzeniu mojego profilu lipidowego lekarz stwierdził, że mam hipercholesterolemię. Co to oznacza?

Hipercholesterolemia to nadmiar całkowitego cholesterolu we krwi. Zwykle oznacza to podniesienie poziomu LDL (patrz poprzednie pytanie), jednakże u kobiet przed menpauzą zwykle wyższy jest HDL – jest to skutek działania żeńskich hormonów. Dobrze jest znać poziom zarówno obydwu lipoprotein, jak i całkowite stężenie cholesterolu, bo gdyby wysoki poziom całkowitego cholesterolu był spowodowany wysokim stężeniem HDL, to obniżenie tego poziomu nie jest konieczne – jest nawet niepożądane. Na przykład kobieta przed menopauzą może mieć podwyższony całkowity cholesterol (240 mg%), ale składa się na to głównie HDL (na przykład 80 mg%).

Studiując etykietki na towarach spożywczych zauważyłam, że podają one dwa rodzaje tłuszczów – nasycone i nienasycone. Jaka jest różnica między tymi dwoma rodzajami tłuszczów?

Istnieją dwa główne rodzaje tłuszczów:

- **Tłuszcze nasycone** są głównie pochodzenia zwierzęcego. Są to „złe" tłuszcze, które przyczyniają się do podwyższenia poziomu cholesterolu.
- **Tluszcze nienasycone** są głównie pochodzenia roślinnego. Te tłuszcze przyczyniają się do obniżenia poziomu cholesterolu we krwi.

Tłuszcze nasycone to związki alkoholi, glicerolu i kwasów tłuszczowych. Kwasy tłuszczowe zbudowane są z długich łańcuchów atomów węgla, których zawierają zwykle 12, 14 lub 16. Spożywanie tych związków przyczynia się do podniesienia „złego" cholesterolu (LDL) we krwi. Im więcej nasyconych tłuszczów spożywamy, tym bardziej podnosi się poziom cholesterolu. Jeżeli ograniczymy ich spożywanie, poziom cholesterolu opada w przeciągu trzech do czterech tygodni.

Tłuszcze nienasycone również zawierają kwasy tłuszczowe, ale te zbudowane są z atomów węgla połączonych ze sobą wiązaniami, które biochemicy nazywają **nienasyconymi** lub **podwójnymi**. Jeżeli w łańcuchu atomów węgla występuje jedno nienasycone wiązanie, są to związki mononienasycone (jednonienasycone), jeżeli takich wiązań jest dwa lub więcej – są to związki wielonienasycone. Tłuszcze jednonienasycone zawarte są w oliwie z oliwek, oleju rzepakowym, arachidowym, owocu awokado, migdałach i tłustych rybach. Tłuszcze wielonienasycone zawarte są głównie w oleju słonecznikowym i w margarynach półpłynnych. Tłuszcze te nie tylko pomagają obniżyć poziom cholesterolu, ale także zapobiegają tworzeniu się zakrzepów. Z tych względów uważne czytanie etykietek na produktach spożywczych jest bardzo ważne dla naszego zdrowia.

Poza obniżaniem „złych" LDL tłuszcze nienasycone mają dodatkowy wpływ na obniżenie całkowitego cholesterolu. Tłuszcze mononienasycone mogą także pomagać w podwyższeniu „dobrego" cholesterolu (HDL). Należy jednak pamiętać, że wszystkie tłuszcze, czy to nasycone czy nienasycone, zawierają dużo kalorii. Nie możemy zatem przesadzać w jedzeniu nienasyconych tłuszczów. Musimy o tym pamiętać, gdy przechodzimy na zdrową dietę.

Rozdział dziewiąty zawiera mnóstwo informacji o zawartości tłuszczów w różnych środkach spożywczych. Powinno to pomóc w układaniu zdrowej diety.

Prasa mówi o szkodliwym działaniu kwasów tłuszczowych typu *trans*. Jak mogę ich uniknąć?

Kwasy tłuszczowe w formie **trans** zawarte są w niewielkich ilościach w mięsie i nabiale. Oleje, które przeszły specjalny proces utwardzania (na przykład przy produkcji margaryn, które pozostają twarde w temperaturze pokojowej), zawierają więcej takich kwasów tłuszczowych. Kwasy tłuszczowe typu *trans* powodują podwyższenie lipoprotein typu LDL, a obniżenie lipoprotein HDL. Z tego względu przy kupnie oleju roślinnego lub margaryny należy zwracać uwagę na zawartość tłuszczów typu trans. Najlepsze tłuszcze to mieszane oleje roślinne, olej rzepakowy i półpłynne (miękkie) margaryny. Te produkty są zazwyczaj bogate w tłuszcze mono i wielonienasycone, a ubogie w tłuszcze nasycone i tłuszcze typu *trans*. Należy zawsze uważnie studiować etykietę na opakowaniu margaryny.

Czytałem artykuł o korzyściach ze spożywania witaminy E. Dlaczego jest to takie ważne?

Witamina E jest **przeciwutleniaczem**. Przeciwutleniacze to związki, które pomagają chronić organizm przed związkami zwanymi **wolnymi rodnikami**. Wolne rodniki tworzą się w trakcie normalnych procesów przemiany materii w komórkach organizmu. Związki te są szkodliwe i niestabilne. Mogą utleniać LDL, powodując odkładanie się tych związków w ściankach tętnic. Proces ten powoduje uszkodzenie tętnic i zwężenie ich światła.

Przeciwutleniacze zawarte są w owocach i jarzynach. Zapobiegając utlenianiu cholesterolu, chronią ściany tętnic przed uszkodzeniem. Dawniej sugerowano, że witamina E przyjmowana w tabletkach chroni przed chorobą wieńcową, ale późniejsze badania nie potwierdziły tych przypuszczeń. Witamina E zawarta jest w środkach spożywczych bogatych w tłuszcze wielonienasycone, takich jak oleje roślinne (szczególnie olej słonecznikowy), a także w zielonych liściastych jarzynach. Wprawdzie orzechy i oleje roślinne są dobrym źródłem witaminy E, ale ponieważ dostarczają dużo kalorii, nie powinniśmy przesadzać z ich spożywaniem. Niewielkie ilości witaminy E zawiera chleb pełnoziarnisty. Niektóre margaryny są specjalnie wzbogacane w witaminę E. Ponieważ najważniejsze źródła witaminy E są również wysokokaloryczne, powinniśmy ograniczyć ich spożycie. Z tego względu zażywanie witaminy E w kapsułkach może być wskazane dla osób na bardzo ścisłej diecie, ale dla większości z nas nie jest to konieczne. Witaminę E można nabyć w drogeriach i sklepach ze zdrową żywnością. Zalecana dawka wynosi 100 do 200 jednostek (70–140 miligramów) dziennie.

Problem witaminy E został wyjaśniony. A co z witaminą C? Czy ona także jest przeciwutleniaczem?

Tak. Zażywanie jej jest bezpieczne, ale badania kliniczne nie wykazały wpływu witaminy C na chorobę wieńcową. Witamina C zawarta jest w owocach cytrusowych (pomarańczach, cytrynach, grapefruitach i innych), w owocu kiwi, w truskawkach, malinach, czarnych jagodach, czerwonej i zielonej papryce i różnych zielonych jarzynach. Jeżeli będziemy jeść 150 do 200 gramów tych owoców i jarzyn, nie będziemy potrzebowali żadnych tabletek witaminy C.

Słyszałem o osobach zażywających dodatek beta-karotenu. Sklep ze zdrową żywnością w mojej dzielnicy zawsze go

bardzo energicznie poleca. Czy powinienem zażywać beta-karoten i w ogóle co to takiego?

Nie. Beta-karoten przetwarzany jest w organizmie w witaminę A. Jest przeciwutleniaczem. Występuje w dużych ilościach w czerwonych i żółtych owocach i jarzynach, między innymi w marchewce, brokułach, pomidorach, melonach, żółtej i czerwonej papryce, szpinaku, brzoskwiniach. Mogłoby się wydawać, że im więcej beta-karotenu, tym lepiej. Jednakże badania kliniczne nie wykazały jakiejkolwiek korzyści z dodatkowego zażywania tego związku. Co więcej, istnieją podejrzenia, że nadmiar karotenu może prowadzić do powstawania pewnego rodzaju nowotworów i choroby wieńcowej. Nie ma potrzeby wyrzucania pieniędzy na tabletki z beta-karotenem. Owoce i jarzyny zawierają go wystarczająco dużo.

Słyszałem, że osoby zażywające tabletki z beta-karotenem są w jakiś sposób chronione przed rakiem i chorobami serca. Tymczasem pan reprezentuje zupełnie inny pogląd. Kto ma rację?

To pytanie jest doskonałym przykładem, że dobry pomysł nie zawsze sprawdza się w praktyce. Beta-karoten jest przeciwutleniaczem i – teoretycznie – powinien chronić przed nowotworami i chorobą wieńcową serca. Rzeczywiście zaobserwowano, że osoby zażywające tabletki beta-karotenu rzadziej zapadają na nowotwory i choroby serca. Taka obserwacja to jednak nie dowód. Przeprowadzono cztery serie badań klinicznych obejmujące tysiące pacjentów, które miały na celu wykazanie dodatniego efektu beta-karotenu w porównaniu z **placebo** (patrz podrozdział „Inne sposoby leczenia dławicy", rozdział trzeci), W tych prawidłowo przeprowadzonych badaniach wykazano alarmujący fakt, że dodatek beta-karotenu w tabletkach zwiększył ryzyko choroby wieńcowej i nowotworów, szczególnie u palaczy i u osób stykających się z azbestem. Z tego jasno wynika, że nawet najbardziej prawdopodobne hipotezy należy zawsze sprawdzać w praktyce. Wniosek z tego wszystkiego taki, że beta-karoten zawarty w jarzynach i owocach powinien nam w zupełności wystarczyć.

Istnieje tyle rozmaitych rad dotyczących spożywania tłuszczów, że doprawdy nie wiem, której wierzyć. Ile tłuszczów powinniśmy spożywać dziennie?

To zależy, czy chcemy stracić na wadze, co jest jednoznaczne z ograniczeniem liczby spożywanych kalorii. Powinniśmy pamiętać, że wszystkie tłuszcze (zarówno te „dobre" – nienasycone, jak i „złe" – nasycone) są potężnym źródłem kalorii. W zasadzie potrzebujemy tylko 50 do 90 gramów tłuszczu dziennie (w tym tylko 22 do 27 gramów może być nasycone). Należy zawsze uważnie studiować etykietki na produktach spożywczych. Pozwoli to nam wybrać te produkty, które zawierają możliwie niewiele tłuszczów nasyconych).

Popatrzmy teraz na kilka liczb. Lekarze zalecają, aby tłuszcze były źródłem trzydziestu procent kalorii, które spożywamy. Dziesięć procent kalorii może pochodzić ze spożywania nasyconych tłuszczów. Te liczby są niezależne od wagi ciała. Jeżeli ustaliliśmy, że spożywamy dziennie 1500 kilokalorii, oznacza to, że nie powinniśmy zjadać więcej niż 50 gramów tłuszczu (jeden gram tłuszczu to 9 kilokalorii). Przy dziennym spożyciu 2000 kilokalorii udział tłuszczu może wynieść 65 do 70 gramów, a przy 2500 kilokalorii – 85 do 90 gramów. Więcej informacji o tłuszczach w produktach spożywczych w rozdziale dziewiątym.

Mój ojciec miał podwyższony cholesterol i zmarł w wieku 55 lat. Moja żona martwi się, że ja mogę pójść w jego ślady. Mam teraz 52 lata. Czy to może być dziedziczne?

Niektórzy mogą dziedziczyć wysoki poziom cholesterolu (zwykle powyżej 8 milimoli na litr). Prawidłowa dieta u tych osób może tylko nieznacznie zmienić poziom cholesterolu. Z tego względu osoby te wymagają leczenia. Warto zbadać poziom cholesterolu u wszystkich członków pana rodziny. Jeżeli stwierdzi się podłoże dziedziczne, będzie pan wymagał leczenia. Niektóre osoby dziedziczą skłonność do wysokiego poziomu cholesterolu, który jednak reaguje na dietę, a częściej – na dietę w połączeniu z lekami.

Czy powinienem znać moje wartości cholesterolu i inne wyniki badań laboratoryjnych? Czy przyniesie mi to jakąś korzyść?

Jeżeli chce pan zmniejszyć ryzyko choroby wieńcowej serca, musi pan przejąć kontrolę nad swoim trybem życia. Oczywiście jest to możliwe tylko wtedy, gdy zna się wyniki swoich badań laboratoryjnych i obserwuje się, jak reagują one na zmiany sposobu odżywiania i na leki.

Czy stosując „zdrową" dietę będę w stanie zmniejszyć poziom cholesterolu we krwi?

Przez stosowanie odpowiedniej diety można zmniejszyć stężenie cholesterolu o 10 procent. Oczywiście im wyższy poziom cholesterolu przed rozpoczęciem diety, tym większe prawdopodobieństwo, że będzie pan również wymagał leczenia farmakologicznego. Na ogół jednak zaleca się stosowanie odpowiedniej diety przez trzy miesiące, aby przekonać się, jaka jest reakcja organizmu na samą tylko dietę (patrz rozdział dziewiąty). Jednakże jeżeli ma pan już objawy ze strony serca, większość lekarzy zaleci natychmiastowe zastosowanie leczenia farmakologicznego, aby możliwie szybko obniżyć poziom cholesterolu.

Co jest ważniejsze – unikanie produktów zwierających dużo cholesterolu czy produktów zawierających nasycone tłuszcze?

Cholesterol dostarczany z pożywieniem mniej wpływa na poziom cholesterolu we krwi niż spożywanie produktów zawierających dużo nasyconych tłuszczów. Z tego względu ważniejsze jest ograniczenie spożywania nasyconych tłuszczów. Oznacza to, że można na przykład zjadać trzy do czterech jajek tygodniowo (żółtka jaj zawierają dużo cholesterolu). Zmniejszenie spożywania tłuszczów nasyconych (i w ogóle tłuszczów) ułatwi utratę wagi ciała (patrz rozdział dziewiąty).

Okazało się, że mam wysoki poziom cholesterolu. Czy jeżeli uda mi się obniżyć cholesterol, uniknę choroby serca?

Dziś dysponujemy niezbitymi dowodami, że obniżenie poziomu cholesterolu we krwi nie tylko zmniejsza ryzyko wystąpienia choroby wieńcowej serca o 30 procent, ale także oddala konieczność przeprowadzenia zabiegu pomostowania (bypass) i angioplastyki (patrz rozdział trzeci). Jeżeli uda się panu obniżyć poziom cholesterolu i utrzymać taki stan przez pięć lat, szanse na przedłużenie życia wzrastają o 30 procent! Obniżenie poziomu cholesterolu jest jednym z najważniejszych i najbardziej skutecznych sposobów zapobiegania chorobom naczyń wieńcowych serca i zmniejszania ich komplikacji. Niektórzy lekarze uważają, że zaniechanie prób obniżenia poziomu cholesterolu we krwi to niedbalstwo.

Do jakiego poziomu powinienem obniżyć mój poziom cholesterolu, aby odczuć dobroczynne skutki dla serca?

Większość dodatnich skutków obniżenia „złego" cholesterolu (LDL) daje się odczuć już po redukcji LDL o 25 do 30 procent. Należy dążyć do obniżenia LDL poniżej 3,2 milimola na litr (130 mg%). Powoduje to zniknięcie miękkich części płytek miażdżycowych zwężających światło tętnic. Dzięki temu zmniejsza się niebezpieczeństwo pęknięcia lub rozdarcia płytek.

Udało mi się zredukować mój cholesterol do poziomu normalnego. Mogę teraz wrócić do palenia?

Nie. Czynniki zagrożenia, które zwiększają prawdopodobieństwo chorób serca, są niezależne od siebie. Jednakże takie dwa niezależne czynniki zagrożenia nie dodają się, a mnożą.

Widziałem, że niektóre apteki sprzedają zestawy do mierzenia samemu poziomu cholesterolu. Czy na ich wynikach można polegać?

Niestety nie. Zestawy te nie dają tak dokładnych wyników, aby można było na nich polegać.

Czy aby oddać krew na badania, muszę być na czczo?

Aby zmierzyć poziom całkowitego cholesterolu i HDL nie trzeba być koniecznie na czczo. Jednakże, aby wykonać pełny profil lipidowy, w tym pomiar LDL i trójglicerydów, należy pobrać krew co najmniej dziewięć godzin po ostatnim posiłku.

Mój lekarz zlecił tylko pomiar całkowitego cholesterolu. Czy to wystarczy, czy też powinienem dać sobie zbadać poziom wszystkich innych substancji?

Pomiar poziomu całkowitego cholesterolu jest przydatnym badaniem orientacyjnym. Poziom całkowitego cholesterolu poniżej 5,2 (200 mg%) jest zadawalający. Należy pamiętać, że poziom 4,8 (185 mg%) całkowitego cholesterolu z grubsza odpowiada stężeniu LDL równemu 3,2 (130 mg%). Jednakże jeżeli lekarz planuje rozpocząć leczenie, konieczne jest ustalenie pełnego profilu lipidów. Przed rozpoczęciem długotrwałego leczenia warto upewnić się, że jest ono prawidłowo ukierunkowane.

Kiedy powinienem powtórzyć badanie cholesterolu?

Po trzech miesiącach przestrzegania zdrowej diety lekarz zleci ponowne badanie poziomu cholesterolu.

LECZENIE

Co robić, jeżeli powtórne badanie cholesterolu w dalszym ciągu wykaże podwyższony poziom?

Będzie pan potrzebował leczenia farmakologicznego. Na szczęście leki, które będzie pan musiał zażywać, są bezpieczne, łatwe do zażywania i bardzo skuteczne. Zwykle poziom cholesterolu powinien zacząć opadać po 21 dniach od rozpoczęcia leczenia.

Jakich lekarstw używa się do leczenia hipercholesterolemii i jakie jest ich działanie uboczne?

Zwykle stosuje się leki z grupy statyn (patrz tabela 2.4.), które zmniejszają produkcję cholesterolu w wątrobie. Działanie uboczne jest rzadkie, ale czasami może się zdarzyć zgaga lub niestrawność, bóle mięśniowe, swędząca wysypka, zaburzenia snu, a także zmniejszony popęd płciowy lub impotencja. Po zażywaniu jednego z tej grupy leków przez trzy do czterech tygodni lekarz zechce z pewnością zbadać ponownie poziom cholesterolu, aby się przekonać, czy wybrał odpowiednią dawkę i czy nie występują żadne z wymienionych wyżej objawów ubocznych. Należy zawsze powiedzieć lekarzowi, jeżeli zauważyło się jakieś działanie uboczne.

Tabela 2.4.

Leki obniżające stężenie cholesterolu we krwi

Nazwa leku	Działanie	Objawy uboczne
Statyny atorvastatin (Sortis) fluvastatin (Lescol) pravastatin (Lipostat) simvastatin (Zocor) cerivastatin (Lipobay)	Obniża stężenie LDL od 20% do 40%	Rzadko rozstrój żołądka bóle mięśniowe zaburzenia snu
Fibraty fenofibrate (Lipanthyl) ciprofibrate (Modalim) bezafibrate (Bezalip) gemfibrozil (Gemfibral)	Podnosi stężenie HDL, obniża poziom trójglicerydów (30%)	Wyjątkowo rozstrój żołądka, bóle mięśniowe
Żywice jonowymienne cholestyramine (Questran) colestipol (Colestid)	Obniża poziom LDL, lecz podwyższa trójglicerydy	Zatwardzenie, wzdęcia, gazy

Następna często przepisywana grupa leków to fibraty. Często stosuje się je przy niskich stężeniach HDL i wysokim poziomie trójglicerydów. Czasami działaniem ubocznym tych leków jest rozstrój żołądka.

Inną grupą leków są żywice jonowymienne. Dziś stosuje się je rzadko, ponieważ powodują rozmaite problemy żołądkowe, a ponadto mają konsystencję i smak piasku.

Czasami stosuje się leki z kilku grup na raz, aby spotęgować efekt leczenia.

Przepisano mi leki na obniżenie poziomu cholesterolu. Mam tylko 50 lat. Czy będę musiał stale zażywać te leki?

Raczej tak. Czasami, jeżeli pacjent stosował zdrową dietę i stracił na wadze, lekarstwo można na jakiś czas odstawić. Zwykle jednak poziom cholesterolu się podwyższy. W ten sposób przekona się pan, że stałe zażywanie leków jest konieczne.

Jeżeli cierpi pan na chorobę wieńcową, obniżenie stężenia cholesterolu zmniejsza niebezpieczeństwo zawału, a także odsuwa konieczność przeprowadzenia zabiegu chirurgicznego lub angioplastycznego. Obniżenie cholesterolu pomaga również przedłużyć życie. Dla większości osób jedna lub dwie tabletki leku dziennie i zdrowy tryb życia to wszystko, co potrzeba, aby uniknąć zawałów i innych następstw hipercholesterolemii. Zażywanie tabletek, nawet jeżeli powodują łagodne działanie uboczne, jest niewielką ceną za uniknięcie groźnych chorób.

Gdy wreszcie uda mi się obniżyć poziom cholesterolu do normy, jak często będę musiał go kontrolować?

Raz na pół roku.

Już od pewnego czasu zażywam leki na obniżenie poziomu cholesterolu. Gdy przychodzę do kontroli, lekarz zleca próby wątrobowe. Dlaczego?

Miejscem działania statyn jest wątroba. Statyny rzadko zakłócają prawidłową pracę wątroby. Gdyby przydarzył się panu ten rzadki objaw uboczny, wiadomość, że stan wątroby polepsza się z chwilą odstawienia statyn, na pewno pana pocieszy.

Czy obniżenie poziomu cholesterolu może być szkodliwe? Czytałem, że obniżenie cholesterolu zwiększa ryzyko nagłej śmierci lub samobójstwa.

Istotnie, pojawiły się podobne doniesienia, ale szczegółowe i staranne badania kliniczne nie potwierdziły ich. Obniżenie poziomu cholesterolu **zmniejsza** ryzyko zgonu na skutek choroby wieńcowej serca, ale nie **zwiększa** takiego ryzyka z jakiegokolwiek innego powodu.

Inne czynniki ryzyka w chorobie wieńcowej

NADWAGA I OTYŁOŚĆ

Nie czuję się otyła, lecz mój lekarz stwierdził u mnie nadwagę. Czy z tego powodu jestem bardziej zagrożona chorobą wieńcową serca?

Jak już wspomniałem poprzednio, osoby z dużą nadwagą (otyłe) są bardziej zagrożone chorobą wieńcową serca (patrz podrozdział „Zagrożenie związane z nadciśnieniem tętniczym"). U osób puszystych serce musi wykonywać cięższą pracę; osoby te są skłonne do hipercholesterolemii i do cukrzycy (patrz niżej). Musi się pani starać zmniejszyć wagę ciała. W rozdziale dziewiątym zebrano informacje na temat zdrowej diety i utraty wagi. Grube brzuchy nie są przyjazne dla serca.

STRES

Moja praca ma taki charakter, że ciągle jestem w stresie. Czy w związku z tym grożą mi choroby serca?

Nie ma bezpośredniego dowodu, że stres powoduje choroby serca, ale może mieć pewien wpływ na wystąpienie objawów. Można go porównać do sygnału, który uruchamia całą lawinę zdarzeń.

Należy pamiętać, że stres jest stanem umysłowym, a nie chorobą, trudno go też zmierzyć i określić w standardowych jednostkach. Wszyscy przeżywamy sytuacje stresowe, ale każdy reaguje na nie w nieco inny sposób. Ludzie w stresie mogą więcej palić, pić lub jeść dla uspokojenia i mogą mieć nieco podwyższone ciśnienie tętnicze.

Stres może być zarówno bardzo przyjemny, jak i niemiły. Oglądanie meczu lub udział w zawodach sportowych to stres przyjemny. Przykładem nieprzyjemnego stresu jest niespodziewana krytyczna sytuacja na autostradzie, gdy prawie doszło do wypadku. Jest to bardzo niemiłe, połączone z dużym stresem i – najczęściej – nie do uniknięcia. Takie sytuacje są najbardziej niebezpieczne dla zdrowia. Stres może zwiększyć zagrożenie chorobą wieńcową.

Czy będę się mógł sam zorientować, kiedy stres, na jaki jestem narażony, staje się niebezpieczny?

Objawy tego mogą być różne, ale na ogół, gdy nasilenie stresu staje się szkodliwe, jest się napiętym, nerwowym, często zalęknionym, występują zaburzenia snu, wczesne budzenie się i bóle mięśni pleców i szyi.

Czy mogę w jakiś sposób zmniejszyć nasilenie stresu, na jaki jestem wystawiony?

Tak. Są rozmaite sposoby.

- Staraj się co najmniej na parę godzin w ciągu dnia wyjść z otoczenia powodującego stresowe sytuacje. Jeżeli jest to praca, wyjdź na spacer w czasie przerwy na lunch. Bądź aktywny fizycznie.
- Nie staraj się rozładować stresu kofeiną lub alkoholem. Nie pal.
- Przekonaj siebie, że nie potrafisz rozwiązać wszystkich problemów życiowych i że to nie ty je spowodowałeś.
- Słuchaj rozluźniających kaset, ćwicz jogę lub głębokie oddychanie. Te sposoby mogą być bardzo pomocne (patrz niżej).
- Staraj się spędzać jak najmniej czasu z ludźmi, którzy cię irytują.
- Staraj się nie podróżować w godzinie szczytu (wyruszaj z domu nieco wcześniej, a ostatni kilometr drogi do pracy przejdź piechotą).
- Nie duś w sobie problemów, które cię denerwują. Dyskutuj o nich z kolegami w pracy lub z przyjaciółmi.
- Nie bierz na siebie zbyt wielu obowiązków. Bądź nastawiony pozytywnie, ale nie bój się odmawiać.
- Unikaj chaotycznego miotania się między obowiązkami. Załatwiaj sprawy metodycznie, dokładnie i bez pośpiechu. Ułóż sobie plan czynności do wykonania i wypełniaj go stopniowo i konsekwentnie. Nie daj się odwieść od powziętego zamiaru.
- Nade wszystko, podchodź do życia spokojnie. Dzień wczorajszy już minął, jutrzejszy jeszcze się nie zaczął. Zajmij się dniem dzisiejszym i korzystaj z niego w pełni.

W sprawach stresu jesteś swoim najważniejszym lekarzem. Przyjrzyj się własnym obowiązkom i zastanów nad priorytetami.

Gdyby został ci tylko jeden dzień życia, czy chciałbyś go spędzić przeklinając innych kierowców w korku ulicznym lub rugając konduktora spóźnionego pociągu? Czy nie lepiej byłoby przeżyć ten dzień z bliskimi i powiedzieć im parę miłych słów? Zrób parę głębokich oddechów i uświadom sobie, co naprawdę jest ważne w twoim życiu. Jeżeli ci rzeczywiście coś dogryzło, zaaplikuj parę ciosów w poduszkę, ale uświadom sobie komizm twojego zachowania.

Osoby naprawdę zestresowane mają zwykle inne problemy psychologiczne. Powinny szukać porady psychologa lub wziąć udział w grupie samopomocy. Jeżeli miałeś zawał serca, na pewno pomoże ci program rehabilitacji kardiologicznej. Znajdziesz tam fachową pomoc i wskazówki, jak prowadzić zdrowy tryb życia i jakie ćwiczenia fizyczne stosować. Programy takie prowadzą pielęgniarki, które rozumieją problemy i obawy pacjentów, a także pomagają im odzyskać wiarę we własne siły.

Rozładuj napięcie, interesując się sztuką, muzyką, tańcem i ćwiczeniami fizycznymi. Istnieje wiele wideokaset, taśm i książek, które mówią, jak radzić sobie ze stresem. Dla niektórych pomoce te są nieocenione. Istnieje wiele sposobów rozładowania stresu. Spróbuj ćwiczeń jogi. To nie tylko bardzo dobra metoda rozładowania stresu, ale także ćwiczenia fizyczne – uczestnictwo w wieczorowych kursach jogi pozwoli ci poznać nowe środowisko oraz zapomnieć o całodziennych męczących i stresujących obowiązkach.

Nade wszystko pamiętaj, że pokonując stres nie tylko pomagasz swemu sercu, ale zyskujesz nowy, bardziej optymistyczny pogląd na świat, przez co umacniasz więzy z bliskimi i zacieśniasz przyjaźń z kolegami w pracy i przyjaciółmi.

Dlaczego środki przekazu kładą tak duży nacisk na stres?

Kontrola stresu to dzisiaj wielki biznes. Trzeba zrozumieć, że stres to jedna z uniwersalnych etykietek. Jeżeli komuś dolega coś trudnego do zdefiniowania, to musi być „wirus", a jeśli nie, to na pewno stres.

Czytałem, że istnieją typy osobowości „A" i „B" i że mają coś wspólnego z chorobami serca. O co właściwie chodzi?

Niektórzy psychiatrzy dzielą ludzi na typy osobowości. Osoby typu A są ambitne, pełne energii, dążą do sukcesu. Osoby typu B są bardziej zrelaksowane, nie spieszą się i są zadowolone z tego, co osiągnęły. Ludzie typu A są bardziej skłonni do chorób serca niż ci typu B. Związek między typem A a chorobami serca wydaje się polegać na intensywności gniewu i frustracji odczuwanych przez te osoby, a nie na ich nastawieniu do życia i postępowaniu.

Czy różne emocje i wzruszenia szkodzą na serce?

Wydaje się, że gniew to najbardziej niebezpieczne uczucie: podnosi ciśnienie krwi, przyspiesza tętno i – co za tym idzie – zwiększa obciążenie mięśnia sercowego. Jeżeli jesteś zły na kogoś lub na coś, napisz o tym list. Potem możesz go podrzeć i wyrzucić, ale nie wysyłaj go! Krzycz i przeklinaj przed lustrem, a potem pośmiej się ze swego zachowania i odzyskaj właściwą perspektywę problemów życiowych. Licz do dziesięciu, oddychając głęboko.

Pod koniec dnia czuję się bardzo zestresowany. Jak temu zaradzić?

Prawdopodobnie przesadza pan z pracą, podejmując zbyt wiele zobowiązań. Proszę przyjrzeć się swoim zajęciom w ciągu dnia. Czy można zaplanować je racjonalniej i lepiej zorganizować dzień?

- Czy jakaś sprawa jest powodem szczególnego stresu? Jeżeli tak, należy ją przedyskutować i rozstrzygnąć.
- Staraj się więcej spacerować w ciągu dnia. Część drogi do pracy można przejść piechotą lub wyjść na spacer w czasie przerwy obiadowej.
- Jeżeli masz poczucie, że jesteś uwięziony w domu – staraj się wychodzić na spacery. Spaceruj po parku przy pięknej pogodzie, a po centrum zakupów, gdy pada.
- Zakończ dzień, ćwicząc głębokie oddechy, weź ciepłą kąpiel, wyczyść zęby i odśwież się przed snem.

- Poczytaj książkę, rozwiąż krzyżówkę, zajmij się swoim hobby, rozejrzyj się w Internecie i ustal priorytety na następny dzień.

Stresowe sytuacje powstają zwykle, gdy dusi się w sobie emocje i problemy, które nas denerwują. Tracimy wtedy perspektywę ważności spraw; drobiazgi urastają do rangi problemu i przesłaniają nam to, co naprawdę ważne.

CUKRZYCA

Mam cukrzycę już od trzydziestu lat. Jaki jest jej wpływ na choroby serca?

Cukrzycy częściej chorują na serce niż ludzie z normalną regulacją gospodarki cukrem. Wprawdzie poprawna i ścisła kontrola poziomu cukru obniża zagrożenie, ale niweczą to często powtarzające się ataki hipoglikemii. Niestety cukrzyca jest chorobą nieuleczalną, można jednak przynajmniej obniżyć inne czynniki zagrożenia: nie palić, utrzymywać się w możliwie dobrej formie fizycznej, unikać nadwagi, utrzymywać cholesterol na normalnym poziomie i starać się utrzymać normalne ciśnienie krwi.

Jestem chory na cukrzycę, ostatnio zaś usłyszałem, że mam oporność na insulinę, co powoduje zwiększone zagrożenie chorobą serca. Co to jest oporność na insulinę?

Zjedzony posiłek podnosi poziom cukru (glukozy) we krwi. Powoduje to z kolei produkcję insuliny, która pomaga rozprowadzić glukozę do różnych tkanek i narządów organizmu. Konsekwencją tego jest spadek poziomu cukru we krwi, a następnie spadek poziomu i produkcji insuliny. Mechanizm ten jest znany jako ujemne sprzężenie zwrotne. U osób opornych na insulinę mechanizm sprzężenia zwrotnego jest zakłócony: insulina nie działa na tkanki tak jak u zdrowych. Skutkiem tego duża ilość glukozy pozostaje we krwi, co powoduje utrzymywanie się wysokiego stężenia insuliny we krwi. Wysokie stężenie insuliny może wpływać na wzrost ciśnienia krwi, powodować zatrzymywanie soli i wody w organizmie, wzrost poziomu „złego" cholesterolu (LDL) i spadek stężenia cholesterolu „dobrego" (HDL). Z tych wszystkich powodów oporność na insulinę zwiększa ryzyko chorób serca.

Oporność na insulinę pojawia się u cierpiących na cukrzycę typu 2 (niezależny od insuliny) oraz u osób otyłych. Również spotyka się ją częściej u osób pochodzenia indoazjatyckiego. Chorzy, którzy wytworzyli oporność na insulinę, powinni przede wszystkim starać się obniżyć wagę. Istnieją leki pomagające zmniejszyć oporność na insulinę, na przkład inhibitory ACE (inhibitory konwertazy angiotensyny) – patrz podrozdział: „Zagrożenie związane z nadciśnieniem tętniczym", rozdział drugi.

NARKOTYKI I INNE NIELEGALNE ŚRODKI CHEMICZNE

Podejrzewam, że moja kilkunastoletnia córka ma dostęp do narkotyków. Czy takie substancje zwiększają niebezpieczeństwo chorób serca u młodzieży?

Konopie indyjskie (cannabis, marihuana) przyspieszają akcję serca, podnoszą ciśnienie i powodują wzrost temperatury ciała. Dym z konopii zawiera również tlenek węgla. Palenie konopii pomaga w niektórych chorobach, na przykład łagodzi nudności spowodowane chemioterapią nowotworów, łagodzi silny ból i pomaga w stwardnieniu rozsianym (*sclerosis multiplex*). Ponieważ choroby serca nie należą do żadnej z powyższych kategorii, palenia konopii nie można zalecać.

Kokaina (zwłaszcza w postaci „crack") jest silnym uzależniającym narkotykiem, który może powodować skurcz naczyń krwionośnych (patrz rysunek 2.6.). Oprócz tego podnosi ciśnienie krwi, może powodować udary mózgu, nieregularność (niemiarowość) akcji serca, zapalenie mięśnia sercowego i zawały serca. Nawet jednorazowa dawka może spowodować te problemy. Moja rada: **Nigdy nie próbuj zażywać kokainy!**

Może zetknęła się pani z twierdzeniem, że morfina pomaga sercu. To nie takie proste. Dzieci mogą początkowo mieć zamiar zażywać heroinę (heroina jest pokrewną morfiny) w małych dawkach i ściśle kontrolować dawkowanie, lecz wkrótce powstaje uzależnie-

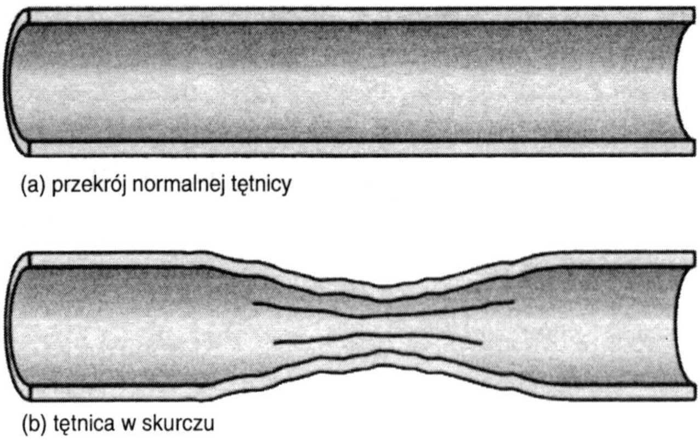

Rysunek 2.6.
Podłużne przekroje (a) normalnej tętnicy, (b) tętnicy w skurczu, który powoduje utrudnienie przepływu krwi.

nie, trzeba zwiększyć dawki, pojawia się niebezpieczeństwo infekcji (przez zakażone igły lub narkotyk), następuje ciężkie uszkodzenie zastawek serca, które niszczone przez proces chorobowy przestają normalnie pracować. Prowadzi to do niedomogi serca i do szybkiej (oczywiście przedwczesnej) śmierci.

Jeżeli przypuszcza pani, że córka uzależniła się od któregoś z powyższych lub jeszcze innych narkotyków, należy szukać pomocy. Skuteczna pomoc uzależniona jest od uznania przez narkomana faktu uzależnienia się i chęci wyjścia z narkomanii przez akceptację pomocy specjalistów.

Ostatnio wiele się słyszy o ecstasy. Zażycie nawet jednej tabletki tego bardzo niebezpiecznego związku równa się samobójstwu. Ecstasy powoduje bardzo wysoką gorączkę, nieodwracalne uszkodzenie mózgu i niewydolność serca.

Czynniki ryzyka u kobiet

Jestem matką i mam 53 lata. Ostatnio wyczytałam, że należę do grupy wysokiego zagrożenia chorobą serca. Dotychczas byłam przekonana, że jest to choroba wyłącznie mężczyzn.

Blisko połowa zmarłych na zawał serca to kobiety. Różne postacie chorób serca i naczyń krwionośnych uśmiercają dwa razy więcej kobiet niż wszystkie rodzaje nowotworów razem wzięte. Wprawdzie mniej kobiet niż mężczyzn choruje na serce do wieku pięćdziesięciu lat, ale proporcja ta wyrównuje się w przedziale wiekowym 65–70 lat. Istotna różnica między kobietami a mężczyznami, jeżeli chodzi o choroby serca, nie polega na tym, **czy** zapadną one na chorobę serca, ale **kiedy** na nią zapadną. Opóźnienie w porównaniu z mężczyznami wynosi około dziesięciu lat.

Tak więc choroba wieńcowa serca jest również największym problemem zdrowotnym pani (a także innych kobiet). Kobiety coraz częściej chorują na chorobę wieńcową, ponieważ żyją dłużej: choroba wieńcowa jest do pewnego stopnia częścią procesu starzenia się. Ze wzrostem liczby długo żyjących kobiet będzie wzrastać liczba chorych na chorobę wieńcową. Jest to zjawisko ściśle związane ze starzeniem się społeczeństwa. Ponadto coraz więcej kobiet i mężczyzn przeżywa zawał, co powoduje, że przechodzą do grupy zwiększonego ryzyka – grozi im dławica lub nowy zawał. Kobiety są bardziej wrażliwe na szkodliwe działanie papierosów i podwyższonego ciśnienia krwi, ale nieco mniej na szkodliwe działanie podwyższonego stężenia cholesterolu. Niestety cukrzyca niweluje wszystkie korzyści kobiet i zrównuje je z mężczyznami pod względem zagrożenia chorobami serca (patrz wyżej).

Mój ojciec był chory na serce; martwię się, że córka może również zachorować na serce, zwłaszcza że pali papierosy. Jak mogę jej pomóc i uchronić ją przed chorobą?

Pani córka może ze względu na czynniki dziedziczne należeć do grupy zwiększonego ryzyka. Jeden z najlepszych sposobów pomocy to namówić ją, żeby przestała palić. Ostatnio coraz więcej młodych kobiet pali. Oczywiście zwiększa się przez to ich zagrożenie chorobą wieńcową w późniejszym wieku. Jeżeli pani córka pali, powinna jak najszybciej przestać. Gdyby chciała zacząć, powinna zdać sobie sprawę z konsekwencji tego kroku.

Czytałam, że żeńskie hormony płciowe chronią kobiety przed chorobą serca. Czy to prawda?

Do pewnego stopnia to prawda, ale palenie, nadciśnienie lub cukrzyca niweczą w dużej mierze to ochronne działanie. Po przejściu menopauzy produkcja estrogenu zanika, a wraz z tym – jego działanie ochronne. W tej sytuacji hormonalna terapia zastępcza może przywrócić ochronny efekt żeńskich hormonów płciowych (patrz niżej).

Zażywałam pigułki antykoncepcyjne, odkąd skończyłam 18 lat. Obecnie przeszłam menopauzę. Czy ze względu na zażywanie doustnych środków antykoncepcyjnych należę teraz do grupy zwiększonego zagrożenia chorobą serca?

Bardzo niewielki procent kobiet zażywających doustne środki antykoncepcyjne choruje na serce. Tabletki zawierające niskie dawki hormonu nie zwiększają zagrożenia chorobą wieńcową. Tabletka o niskiej zawartości hormonu może nawet (tylko u niepalących) chronić przed chorobami serca. Nie wiemy, czy zażywanie pigułek antykoncepcyjnych przez kobiety poniżej 35 roku życia wpływa w jakiś sposób na stopień zagrożenia chorobami serca, nie wiemy również, jaki jest wpływ zażywania tabletek przez dłuższy czas (ponad pięć lat). Przypuszcza się, że nie zwiększa to zagrożenia. Należy natomiast za wszelką cenę unikać palenia, gdy zażywa się pigułki antykoncepcyjne. Na ogół uważa się, że pigułki zawierające małe dawki hormonu są bezpieczne; palaczki powinny jednak albo rzucić palenie, albo stosować inną metodę antykoncepcji.

Ogromnie się ucieszyłam, gdy lekarz powiedział, że hormonalna terapia zastępcza, którą właśnie mi przepisał, jest

również korzystna dla serca. Jaki jest mechanizm tego zjawiska?

Wprawdzie hormonalna terapia zastępcza może pomóc kobietom należącym do grupy zwiększonego ryzyka, sprawa nie jest jednak zupełnie prosta. Przez zwiększone ryzyko rozumiemy palenie papierosów, nadciśnienie, cukrzycę, wysoki poziom LDL i niski poziom HDL (patrz podrozdział „Zagrożenie związane z podwyższonym poziomem cholesterolu"). Hormonalna terapia zastępcza nie pomaga kobietom, które nie należą praktycznie do żadnej z grup zwiększonego zagrożenia chorobami serca, ale znacznie poprawia samopoczucie. Jej główny efekt to eliminacja nieprzyjemnych objawów menopauzy, takich jak uderzenia krwi do twarzy i ochrona przed odwapnieniem kości (osteoporozą). Z tych względów zaleca się stosowanie hormonalnej terapii zastępczej po menopauzie.

Badania kliniczne skutków hormonalnej terapii zastępczej nie przyniosły jasnych i jednoznacznych wyników. Wprawdzie zaobserwowano pięćdziesięcioprocentową obniżkę częstości występowania chorób serca u kobiet, które ją stosowały, ale badane kobiety nie zostały dobrane losowo. Badania przeprowadzono na tysiącach pielęgniarek, które obserwowano przez 10 do 15 lat po menopauzie i podzielono na grupę poddaną terapii hormonalnej i grupę nie leczoną. Efekt terapii hormonalnej mógł jednak być rzekomy, jeżeli w grupie otrzymujących hormony było więcej zdrowych i sprawnych fizycznie kobiet. Późniejszy stan ich zdrowia mógł nie mieć nic wspólnego z terapią hormonalną. Inne badanie kliniczne, gdzie materiał został dobrany losowo (ani lekarze, ani pacjentki nie wiedzieli, co otrzymują), przeprowadzono na otyłych Amerykankach powyżej 60 roku życia. Porównywano efekt leczenia hormonami z podawaniem *placebo*. Wszystkie te kobiety cierpiały na chorobę wieńcową, co diametralnie różniło je od pielęgniarek poddanych wyżej omówionym badaniom. Również preparaty hormonalne stosowane w tym badaniu były inne niż w poprzednim. Już po czterech latach stwierdzono pewne korzyści ze stosowania terapii hormonalnej, jednakże nie zauważono jakiejś ogólnej korzyści. Z różnych względów to ostatnie badanie wprowadziło dużo zamieszania.

Można jednak stwierdzić, że rozpoczęcie hormonalnej terapii zastępczej u kobiet, które już cierpią na chorobę naczyń wieńcowych, nie jest w stanie złagodzić objawów choroby serca w przyszłości. Ale nie znaczy to, że nie można stosować terapii hormonalnej, by zlikwidować uderzenia krwi do twarzy i zapobiec osteoporozie. Być może odpowiednie badania w przyszłości dadzą odpowiedź na pytanie, czy rozpoczęcie terapii hormonalnej **przed** wystąpieniem objawów choroby wieńcowej może w jakiś sposób zapobiec tej chorobie.

Obecnie dysponujemy dowodami, że hormonalna terapia zastępcza zapobiega osteoporozie i objawom menopauzy. Przy współistniejącej chorobie wieńcowej powinniśmy stosować leczenie, o którym wiemy, że jest skuteczne, na przykład leczenie statyną (patrz podrozdział „Leczenie" niniejszego rozdziału), a terapię hormonalną stosować tylko z powodu menopauzy.

Terapia hormonalna stosowana przez ponad dziesięć lat zwiększa ryzyko raka piersi; należy rozważyć ten aspekt z lekarzem domowym lub z personelem przychodni zajmującej się leczeniem menopauzy.

Powyższe wskazania mogą ulec zmianie, ponieważ w obecnej chwili prowadzi się wiele badań klinicznych poświęconych tym zagadnieniom. Decyzję o podjęciu terapii hormonalnej należy zostawić pacjentce; pierwsze dziesięć lat jej stosowania przynosi widoczne korzyści większości kobiet.

Czytałam o nowym leku zwanym raloxifene – jakie korzyści może przynieść jego stosowanie?

Raloxifene jest jednym z leków zwanych w skrócie SERMS (wybiórcze modulatory receptorów estrogenowych; *ang. Selective Estrogen Receptor Modulators*). Jest to pochodna tamoxifenu. Ten ostatni jednak ma czasami działanie uboczne w postaci przerostu śluzówki (błony wyścielającej) macicy, co powoduje szereg komplikacji. Raloxifene działa podobnie jak tamoxifen, zapobiega osteoporozie, zmniejsza ryzyko raka piersi, ale nie wpływa na przerost śluzówki macicy. Podobnie jak tamoxifen nie ma żadnego działania na uderzenia krwi do twarzy. Wygląda na to, że będzie to lek lepiej nadający się do terapii hormonalnej, ponieważ wydaje się, iż lepiej działa niż leki znane dotychczas, a jednocześnie stosowanie jego połączone jest z mniejszym ryzykiem. Obecnie prowadzi się badania mające na celu ocenę jego działania na serce. Wyniki tych badań nie są jeszcze znane.

Powiedziano mi, że jeżeli zdecyduję się na terapię hormonalną, to odsunę menopauzę i będę wciąż przechodzić cykle miesiączkowe. Nie znoszę miesiączek i wolałabym się ich pozbyć. Czy jeżeli zdecyduję się na terapię hormonalną, będę musiała miesiączkować również po sześćdziesiątce?

Nie. Opracowano nowe „bezkrwawe" preparaty hormonalne, które można stosować po roku od przejścia menopauzy.

Lekarz rodzinny zalecił mi hormonalną terapię zastępczą i powiedział, że będzie ona miała również korzystne działanie na serce. Czy to prawda?

Hormonalna terapia zastępcza po menopauzie utrzymuje korzystne stężenie „dobrego" cholesterolu, charakterystyczne dla kobiet przed menopauzą. Leczenie podnosi poziom HDL i obniża stężenie LDL. HDL i LDL to „dobry" i „zły" cholesterol. Leczenie hormonalne zapobiega również podniesieniu się poziomu fibrynogenu we krwi. Fibrynogen zwiększa krzepliwość krwi.

Hormonalna terapia zastępcza wydaje się mieć same dodatnie strony. Czy ma też jakieś działanie uboczne?

Wszystkie leki mają działanie uboczne, a terapia hormonalna nie jest wyjątkiem. Mogą wystąpić nudności, ale zwykle ustępują mniej więcej po dwóch tygodniach. Nudności można zmniejszyć, zażywając lekarstwo po jedzeniu. Również może wystąpić przeczulenie i obrzęk piersi, ale i te objawy przemijają. Jeżeli nie miną, lekarz może przepisać nieco inny lek.

Niektóre kobiety obawiają się przyrostu wagi. Podczas wielu badań klinicznych poświęconych terapii hormonalnej nie stwierdzono, aby powodowała ona przyrost wagi. Musi pani zdać sobie sprawę, że reakcja na każdy lek jest sprawą indywidualną i że pani może reagować na hormony inaczej niż mówią statystyki. Jednakże najbardziej prawdopodobną przyczyną przybrania na wadze jest to, że pacjentka, czując się lepiej, je nieco więcej niż przed rozpoczęciem leczenia. Kontrola wagi ma wielkie znaczenie dla każdego, niezależnie od sposobu leczenia. Musi pani zatem się zastanowić, czy dieta pani jest właściwa i czy ma pani dostatecznie dużo ruchu.

Zwykle przyzwyczajanie się do terapii hormonalnej trwa około trzech miesięcy.

Czy terapia hormonalna może podnieść ciśnienie krwi?

Bardzo rzadko. Lekarz niewątpliwie skontroluje pani ciśnienie przed rozpoczęciem leczenia. Jeżeli przedtem miała pani podwyższone ciśnienie, nie ma przeciwwskazań do rozpoczęcia terapii hormonalnej, a prawdopodobieństwo, że leczenie odbije się niekorzystnie na pani ciśnieniu, jest minimalne.

Mam raka piersi, obecnie pod kontrolą; przeszłam także zawał. Czy terapia hormonalna może mi pomóc?

Z pewnością nie pomoże na pani dolegliwości serca; może również pogorszyć przebieg procesu nowotworowego. Z tego względu terapia hormonalna nie jest wskazana. Jeżeli miała pani raka piersi, to zastosowanie leku przeciwnowotworowego tamoxifenu jest najlepszym rozwiązaniem. Ma on działanie podobne do estrogenu, może pomóc na pani problemy z sercem, a jednocześnie działa przeciwnowotworowo. Tamoxifen nie usunie uderzeń krwi do twarzy, a w bardzo rzadkich sytuacjach (1 na 1000 kobiet) może spowodować przerost śluzówki macicy. Z tego powodu leczenie tamoxifenem trzeba przeprowadzać pod kontrolą. Terapia hormonalna nie może zastąpić uznanych metod leczenia zawałów serca.

Jakie rodzaje hormonalnej terapii zastępczej są obecnie dostępne?

Wybór rodzaju leku powinno się przedyskutować z lekarzem. Zasadniczo istnieją dwa rodzaje: pierwszy to stosowanie samego estrogenu (u kobiet po usunięciu macicy). Jest to metoda „estrogenu bez przeciwstawienia". Druga metoda to hormonoterapia „połączona" (połączenie estrogenu i progesteronu) – stosowana jest u kobiet, którym nie usunięto macicy. U tych kobiet niepodanie progesteronu w II fazie cyklu powodowałoby nadmierny rozrost śluzówki macicy.

Sugerowano mi rozpoczęcie hormonalnej terapii zastępczej, ale nie mogę się zdecydować. Słyszałam, że leczenie takie podwaja groźbę tworzenia się zakrzepów w naczyniach nóg. Czy to prawda?

Tak, ale środki przekazu wywołały nieuzasadnioną panikę. Zwykle groźba powstania zakrzepu jest jak 1 do 10 000. Zagrożenie to po rozpoczęciu terapii hormonalnej wzrasta do 2 na 10 000. A więc ryzyko jest bardzo małe i pozostaje bardzo małe po rozpoczęciu terapii hormonalnej. Ryzyko jest nieco większe u osób po sześćdziesiątce, ale w tym wieku rzadko rozpoczyna się terapię hormonalną. Jeżeli obawia się pani zakrzepów, proszę porozmawiać z lekarzem.

Jestem w bardzo dobrej formie fizycznej i nic nie zwiększa mojego zagrożenia chorobą serca. Czy terapia hormonalna będzie dla mnie korzystna?

Jeżeli nie ma pani zwiększonego zagrożenia chorobą wieńcową, to terapia hormonalna tego stopnia zagrożenia nie zmniejszy. Niezależnie od tego dodatnim skutkiem terapii hormonalnej będzie zahamowanie procesu osteoporozy (osteoporoza występuje częściej u kobiet szczupłych). Leczenie pomoże także na uderzenia krwi do twarzy. Jeżeli obawia się pani osteoporozy, może pani poprosić lekarza o zlecenie wykonania odpowiedniego zdjęcia rentgenowskiego.

Mam cukrzycę. Czy odniosę jakąś korzyść z terapii hormonalnej?

Tak. Cukrzyca nie jest przeciwwskazaniem do rozpoczęcia leczenia. Sprzyja ona podniesieniu się poziomu trójglicerydów. W takich razach hormony podaje się na skórę w postaci przylepca. Ten sposób nie wpływa na poziom trójglicerydów, podczas gdy ustne podawanie hormonów może podnieść ich poziom.

Czy terapia hormonalna w jakiś sposób wpływa na stan serca i naczyń wieńcowych?

Wydaje się, że leczenie hormonalne najkorzystniej wpłynie na kobiety rozpoczynające menopauzę, które należą do grupy zwiększonego zagrożenia chorobami serca, ale nie mają żadnych objawów choroby naczyń wieńcowych. Będzie to działanie czysto zapobiegawcze. Niestety na poparcie tego przypuszczenia nie mamy wyników odpowiednich badań klinicznych.

Stosowałam terapię hormonalną siedem lat. Wyniki są wspaniałe. Czuję się zupełnie inną kobietą! Mój lekarz powiedział mi, że przyszedł czas na zakończenie leczenia. Dlaczego?

Terapię hormonalną w celu eliminacji uderzeń krwi do twarzy stosuje się nie dłużej niż pięć lat. Dodatni wpływ terapii hormonalnej na osteoporozę i być może również na choroby serca trwa ponad dziesięć lat, lecz po tym czasie zaczyna wzrastać niebezpieczeństwo raka piersi. Z tych względów polecamy stosowanie terapii hormonalnej nie dłużej niż dziesięć lat. Następnie, po dziesięciu latach, podchodzimy do każdego przypadku indywidualnie. Jeżeli stwierdzimy, że pacjentka jest poważnie zagrożona osteoporozą, a zagrożenie rakiem piersi jest stosunkowo małe, decydujemy się na kontynuowanie terapii hormonalnej, jeśli zaś ryzyko raka jest stosunkowo wysokie, zalecamy jej przerwanie.

Obecnie stosuję terapię hormonalną. Czy muszę przechodzić regularne badania kontrolne, czy też wystarczy kontrola po dziesięciu latach leczenia?

Badania kontrolne są bardzo ważne. Należy je przechodzić początkowo co trzy miesiące, a potem co sześć i dokładnie stosować się do wskazówek lekarza. Przed każdym badaniem kontrolnym dobrze jest zrobić sobie listę pytań i wątpliwości, a następnie przedyskutować ją z lekarzem.

Przez kilka miesięcy stosowałam terapię hormonalną, przyjmując leki doustnie. Niedawno mój lekarz zlecił zbadanie stężenia lipidów. Dlaczego?

Przed menopauzą kobiety mają zwykle podniesione stężenie lipoprotein typu HDL (powyżej 1,3 milimola na litr = 50 mg%). Ma to pewne działanie chroniące przed wystąpieniem choroby naczyń wieńcowych. Po menopauzie poziom HDL stopniowo opada, chyba że rozpocznie się hormonalną terapię zastępczą. Z tego powodu jest ważne, aby u kobiet określać zawsze pełny profil lipidów (zarówno HDL, jak i LDL), ponieważ wysoki poziom cholesterolu może być spowodowany wysokim stężeniem „dobrego" cholesterolu (HDL), a nie „złego" (LDL). Leczenie mające na celu obniżenie poziomu cholesterolu może w takich razach doprowadzić do niepożądanego obniżenia „dobrego" (HDL) cholesterolu.

Pełny lipidogram poinformuje również o poziomie trójglicerydów. Hormonalna terapia doustna może prowadzić do podwyższenia trójglicerydów, natomiast hormony podawane naskórnie w postaci przylepca nie wpływają na poziom trójglicerydów. Wysoki poziom trójglicerydów stanowi większy czynnik zagrożenia u kobiet niż u mężczyzn. Najlepszy sposób obniżenia go to utrata wagi, regularne ćwiczenia i dieta uboga w nasycone tłuszcze. Niedoczynność tarczycy i nadmiar alkoholu mogą być również powodem podwyższenia poziomu trójglicedrydów.

Wszystkie dobre rady dotyczące terapii hormonalnej spowodowały wielki mętlik w mojej głowie. Czy może pan przystępnie wyjaśnić tę sprawę?

Będę się starał, ale zastrzegam się, że lekarze są również nieco zdezorientowani! Hormonalna terapia zastępcza **z pewnością** przynosi ulgę w takich objawach menopauzy, jak uderzenia krwi do twarzy. Terapia ta **z pewnością** zapobiega osteoporozie. **Być może** zapobiega chorobie wieńcowej u kobiet należących do grupy zwiększonego ryzyka (palących, z nadciśnieniem, wysokim poziomem cholesterolu i chorych na cukrzycę), pod warunkiem, że zacznie się ją **przed** wystąpieniem objawów choroby serca. Terapia **nie poma-**

ga cierpiącym na chorobę naczyń wieńcowych serca. Nie jest to więc lekarstwo na choroby serca, ale przynosi ulgę w objawach menopauzy, niezależnie od tego, czy pacjentka jest chora na serce czy nie.

Obawiam się, że moja żona ma wysoki stopień zagrożenia chorobą wieńcową: pali papierosy i należy do osób „puszystych". Chciałbym, żeby zastanowiła się nad tym poważnie. Niestety, lekarz nie wydaje się przejmować jej przypadkiem. Jak powinienem z nią porozmawiać?

Powinien pan jej powiedzieć, że kobiety są tak samo narażone na chorobę naczyń wieńcowych serca jak mężczyźni. Niektóre kobiety nie chcą o tym słyszeć, a nawet lekceważą objawy choroby, troszcząc się przede wszystkim o rodzinę. Czasami nawet ukrywają swoje objawy przed lekarzem, co oczywiście bardzo mu utrudnia rozpoznanie.

Pana żona, tak jak każda kobieta, powinna traktować choroby serca poważnie, a lekarz, podobnie jak wszyscy inni lekarze, powinien poważnie potraktować pacjentkę zgłaszającą się z różnymi mniej lub bardziej konkretnymi objawami. Kobiety dają się łatwo uspokoić, ponieważ wierzą, że podlegają dużo mniejszemu ryzyku choroby naczyń wieńcowych niż mężczyźni.

Kobiety po menopauzie należą do grupy zwiększonego ryzyka, ponadto ich objawy są często nietypowe. Z tego powodu lekarze powinni traktować takie pacjentki ze zwiększoną czujnością i dołożyć wszelkich starań, aby ponad wszelką wątpliwość potwierdzić lub wykluczyć chorobę serca.

Kobiety palące są narażone na chorobę naczyń wieńcowych w tym samym stopniu co palący mężczyźni i odnoszą takie same korzyści, gdy rzucą palenie. Bardzo skuteczne środki zapobiegawcze to utrzymywanie wagi na prawidłowym poziomie i regularne ćwiczenia fizyczne. Powinien pan wytłumaczyć żonie, że choroba naczyń wieńcowych zabija nie patrząc na płeć ofiary i że ze względu na dobro nie tylko swoje, ale i swojej rodziny, powinna starać się tej choroby za wszelką cenę unikać.

ROZDZIAŁ TRZECI

Dławica (dusznica bolesna)*

Wstęp

Co roku w Wielkiej Brytanii około 320 000 osób odwiedza lekarza z powodu dławicy. Jej objawy ma ponad sześć milionów osób w Ameryce Północnej i dwa miliony w Zjednoczonym Królestwie. Dławica, zwana również dusznicą bolesną lub *anginą pectoris*, jest właściwie objawem choroby, a nie chorobą w ścisłym tego słowa znaczeniu. Powoduje ją zwykle zwężenie tętnic wieńcowych przez płytki miażdżycowe (łac. *atheroma*, patrz „Wstęp", rozdział drugi). Powodem dławicy może być również nadciśnienie (patrz „Zagrożenie związane z nadciśnieniem tętniczym", rozdział drugi), uszkodzenie zastawki aortalnej (patrz rozdział siódmy), ciężka niedokrwistość (anemia), bardzo szybka akcja serca albo połączone działanie kilku tych przyczyn na raz.

Jednakże najczęściej powodem dławicy jest choroba tętnic wieńcowych serca (patrz rozdział drugi). Tętnice wieńcowe zaopatrują mięsień sercowy w tlen. Krew może dopływać do mięśnia sercowego tylko podczas rozkurczu. Oznacza to, że im częściej kurczy się serce, tym gorzej zaopatrywane jest w tlen. Jeżeli światło naczyń wieńcowych doprowadzających krew jest zwężone, dopływ krwi staje

* Słowniczek na końcu książki zaznajamia czytelnika z niektórymi terminami medycznymi.

się jeszcze bardziej ograniczony. System znajduje się w równowadze, dopóki serce nie zostanie obciążone dodatkową pracą. Wtedy akcja serca przyspiesza się, co ogranicza dopływ krwi i tlenu do mięśnia sercowego. Jeżeli w dodatku w tętnicach wieńcowych występują lokalne zwężenia, mięsień sercowy zaczyna odczuwać brak tlenu, co zwykle objawia się bólem w klatce piersiowej. Bóle dławicowe pojawiają się przeważnie podczas wysiłku fizycznego, ponieważ wtedy utleniona krew dopływająca przez tętnice wieńcowe nie jest w stanie pokryć zapotrzebowania mięśnia sercowego na tlen.

Objawy

Mój mąż cierpi na dławicę. Ma niewątpliwie bóle, ale nie potrafi ich jasno opisać. Jak można opisać bóle dławicowe?

Ból rozpoczyna się zwykle za mostkiem. Bardzo często odczuwa się go jako ucisk lub napięcie. Prawdopodobnie pani mąż najlepiej określiłby go, zaciskając pięść przed mostkiem (patrz rysunek 3.1.).

Ból dusznicowy należy uważać za sygnał alarmowy, mówiący choremu, że jego mięsień sercowy osiągnął już szczyt wydajności i pracuje w maksymalnym obciążeniu. Wystąpienie bólu ostrzega go, że powinien zwolnić albo zaprzestać wysiłku. Jeżeli atak bólu został wywołany stanem emocjonalnym (na przykład gniewem), jest to także ostrzeżenie, że należy się wycofać z powodującej emocję sytuacji.

Bólu dławicowego nie da się zwykle zlokalizować lub wskazać palcem. Przeważnie jest on rozległy i wyczuwalny w całej klatce piersiowej. Zwykle jest skutkiem wysiłku i nie zniknie, dopóki będzie się ten wysiłek kontynuować. Gdy się zaczyna, jest zwykle całkiem łagodny i można go wziąć za ból spowodowany zgagą lub niestrawnością. Ból dławicowy może promieniować do gardła, szyi, żuchwy (może imitować ból zęba), do lewego, prawego ramienia, do obydwu ramion, a czasami do pleców lub żołądka. Promieniuje zwykle po wewnętrznej stronie ramienia, w odróżnieniu od bólu mięśniowego, który zaczyna się na barku i wędruje w dół po zewnętrz-

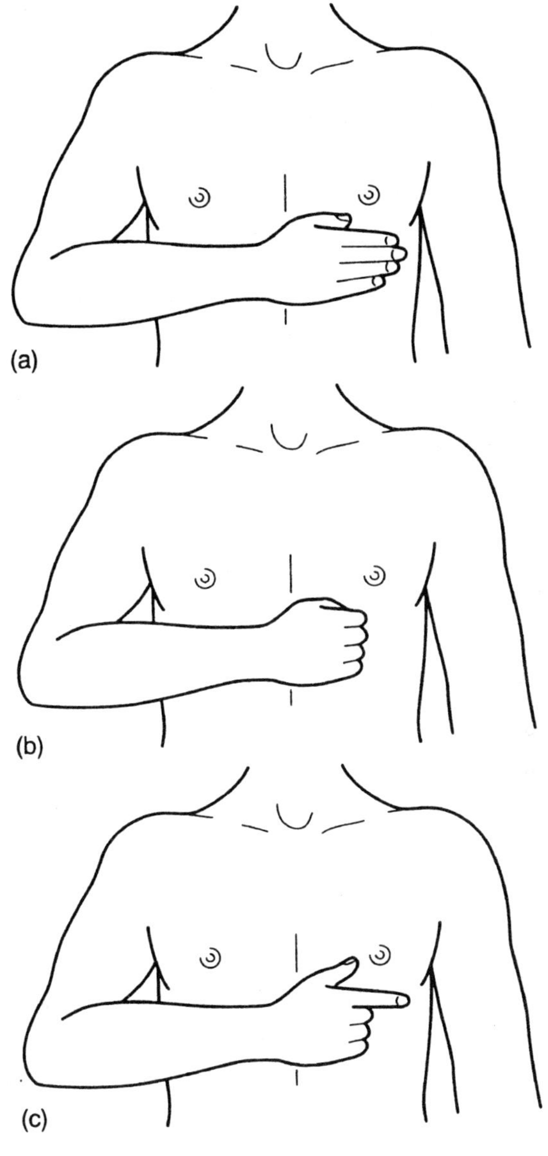

Rysunek 3.1.
Określanie i umiejscawianie bólu dławicowego dłonią
Ból dławicowy można często określić położeniem płaskiej (a) lub zaciśniętej dłoni (b) na mostku. Bólu dławicowego najczęściej nie można zlokalizować w konkretnym miejscu (c).

nej stronie ramienia. W rzadkich sytuacjach ból dławicowy nie zaczyna się w klatce piersiowej, pojawiając się w jednym z miejsc, do których normalnie promieniuje. Wtedy pacjent odczuwa na przykład ból lewego ramienia, który ustaje po odpoczynku.

Czy ból dławicowy może się pojawić z innych przyczyn niż choroba tętnic wieńcowych?

Bóle w klatce piersiowej mogą się pojawić z wielu różnych przyczyn. Należy o tym pamiętać i nie martwić się bez powodu:

- **Ból stawowy lub mięśniowy**. Nasila się zwykle przy zmianie pozycji. Jest podobny do bólu wywołanego naciskiem na żebra lub mostek.
- **Bóle przy chorobach płuc**. Głęboki oddech powoduje zwykle nasilenie bólu.
- **Objawy żołądkowe**. Zgaga po posiłku lub kwaśny smak w ustach, który pojawia się po zgięciu w pasie. Jest to tak zwany refluks, czyli cofnięcie się płynnej zawartości żołądka do przełyku i jamy ustnej.
- **Bóle żółciowe**. Ostry ból kolkowy po tłustym posiłku może oznaczać kamicę żółciową.
- **Stres, zdenerwowanie lub hiperwentylacja**.

Ból w klatce piersiowej nie pojawia się bez powodu. Nie można z góry zakładać, że każdy ból jest dławicowy, ale też nie można żadnego bólu ignorować. W każdym razie należy powiedzieć o nim lekarzowi.

Jaka jest różnica między atakiem dławicy a zawałem?

Dławica to sygnał, że w danym momencie mięsień sercowy nie otrzymał odpowiedniej ilości tlenu. Spowodowana jest zwykle nadmiernym wysiłkiem lub zdenerwowaniem. Bóle ustępują zwykle w spoczynku albo bardzo szybko po zażyciu tabletki nitrogliceryny (patrz podrozdział „Leczenie" poniżej). Dławica powodowana jest zwężeniem tętnic wieńcowych.

Zawał serca różni się znacznie od ataku dławicy (patrz rozdział czwarty). Ból nasila się, jest bardziej intensywny i nie ustępuje po zaprzestaniu wysiłku. Charakter bólu może się nieco zmienić po zażyciu tabletki nitrogliceryny, ale sam ból utrzymuje się dalej. Bardzo często występuje zimny pot i chory czuje się niedobrze. Zawał jest spowodowany zamknięciem jednej z gałązek tętnic wieńcowych. Zwykle zamknięcie spowodowane jest zakrzepem w zwężeniu tętnicy.

W tabeli 3.1. zebrano najważniejsze różnice w objawach ataku dusznicy i zawału serca.

Tabela 3.1.

Cechy charakterystyczne bólu w klatce piersiowej

Typowy ból dławicowy	Ból z innych przyczyn
Ucisk	Ostry (ale nie bardzo intensywny)
Napięcie	Uczucie krajania nożem
Ucisk na klatkę piersiową	Kłucie
Uczucie obciążenia	Uczucie zszywania
Ściskanie jak za pomocą opaski	Nagłe ukłucia w różnych miejscach (jak rany postrzałowe)
Ból tępy	Ból zlokalizowany
Ból głuchy	Ból ograniczony
Uczucie palenia	Typ bólu, który można wywołać, naciskając na klatkę piersiową
Uczucie gniecenia	Zlokalizowany poza środkiem klatki piersiowej
Ból za mostkiem	Nie spowodowany wysiłkiem
Wywołany wysiłkiem lub zdenerwowaniem	Nie ustaje po zażyciu nitrogliceryny
Ustaje po zażyciu nitrogliceryny	Łagodzony przez leki zobojętniające kwas

Rozpoznano u mnie niestabilną dławicę. Co to jest?

Objawy niestabilnej dławicy pojawiają się coraz częściej przy coraz mniejszym wysiłku. Mogą także wystąpić przy minimalnym wysiłku, w spoczynku, a nawet podczas snu. Należy koniecznie skontaktować się z lekarzem, jeżeli:

- objawy dusznicy wystąpiły po raz pierwszy;
- bóle dławicowe są coraz częstsze i nasilają się;
- bóle pojawiają się w spoczynku.

Zażywam lekarstwa na dławicę, a mimo to często mam ataki bólu. Gdy mam atak, nie wiem, czy powinienem udać się do lekarza. Co mam robić?

Należy iść do lekarza, jeśli:

- bóle dławicowe pojawiły się niedawno i występują już po przejściu 22 metrów po płaskim terenie;
- bóle występują w spoczynku (zwykle w łóżku);
- atak bólu trwa dłużej niż 20 minut mimo zażywania nitrogliceryny (patrz niżej);
- pacjent nie może złapać tchu;
- pacjent mdleje lub czuje się bliski omdlenia;
- atak następuje w czasie rekonwalescencji po niedawnym zawale.

Kiedy należy wezwać pogotowie, a kiedy lekarza?

Pogotowie powinno się wezwać, jeżeli ból trwa dłużej niż 20 minut i nie ustaje mimo zażycia nitrogliceryny w postaci tabletki lub w sprayu. Należy o tym powiedzieć osobie odbierającej telefon, dodając, że jest to prawdopodobnie zawał i że konieczne jest przybycie karetki pogotowia. Następnie trzeba zażyć jeszcze jedną tabletkę nitrogliceryny albo spryskać jamę ustną preparatem nitrogliceryny; następnie należy pokruszyć 325-miligramową tabletkę Polopiryny S (kwasu acetylosalicylowego) i połknąć. Kwas acetylosalicylowy zmniejsza krzepliwość krwi i zapobiega przekształceniu się ataku niestabilnej dławicy w zawał serca, a także zmniejsza zakres uszkodzeń mięśnia sercowego spowodowanych zawałem.

Miewam ataki dławicy, ale chcę prowadzić aktywne życie. Co może spowodować atak dławicy?

Atak może wywołać każda postać wysiłku fizycznego: wchodzenie po schodach, niesienie zakupów, wspinanie się pod górę i pośpiech. Atak grozi szczególnie przy zimnej wietrznej pogodzie, przenoszeniu czegoś ciężkiego lub gdy wychodzimy na spacer bezpośrednio po obfitym posiłku. Wybuch emocji, szczególnie gniewu, może również wywołać atak. Okoliczności ataku mogą być co dzień inne, ale jeżeli stają się coraz częstsze i występują po coraz mniejszym wysiłku, należy skontaktować się z lekarzem.

Czasem mam objawy dławicy po posiłku. Lekarz powiedział, że to „dławica postprandialna". Co to właściwie jest?

To właśnie jest dławica poposiłkowa. Strawienie dużego posiłku wymaga intensywniejszej pracy serca (do 20 procent). Jeżeli pana tętnice wieńcowe są zwężone, dodatkowe obciążenie serca może wywołać atak dławicy. Zwykle kolejność wypadków jest następująca: obiad – spacer z psem – atak dławicy. Oznacza to, że ćwiczenie (spacer) nastąpiło zbyt szybko po posiłku, kiedy serce jeszcze wykonywało dodatkową pracę przy trawieniu. Dławica poposiłkowa może być sygnałem ostrzegającym o poważniejszej postaci choroby wieńcowej. Najprawdopodobniej w związku z tym lekarz zleci dodatkowe badania.

Czasami, gdy prowadzę samochód, szczególnie w godzinach szczytu, odczuwam objawy dławicy. Czy rozsądnie postępuję kontynuując taki tryb życia?

Nie. Powinien pan przestać prowadzić samochód, dopóki objawy nie ustąpią pod wpływem leków lub zabiegu chirurgicznego.

Badania

Jakie badania mogę przejść przy objawach dławicy?

Podczas badania lekarz zmierzy panu ciśnienie, sprawdzi, ile pan waży, i osłucha klatkę piersiową, zwracając szczególną uwagę na różne odgłosy, które wydaje serce podczas pracy. Następnie zleci badanie krwi na poziom cholesterolu. Pobranie krwi należy wykonać na czczo (patrz podrozdział „Zagrożenie związane z podwyższonym stężeniem cholesterolu", rozdział drugi).

Lekarz wykona prawdopodobnie również elektrokardiogram (EKG). Jest to pomiar prądów elektrycznych wytwarzanych przez serce podczas pracy. Można w ten sposób zobaczyć, jak serce pracuje, i wykryć ewentualne uszkodzenia jego mięśnia. Elektrokardiogram można także wykonać podczas ćwiczenia na stacjonarnej bieżni lub na stojącym rowerze (próba wysiłkowa). Pozwoli to na ocenę, jak zachowuje się serce podczas wysiłku i do jakiego wysiłku jest zdolne.

Czasami może zajść potrzeba skierowania pacjenta do specjalisty chorób serca – kardiologa. Kardiolog może zlecić wykonanie **koronarografii** (angiogramu), badania polegającego na wprowadzeniu cewnika do naczynia krwionośnego (patrz podrozdział „Koronarografia" poniżej).

EKG

Lekarz zlecił mi badanie EKG. Nie bardzo się orientuję, na czym to badanie polega. Czy będę musiał być przyjęty do szpitala tak jak na zabieg operacyjny?

Nie. Badanie EKG (elektrokardiogram) trwa tylko dziesięć minut i jest bezbolesne. Jest to pomiar prądów elektrycznych wytwarzanych przez serce podczas pracy. Dzięki temu lekarz może się przekonać o częstości akcji serca, jego regularności, a także o stanie naczyń wieńcowych serca (miażdżyca) i może się zorientować, czy w niedalekiej przyszłości pacjentowi nie grozi zawał serca.

Wykonujący badanie umieszcza elektrody (zwykle są to przylepiające się do skóry poduszeczki) w różnych miejscach ciała (zwykle sześć w różnych miejscach na klatce piersiowej, a dodatkowe na ramionach i nogach). Elektrody są połączone przewodami z aparatem rejestrującym (patrz rysunek 3.2.). Pacjent leży spokojnie, a prądy elektryczne wytwarzane przez serce są zapisywane przez aparat zwany elektrokardiografem. Badanie jest zupełnie bezpieczne. Prądy badane przez elektrokardiograf są tak słabe, że oczywiście pacjentowi nie grozi porażenie.

Na czym polega elektrokardiograficzne badanie wysiłkowe?

Jest to tak zwana **próba wysiłkowa**, czyli zapis prądów elektrycznych wytwarzanych przez mięsień sercowy, gdy badany wykonuje ćwiczenia fizyczne (chodząc w miejscu po stacjonarnej bieżni

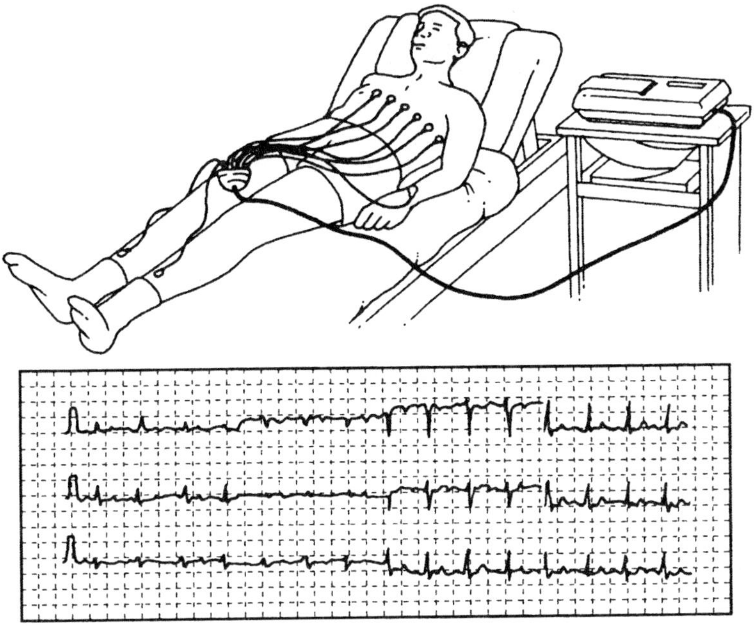

Rysunek 3.2.
Badanie elektrokardiograficzne w spoczynku. Poniżej zapis prądów elektrycznych wytwarzanych przez mięsień sercowy, czyli elektrokardiogram.

lub pedałując na stojącym rowerze, patrz rysunek 3.3.). Innymi słowy, badanie to naśladuje wysiłek wykonywany podczas spaceru na ulicy lub wspinania się pod górę. W takich sytuacjach najlepiej uwidacznia się skutek zwężenia naczyń wieńcowych. Badanie to pomaga lekarzowi ustalić, czy pacjent ma objawy dławicowe, a jeżeli tak – jak dalece choroba postąpiła.

Podczas badania bieżnia przyspiesza co 3 minuty. Jednocześnie zwiększa się jej pochylenie, zmuszając w ten sposób stopniowo serce do intensywniejszej pracy. Podczas wysiłku lekarz obserwuje zmiany w zapisie elektrokardiograficznym, zwraca uwagę, czy pojawia się ból dławicowy, duszności i jakie jest ciśnienie krwi. Jeżeli podczas wysiłku zauważy się jakiś ból, dyskomfort, zawrót głowy lub nadmierne pocenie się, należy powiedzieć o tym osobie przeprowadzającej badanie. Po zatrzymaniu bieżni pomiary kontynuuje się

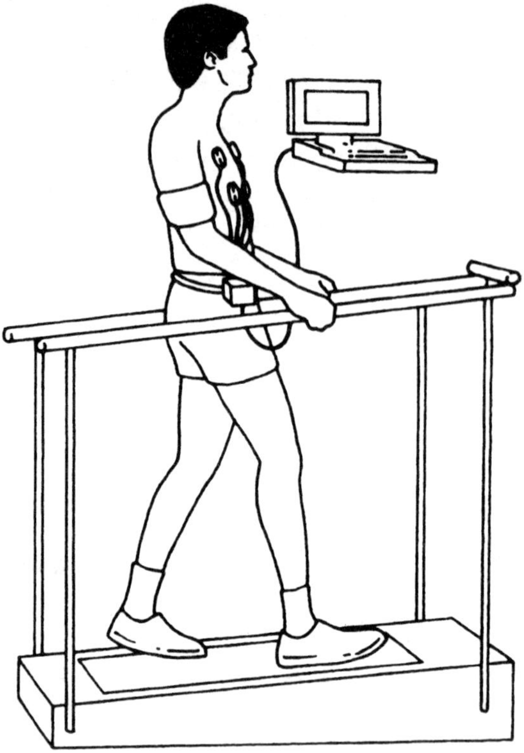

Rysunek 3.3.
Badanie elektrokardiograficzne podczas wysiłku na bieżni stacjonarnej.

przez dalsze pięć minut, aby się przekonać, jak szybko po zakończeniu próby wysiłkowej akcja serca powraca do normy.

Skierowano mnie na próbę wysiłkową. Jak mam się przygotować do tego badania?

Należy ubrać się lekko i wygodnie, włożyć wygodne buty. Ostatni posiłek lub napój zawierający kofeinę można przyjąć nie krócej niż na dwie godziny przed badaniem. Należy przynieść ze sobą zwykle zażywane lekarstwa, w tym ewentualnie nitroglicerynę (patrz „Leczenie" poniżej). Jeżeli badany przechodzi właśnie zaziębienie lub grypę, lekarz odłoży badanie na później.

W zeszłym tygodniu badano mi EKG. Wyniki były zupełnie normalne. Jednakże mój lekarz w dalszym ciągu podejrzewa u mnie dławicę, w związku z czym wysyła mnie na dalsze badania. Dlaczego?

Prawdopodobnie przeprowadzono u pana EKG w spoczynku. Prawidłowy wynik takiego badania nie wyklucza choroby naczyń wieńcowych serca. Wyniki takie mogą prowadzić do fałszywego poczucia bezpieczeństwa. Z tego powodu zazwyczaj zleca się elektrokardiogram wysiłkowy (próbę wysiłkową). Jeżeli wyniki EKG w spoczynku lub podczas wysiłku okażą się nieprawidłowe, będzie pan musiał przejść dalsze badania, aby się przekonać, czy tętnice wieńcowe są zwężone i do jakiego stopnia.

Kiedy badanie wysiłkowe daje nieprawidłowe wyniki?

Jeżeli podczas badania wysiłkowego pacjent odczuje ból, zadyszy się ponad miarę, a ciśnienie krwi spadnie, to powstaje podejrzenie choroby naczyń wieńcowych. Ogólnie biorąc, im dłużej można kontynuować wysiłek, tym lepiej. Dziewięć minut to średnia, a dwanaście lub więcej – bardzo dobrze. Po zakończeniu badania lekarz zakomunikuje wyniki, zaproponuje leczenie lub zleci dalsze badania. Jeżeli w czasie krótszym niż sześć minut wystąpiły podczas badania bóle lub zmiany w elektrokardiogramie, jest to poważny powód, by podejrzewać zwężenie naczyń wieńcowych i zalecić specjalistyczne leczenie.

KORONAROGRAFIA

Dostałem skierowanie do szpitala na koronarografię. Co to jest i jak się to wykonuje?

Koronarografię naczyń wieńcowych (angiogram) wykonuje się przez cewnikowanie serca. Jest to metoda badania na obecność i zakres zwężeń tętnic wieńcowych, pozwalająca na określenie stopnia zagrożenia zawałem serca (patrz rysunek 3.4.). Jeżeli badanie wykaże, że tętnice wieńcowe są zwężone i że zwężenia te znajdują się w niebezpiecznych miejscach, lekarz będzie miał podstawy, by

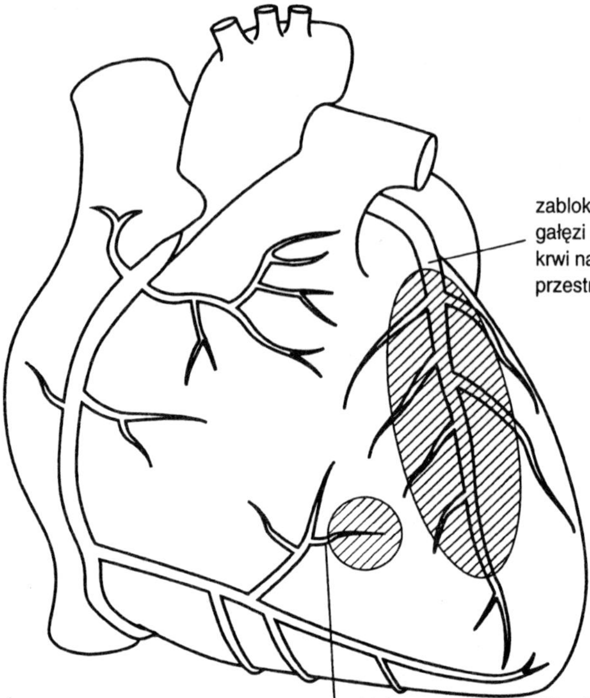

Rysunek 3.4.
Różne stopnie ryzyka przy zablokowaniu różnych gałązek tętnic wieńcowych.

zlecić zabieg chirurgiczny. Z angiogramu można również wnioskować o stanie zastawek serca i mięśnia lewej komory.

Podczas badania lekarz wprowadza cewnik do tętnicy pacjenta. Przez cewnik wprowadza się do serca i tętnic substancję kontrastową (nie przepuszczającą promieni rentgenowskich). Po wstrzyknięciu kontrastu wykonuje się zdjęcia rentgenowskie. Pozwala to na uwidocznienie zwężeń tętnicy i innych nieprawidłowości. Koronarografia jest stosunkowo prostym badaniem, lecz przeprowadza się ją jedynie wtedy, gdy przypuszcza się, że istniejące zwężenie można będzie usunąć przez zabieg chirurgiczny lub nowszą metodą, tak zwaną angioplastyką (patrz jedno z następnych pytań o przezskórną angioplastykę wieńcową).

Zwykle zabieg nie wymaga pozostania w szpitalu na noc. Pacjent zostaje przyjęty do szpitala, pości przez cztery godziny przed badaniem, ponieważ w rzadkich wypadkach środek kontrastowy używany przy cewnikowaniu może wywołać mdłości. Po podaniu środków uspokajających pacjent zostaje przewieziony (lub przejdzie sam) do laboratorium cewnikowania. Tam pozna lekarza, który będzie przeprowadzał zabieg. Laboratorium jest wyposażone w najrozmaitsze skomplikowane aparaty i przyrządy.

Do badania pacjent kładzie się na dosyć twardym stole pod aparaturą rentgenowską, która wydaje charakterystyczne brzęczenie. Obraz jest wyświetlany na monitorach i nawet sam pacjent może przyglądać się zabiegowi.

Punkt wprowadzenia cewnika może się znajdować na ramieniu albo nodze. Najczęściej cewnik wprowadza się przez naczynie w nodze, ale różne szpitale mogą używać różnych metod, a ponadto u niektórych osób tętnice udowe nie nadają się do wprowadzenia cewnika, ponieważ są dotknięte miażdżycą.

W miejscu wprowadzenia cewnika wykonuje się najpierw doskórny zastrzyk środka znieczulającego. Pacjent odczuje to jako lekko piekące ukłucie. Po chwili znieczulenie zadziała i cewnik zostanie już wprowadzony bezboleśnie. Cewnik jest to cienka giętka rurka, którą lekarz wprowadza przez tętnicę aż do samego serca. Gdy koniec cewnika znajdzie się w sercu, lekarz wstrzykuje przez cewnik substancję kontrastową, która wraz z prądem krwi dostaje się z lewej komory serca do tętnic, w tym do tętnic wieńcowych. W tym momencie zostaje włączony aparat rentgenowski, który wykonuje szereg zdjęć pod różnymi kątami. Lampa rentgenowska będzie się przemieszczać nad leżącym pacjentem, aby możliwie dokładnie uwidocznić wszystkie odgałęzienia tętnic. Jeżeli sobie wyobrazimy naczynia wieńcowe jako koronę drzewa, zrozumiemy, że aby dokładnie przyjrzeć się wszystkim gałęziom, konieczna jest obserwacja korony pod różnymi kątami i z różnych miejsc. Podobnie rzecz ma się z siatką naczyń wieńcowych. Do wykonania niektórych zdjęć pacjent będzie musiał położyć ramiona nad głową albo wstrzymać oddech.

Całe badanie trwa zazwyczaj od 10 do 30 minut.

Czy istnieją zasadnicze różnice między zabiegiem koronarografii przy wprowadzeniu cewnika przez tętnicę udową a zabiegiem, gdy cewnik jest wprowadzony do tętnicy łokciowej?

Przy wprowadzeniu do tętnicy udowej nie jest konieczne założenie szwów; aby zapobiec krwawieniu, należy tylko przez chwilę ucisnąć miejsce wkłucia. Potem wskazane jest pozostanie w łóżku przez 4 do 6 godzin, ponieważ przy ruchu może znów wystąpić krwawienie. Jest to tak zwane cewnikowanie **przezskórne**, co oznacza, że cewnik zakłada się przez wkłucie, a nie przez wykonanie chirurgicznego nacięcia.

Cewnik można wprowadzić do tętnicy łokciowej również metodą przezskórną, często trzeba jednak wykonać nacięcie, a następnie zamknąć je szwami. Coraz częściej wprowadza się cewnik metodą przezskórną przez tętnicę promieniową (na nadgarstku). Po koronarografii przez tętnicę promieniową lub łokciową czas leżenia w łóżku wynosi tylko jedną godzinę.

Od pewnego czasu zażywam acenokumarol w celu przeciwdziałania zakrzepom. Czy przed zabiegiem cewnikowania muszę zmniejszyć lub odstawić ten lek?

Acenokumarol zapobiega powstawaniu zakrzepów. Przy cewnikowaniu przez ramię metodą chirurgiczną odstawienie acenokumarolu nie zawsze jest konieczne, natomiast przy metodzie przezskórnego cewnikowania przez tętnicę biodrową należy koniecznie przerwać zażywanie acenokumarolu, aby uniknąć podskórnych wylewów krwi i siniaków. Zwykle trzeba odstawić acenokumarol na cztery dni przed cewnikowaniem. Należy zawczasu przypomnieć lekarzowi o acenokumarolu, aby mógł zlecić badanie krzepliwości krwi przed zabiegiem.

Zażywam codziennie jedną tabletkę aspiryny. Czy mam przerwać przed cewnikowaniem?

Nie, to nie jest konieczne. Aspiryna bardzo łagodnie zmniejsza krzepliwość i zapobiega powstawaniu zakrzepów w miejscach zwężenia tętnic wieńcowych, ale nie zwiększa w istotnym stopniu skłonności do krwotoków i powstawania siniaków.

Czy cewnikowanie jest bolesne?

Jedynie w momencie wykonywania miejscowego znieczulenia (zastrzyk) odczuwa się piekący ból. Wstrzyknięcie środka kontrastowego do lewej komory serca może wywołać chwilowe wrażenie gorąca, które bywa odczuwane nawet na pośladkach – jednak szybko mija. Czasami, gdy cewnik znajduje się w komorze serca, może ono wykonać kilka szybkich skurczy lub opuścić skurcz. Nie ma jednak żadnego powodu do obaw – jest to zupełnie nieszkodliwe.

Po zakończeniu zabiegu w miejscu wkłucia (w pachwinie) zostanie założony opatrunek uciskowy, a następnie wskazane jest pozostanie w łóżku przez 4 do 6 godzin, aby miejsce wkłucia w ścianie tętnicy zasklepiło się. Jeżeli cewnik został wprowadzony do tętnicy łokciowej, na cięcie założy się kilka szwów.

Czy cewnikowanie serca jest niebezpieczne?

Każdy zabieg, nie wyłączając cewnikowania, niesie ze sobą pewne ryzyko. W laboratorium mającym doświadczenie w tej dziedzinie komplikacje zdarzają się mniej więcej w jednym przypadku na tysiąc. Należy pamiętać, że uwzględnia się tu też przypadki nagłe, zabiegi u osób chorych, jak również rutynowe badania diagnostyczne. Cewnikowanie wykonuje się tylko wtedy, gdy istnieje wyraźne wskazanie do tego zabiegu, a ryzyko jest bardzo niskie.

Co nastąpi po samym cewnikowaniu?

Zostanie pan przewieziony z laboratorium z powrotem na oddział szpitalny. Jeżeli cewnik został wprowadzony przez tętnicę biodrową, personel poprosi pana o uciskanie miejsca wkłucia i trzymanie nogi wyprostowanej. Zapobiegnie to krwawieniu z miejsca wkłucia. Krwawienie takie zdarza się rzadko. Gdy zaś nastąpi, należy stosować ucisk i wezwać pielęgniarkę lub lekarza.

Podczas kilkugodzinnego pobytu w szpitalu personel będzie często sprawdzać ciśnienie krwi, tętno i miejsce wkłucia. Na miejsce wkłucia powinien również zwracać uwagę sam pacjent – gdy zauważy krwawienie, powinien je zatamować stosując ucisk i natychmiast wezwać pielęgniarkę lub lekarza. Należy również zwracać uwagę na czucie w rękach i nogach. Jeżeli zauważy się, że któraś kończyna robi się zimna, należy także wezwać lekarza.

Jeżeli cewnik został wprowadzony przez tętnicę łokciową, będzie pan mógł wstawać prawie natychmiast po zabiegu. Przy wprowadzeniu do tętnicy udowej należy pozostać w łóżku przez 4 do 6 godzin i trzymać nogę wyprostowaną. Gdy się czuje potrzebę pójścia do toalety, pielęgniarka przyniesie basen lub inne odpowiednie naczynie. Zwykle można wyjść z łóżka już po 4 godzinach, ale należy najpierw zapytać personelu, czy można to bezpiecznie zrobić.

Jak długo będę musiał czekać na wyniki angiografii?

Po wywołaniu i przejrzeniu zdjęć lekarze przyjdą omówić z panem wyniki badania. Zwykle robi się to jeszcze tego samego dnia. Niektóre szpitale omawiają wyniki na cotygodniowych konferencjach. Może to spowodować pewne opóźnienie. Wszystkie wnioski z badania, w tym zalecane dalsze postępowanie, zostaną panu przedstawione i przedyskutowane z panem albo zaraz po badaniu, albo przy najbliższej okazji po przedyskutowaniu przypadku na konferencji.

Stan tętnic wieńcowych zostanie panu przedstawiony na specjalnym diagramie.

Jak należy postępować po cewnikowaniu?

Komplikacje są bardzo rzadkie. Czasami tworzy się siniak na nodze, który znika po dwóch lub trzech tygodniach. Niekiedy w pachwinie powstaje twardy gruzełek – podobny do powiększonego węzła chłonnego. To tylko przejściowa reakcja tkanek. Nie ma się tym co przejmować. Gdyby gruzełek był bolesny, można wziąć łagodne środki przeciwbólowe.

Po powrocie do domu należy odpocząć, ale na drugi dzień można podjąć normalne zajęcia. Jeżeli miejsce nakłucia zostało zalepione przylepcem, można go usunąć następnego ranka w kąpieli. Po cewnikowaniu przez tętnicę udową należy unikać większych wysiłków przez następne 48 godzin. Jeżeli punktem wejścia była tętnica łokciowa i założono szwy, które nie resorbują się spontanicznie, lekarz rodzinny może je usunąć po tygodniu od zabiegu. Jeżeli ból utrzymuje się, a miejsce wkłucia jest spuchnięte i bolesne, trzeba pójść do lekarza. Infekcja zdarza się bardzo rzadko, ale w razie jej wystąpienia lekarz przepisze antybiotyki.

Pacjenci, którzy stosowali acenokumarol, powinni podjąć jego zażywanie zaraz po cewnikowaniu, ale nie zaszkodzi zapytać o to lekarza przed wypisaniem ze szpitala. Do pracy można zwykle wrócić po dwóch dniach; prowadzić samochód można już na drugi dzień.

Zawsze sądziłam, że dławica jest chorobą czysto męską. Czy kobiety też mogą na nią zachorować?

Choroba naczyń wieńcowych jest najważniejszą przyczyną śmierci i niepełnosprawności u kobiet. Powoduje sześć razy więcej zgonów wśród kobiet niż rak piersi. Miażdżyca naczyń wieńcowych jest w równym stopniu chorobą mężczyzn, jak i kobiet (patrz podrozdział „Czynniki ryzyka u kobiet", rozdział drugi).

Koronarografia wykazała, że moje tętnice wieńcowe są czyste. Mimo to mam bóle dławicowe. Lekarz powiedział, że cierpię na „zespół X" – co to takiego?

Jest to choroba występująca częściej u kobiet niż u mężczyzn. Zespół X nie niesie ze sobą podwyższonego ryzyka zawału serca lub nagłego zgonu, ale prawie dwie trzecie osób z tym zespołem cierpi na dławicowe bóle w klatce piersiowej i mimo normalnych, nie zwężonych tętnic muszą ograniczać aktywność. Zespół X jest bardzo oporny na leczenie. Pewną ulgę może przynieść hormonalna terapia zastępcza oraz leki, które polepszają przepływ krwi (azotany, antagoniści wapnia, nicorandil). Ważne jest wykluczenie innych powodów (nadkwasota żołądka lub przepuklina przeponowa rozworu przełykowego). Osoby cierpiące na zespół X mogą pomóc sobie przez:

- niepalenie;
- możliwie intensywne ćwiczenia fizyczne;

- zmniejszenie wagi lub utrzymywanie jej w normie.

Zespół X nie jest jeszcze dobrze zbadany i poznany. Z tego powodu nie wiemy dokładnie, jak go leczyć. Leczenie może jednym pomagać, a innym nie. Jednakże ważne jest, aby starać się nie dawać za wygraną i wierzyć w wyleczenie[1].

Leczenie

Czy poza leczeniem farmakologicznym istnieją jakieś inne metody leczenia dławicy?

Poza lekami stosuje się również angioplastykę i zabiegi chirurgiczne. Oprócz tego wiele można zrobić samemu (wszystko to zostało już omówione wcześniej, ale jeszcze raz streszczam). Należy:

- przestać palić;
- stracić na wadze;
- zmniejszyć spożycie alkoholu;
- uprawiać ćwiczenia;
- podchodzić do życia spokojniej i zredukować stres.

Ostatnio wiele słyszało się o aspirynie jako o leku zapobiegawczym. Jakie działanie ma aspiryna?

Aspiryna zmniejsza krzepliwość krwi. Dzięki temu obniża o 25 procent ryzyko zawału i redukuje ryzyko udaru mózgu u chorych z dławicą i u tych, którzy są po zawale. Dawka 75 miligramów dziennie jest zupełnie wystarczająca. Dawka ta jest zupełnie wystarczająca i nie należy zażywać więcej. Aspiryna szkodzi niektórym osobom, podrażniając żołądek, a u innych, cierpiących na astmę lub zapalenie oskrzeli, może powodować trudności w oddychaniu. Nie-

[1] Zespół X metaboliczny został opisany w 1988 roku przez Reavena. Objawia się między innymi: opornością na insulinę, hiperinsulinemią, zaburzoną tolerancją glukozy, podwyższonym stężeniem LDL, obniżonym stężeniem HDL, nadciśnieniem tętniczym, otyłością brzuszną i podwyższonym stężeniem inhibitora plazminogenu. Stanowi duże ryzyko rozwoju miażdżycy (Wielki Słownik Medyczny PZWL 1996). (*Przyp. tłum.*).

którzy, lecz nie wszyscy, znoszą lepiej aspirynę pokrytą specjalną osłonką, która nie rozpuszcza się w żołądku. Preparat taki jak Alkaseltzer zawiera aspirynę i może nie drażnić żołądka. Jedna tabletka Alkaseltzer zawiera 324 miligramy aspiryny, a więc należy zażywać tylko jedną czwartą tabletki.

LEKI

Jakie leki łagodzą bóle dławicowe? Czy mam przyjmować jakieś leki?

Ból zwykle ustępuje w minutę lub dwie po zmniejszeniu tempa lub zaprzestaniu aktywności, która go spowodowała. Nitrogliceryna w postaci tabletek lub sprayu jest również skuteczna. Czasami zdarza się, że bóle występują podczas spaceru po posiłku. Ból może ustąpić, gdy chory zatrzyma się, by zażyć tabletkę przeciw niestrawności – w takiej sytuacji chory myśli, że pomogła mu tabletka, tymczasem ból ustąpił po zatrzymaniu się. Z tego powodu bóle dusznicowe myli się bardzo często z bólami żołądka wywołanymi niestrawnością.

Istnieje wiele leków, które skutecznie przerywają atak lub zapobiegają atakom dławicy. W rozdziale drugim podałem diety i nazwy leków obniżające poziom cholesterolu. Badanie poziomu cholesterolu w dławicy jest bardzo ważne. Każdy pacjent powinien znać swoje wyniki badań.

Każdy cierpiący na bóle dławicowe powinien otrzymać tabletki z nitrogliceryną i aspiryną do stosowania pod język i dokładnie wiedzieć, jak i kiedy je zażywać. Inne leki to doustnie zażywane azotany, beta-blokery, antagoniści wapnia i aktywatory kanałów potasu (patrz niżej). W tabeli 3.2. zebrano stosowane dziś leki przeciwdławicowe.

Azotany

Jak działają azotany?

Azotany rozszerzają tętnice dzięki rozluźnianiu mięśni ścianek tętnic. Rozszerzając tętnice wieńcowe zwiększają dopływ krwi do

Tabela 3.2.

Leki przeciwko dławicy

Nazwa chemiczna	Nazwa handlowa
Azotany	
azotan, dwuazotan izosorbidu	Mononit, Monomack, Effox
nitrogliceryna (w tabletkach lub sprayu)	
Beta-blokery	
atenolol	Atenolol
acebutolol	Sectral
bisoprolol	Bisocard, Conlor
metoprolol	Betaloc, Lopresor, Metocard
nadolol	Corgard
oxprenolol	Coretal
pindolol	Visken
propranolol	Inderal
timolol	Oftensin, Timoptic
Antagoniści wapnia	
amlodipine	Amlozek, Amlopin
diltiazem	Dilzem, Oxycardil
felodipine	Plendil
nicardipine	Cardene (nie stosowany)
nifedipine	Adalat
nisoldipine	Syscor MR (nie stosowany)
verapamil	Cordilox, Securon, Univer, Isoptin, Staveran
Aktywatory kanału potasu	
nicorandil	Ikorel

mięśnia sercowego, a rozszerzając tętnic na obwodzie ciała (na przykład w nogach) ułatwiają pracę serca. W dławicy mamy do czynienia z dwoma problemami: zbyt dużym zapotrzebowaniem [na tlen] i niewystarczającą dostawą. Azotany działają zarówno zwiększając dostawę (przez rozszerzanie tętnic), jak i zmniejszając zapotrzebowanie (tłocząc krew przez rozszerzone tętnice serce musi wykonać mniejszą pracę, a więc potrzebuje mniej tlenu).

Moja matka dostała tabletki nitrogliceryny do zażywania podjęzykowego. Nie bardzo wie, jak je zażywać. Ponieważ się nią opiekuję, chciałabym wiedzieć, jak je stosować.

Nitroglicerynę stosuje się podjęzykowo w postaci tabletek lub sprayu. Nitrogliceryna wchłania się przez żyły pod językiem i działa już po minucie lub dwóch. Efekt działania trwa od 20 do 30 minut. Nitrogliceryna zatrzymuje atak, ale można ją także zażywać zapobiegawczo, gdy pacjent obawia się ataku, na przykład przed wchodzeniem na schody. Głównym działaniem ubocznym azotanów są bóle głowy.

Nitrogliceryna jest nietrwała – tabletki zachowują aktywność tylko przez mniej więcej osiem tygodni, jeżeli są prawidłowo przechowywane.

- Tabletki należy przechowywać w szczelnej oryginalnej fiolce.
- Po użyciu należy zawsze zamknąć pojemnik.
- Nie należy wkładać waty, innych tabletek, ani niczego innego do pojemnika z tabletkami nitrogliceryny.
- Tabletki należy przechowywać w chłodnym miejscu. Nosząc je, trzeba je umieścić w torebce lub teczce, a nie blisko ciała.
- Po upływie ośmiu tygodni od otwarcia oryginalnego pojemnika nie zużyte tabletki należy wyrzucić i kupić nowe opakowanie. Po zażyciu aktywnej tabletki odczuwa się lekkie pieczenie pod językiem. Tabletka, która straciła aktywność, nie powoduje tego uczucia. Należy wówczas zaopatrzyć się w nową porcję leku.

Nitrogliceryna w sprayu pozostaje aktywna przez dwa do trzech lat, ale jest droższa. Warto używać sprayu, jeżeli ataki dławicy nie są zbyt częste.

Przepisano mi tabletki nitrogliceryny do łykania. Czy różnią się od tabletek podjęzykowych?

Tak, azotany są również dostępne pod postacią tabletek do łykania, które przyjmuje się raz lub dwa razy dziennie. Można je zażywać regularnie, aby złagodzić ataki dławicy i poprawić tolerancję wysiłku. Najczęściej stosowany lek to azotan izosorbidu, zażywany dwa razy dziennie lub w postaci wolno wchłaniającej się (Mononit SR, Mono Mack) raz dziennie. Nie powinno się ich zażywać częściej, gdyż wtedy organizm przyzwyczai się do nich, wskutek czego nie będą już skuteczne w atakach dławicy. Tabletki podjęzykowe należy zażywać tylko podczas ataku lub bezpośrednio przed spodziewanym atakiem.

Istnieją również przylepce z azotanami. Przylepiec należy zdjąć po 12 godzinach, w przeciwnym razie organizm może się przyzwyczaić i przestać reagować, podobnie jak to ma miejsce z tabletkami. Plastry są bardzo wygodne: stosuje się je raz na 24 godziny przez 12 godzin z 12-godzinną przerwą. Można na przykład zakładać je na noc, zabezpieczając się w ten sposób przed atakiem dławicy w nocy. Trzeba jednak pamiętać, że w czasie 12-godzinnego „odpoczynku" bez przylepca pacjent nie jest chroniony przed atakami dławicy.

Odkąd zacząłem zażywać azotany przeciw atakom dławicy cierpię na bóle głowy. Czy jest to spowodowane azotanami i czy mają one jeszcze inne działanie uboczne?

Tak, bóle głowy są najczęstszym działaniem ubocznym azotanów. Czasami można odczuwać kołatanie (przyspieszoną akcję) serca (patrz rozdział szósty), uderzenia krwi do twarzy, a czasami podjęzykowa tabletka może powodować nieprzyjemny zapach z ust. Bardzo rzadko, szczególnie jeżeli tabletka została zażyta krótko przed wypiciem alkoholu lub tuż potem, albo też na czczo, można odczuć krótkotrwały zawrót głowy spowodowany czasowym obniżeniem ciśnienia krwi. Jeżeli bóle głowy staną się dokuczliwe, można będzie odstawić azotany i zastosować inne leki.

Beta-blokery

Lekarz przepisał mi na dławicę beta-blokery. Co to takiego?

To bardzo ważne i skuteczne leki. Beta-blokery (oprócz aspiryny i leków obniżających poziom cholesterolu) to jedyne leki, co do których udowodniono, że przedłużają życie chorych na miażdżycę naczyń wieńcowych. Leki te zmniejszają pracę serca przez zwolnienie jego rytmu i obniżenie ciśnienia. Zmniejszają również siłę skurczową mięśnia serca, dzięki czemu potrzebuje ono mniej energii. Zwolnienie rytmu serca daje więcej czasu na przepływ krwi przez przeszkody takie jak zwężenia tętnic. Beta-blokery łagodzą także reakcję serca na obciążenie pracą. Na przykład po biegu do autobusu tętno może wzrosnąć do 130 uderzeń na minutę. Pod wpływem beta-blokerów wzrośnie ono w takiej sytuacji tylko do 110 uderzeń na minutę, dzięki czemu pacjent może uniknąć ataku dławicy. Zwolnienie tętna jest jednym z najważniejszych mechanizmów działania beta-blokerów. Jest to główny mechanizm zmniejszania częstości ataków, który jednocześnie umożliwia dłuższe spacery wolne od ataków. Beta-blokery przedłużają także życie pacjentom po zawale serca i w ten sposób chronią pacjentów z dławicą przed poważnymi komplikacjami.

Beta-blokery zażywa się raz lub dwa razy dziennie. Najczęściej stosuje się atenolol lub propranolol, ale istnieje wiele leków działających podobnie. Zażywania ich nie można przerwać nagle, bo wtedy grozi gwałtowna reakcja ze strony serca, która może powodować powtarzające się ataki bólów dławicowych, a nawet – zawał.

Od pewnego czasu regularnie stosuję beta-blokery. Czy mają one jakieś działanie uboczne?

Tak, beta-blokery mogą powodować:

- utrudnione oddychanie (nie można ich stosować w astmie);
- zadyszkę i zmęczenie (uczucie ogólnego zmęczenia, „wykończenia");
- zimne stopy i dłonie z powodu zwolnionego krążenia krwi;
- tzw. otępiałą głowę, trudność w koncentrowaniu myśli i koszmary senne;
- depresję (rzadko);
- obniżenie popędu płciowego i impotencję u jednego na piętnastu mężczyzn (u kobiet brak statystycznie istotnych obserwacji).

Jeżeli zaobserwował pan jeden z tych objawów, proszę skontaktować się z lekarzem, który zmieni rodzaj leku. Nie wolno przerywać leczenia samemu.

Ostatnio ciągle czegoś zapominam. Czy może to być spowodowane przyjmowaniem beta-blokerów? Czy mogę zacząć leczyć się innymi specyfikami?

Tak. Niektóre beta-blokery (na przykład atenolol) są rozpuszczalne jedynie w wodzie i z tego powodu nie przekraczają bariery krew – mózg. Podczas przyjmowania tych leków działania uboczne w postaci zapominania, dezorientacji i majaków sennych zdarzają się rzadziej. Inne beta-blokery (na przykład propranolol) są rozpuszczalne w tłuszczach i dzięki temu mogą przeniknąć do mózgu. Pacjenci zażywający te leki mogą narzekać na więcej objawów ubocznych, ale z drugiej strony są mniej pobudzeni i spokojniejsi.

Zauważyłem u siebie niewielkie drżenie. Czy beta-blokery usuwają drżenie i trzęsienie się?

Tak, niektóre beta-blokery, szczególnie propranolol, są bardzo skuteczne w usuwaniu drżenia. Dzięki temu pomagają także w kontrolowaniu objawów choroby Parkinsona. Twierdzi się nawet, że poprawiają wyniki w grze w golfa i bilard! Jest to oczywiste, jeżeli drżenie jest główną przeszkodą w tych grach, jednak stosowanie beta-blokerów w celu poprawy wyników w tych grach nie zostało oficjalnie zaaprobowane.

Czy spadek tętna poniżej 50 uderzeń jest sygnałem do odstawienia beta-blokerów?

Nie. Beta-blokery działają przez obniżenie tętna. Ponieważ tętnice wieńcowe dostarczają tlen i pożywienie w momencie, gdy serce jest w rozkurczu, to im wolniejsze tętno, tym więcej pożywienia dojdzie do mięśnia sercowego.

Stosowanie beta-blokerów należy przerwać tylko wtedy, gdy zmęczenie i senność staną się nie do zniesienia. Najlepiej jest najpierw zmniejszyć dawkę. Nie wolno zaprzestać przyjmowania jakiegokolwiek leku bez aprobaty lekarza. Jeżeli chodzi o beta-blokery, to przyjmowania ich nie możemy zaprzestać nagle, gdyż może to spowodować gwałtowną i niebezpieczną reakcję ze strony serca.

Kiedy najlepiej zażywać beta-blokery?

Tabletki zażywane raz dziennie najlepiej brać na noc, ponieważ zażyte w dzień mogą powodować niepożądaną wtedy senność. Tabletki zażywane raz dziennie (atenolol, bisoprolol) mają również tę dobrą stronę, że osoby mające problemy z pamięcią łatwiej przypomną sobie o tabletce przed pójściem spać.

Czy to niebezpieczne, jeżeli zapomnę wykupić nową porcję tabletek?

To bardzo niebezpieczne i nie można do tego dopuścić. Zaprzestanie zażywania beta-blokerów może spowodować nagłą niebezpieczną reakcję serca (patrz pytanie o odstawienie beta-blokerów).

Lekarz przepisał mi beta-blokery jakiś czas temu, a teraz dodał do tego azotany. Czy to jest bezpieczne?

Tak, takie połączenie jest bardzo skuteczne. Na przykład może pan zażywać atenolol i Mononit czy Mono Mack.

Antagoniści wapnia

Co to są antagoniści wapnia?

Wapń jest jonem (elektrycznie naładowaną cząsteczką), który wzmacnia skurcze mięśni i zwiększa ich napięcie. Antagoniści wapnia lub blokery wapnia to związki rozluźniające napięcie mięśni ścianek tętnic, między innymi tętnic wieńcowych. Napięcie mięśnia ścianki tętnicy zależy od obecności jonów wapnia, a więc jeżeli proces ich wnikania do mięśnia jest „zantagonizowany" lub zablokowany, to mięsień zmniejszy napięcie, światło tętnicy zwiększy się i krew zacznie swobodniej przepływać, co z kolei spowoduje lepsze zaopatrzenie mięśnia sercowego w krew.

Czy antagoniści wapnia działają w ten sam sposób co azotany?

W pewnym sensie tak. Obydwie grupy leków zwiększają światło tętnic, ale osiągają to w nieco inny sposób. Ich efekt może się kumulować, dlatego często przepisuje się te leki jednocześnie.

Czy mogę zażywać leki blokujące wapń z beta-blokerami?

Tylko niektóre. Na przykład werapamilu nie można brać razem z beta-blokerem, gdyż połączenie to może niebezpiecznie zwolnić akcję serca. Niektóre szpitale ostrożnie stosują diltiazem. Amlodypina i nifedypina w połączeniu z beta-blokerami są dosyć bezpieczne. **Nie można na własną rękę łączyć różnych leków bez uprzedniej zgody lekarza.**

Przez jakiś czas bez powodzenia zażywałem werapamil; obecnie lekarz chce zastąpić werapamil nifedypiną. Jakie są różnice między tymi dwoma różnymi typami antagonistów wapnia?

Niektóre różnice w działaniu wielu antagonistów wapnia osiągalnych na rynku są bardzo ważne. Werapamil i diltiazem zwalniają akcję serca i rozszerzają tętnice – są więc dobrą alternatywą beta-blokerów, jeżeli (na przykład z powodu astmy lub objawów ubocznych) leczenie tymi ostatnimi nie wchodzi w rachubę. Amlodypina i nifedypina nie zwalniają akcji serca, dlatego często stosuje się je razem z beta-blokerami.

Czy leczenie antagonistami wapnia może u mnie spowodować działanie uboczne?

Na rynku znajduje się bardzo wiele antagonistów wapnia. Jeżeli więc jeden lek nie będzie działał odpowiednio, lekarz może przepisać inny. Jednakże większość leków będzie powodować bóle głowy i uderzenia krwi do twarzy. Są to efekty rozszerzenia tętnic. Ponieważ antagoniści wapnia właśnie tak działają na tętnice, objawów tych nie można uniknąć.

Innym powszechnym objawem ubocznym są obrzęki kostek, które nie ustępują pod wpływem środków moczopędnych (patrz podrozdział „Leczenie", rozdział piąty). Obrzęki kostek mogą się zmniejszyć po zmniejszeniu dawki leku, lecz często lek trzeba będzie z tego powodu odstawić. Werapamil i dilitiazem rzadziej powodują obrzęki kostek.

Zaparcie może być poważnym problemem, szczególnie jako działanie uboczne werapamilu. Problem ten pogarsza się z wiekiem. Zaparcie można złagodzić dietą bogatą w błonnik, jeśli zaś mimo to nie ustąpi, lekarz będzie zmuszony przepisać innego antagonistę wapnia.

Rzadko pojawiają się problemy z dziąsłami i podrażnienie oczu. Antagoniści wapnia na ogół nie powodują zmęczenia, które może być problemem przy zażywaniu beta-blokerów, mogą być natomiast mniej skuteczne u palaczy. Palenie nie wywiera zaś wpływu na beta-blokery.

Dlaczego lekarz przepisał mi beta-blokery, a nie antagonistów wapnia?

Lekarze przepisują zwykle antagonistów wapnia tylko wtedy, gdy beta-blokery nie działają odpowiednio lub mają działanie uboczne. Niektóre leki działające jako antagoniści wapnia można przyjmować w połączeniu z beta-blokerami dla dodatkowego efektu. Ponadto wszystkie te leki można łączyć z azotanami (patrz wcześniejsze pytanie o łączenie różnych leków).

Stwierdziłem, że beta-blokery wywierają niestety niepożądany wpływ na moje życie seksualne. Lekarz powiedział, że przestawi mnie stopniowo na antagonistów wapnia. Dlaczego nie może tego zrobić od razu?

Nie można tego zrobić nagle. Działanie beta-blokera trzeba eliminować stopniowo, a blokery jonów wapnia stopniowo wprowadzać. Antagoniści wapnia nie chronią przed gwałtowną i niebezpieczną reakcją na odstawienie beta-blokerów (patrz jedno z poprzednich pytań omawiające niebezpieczeństwa nagłego odstawienia beta-blokerów).

Aktywatory kanału jonów potasowych

Od dłuższego czasu stosuję różne leki łagodzące objawy mojej dławicy. Obecnie mój lekarz chce wypróbować nowy lek – aktywatora kanału potasu. Nigdy o nim nie słyszałem. Czy to skuteczny lek?

Leki te działają częściowo jak azotany, a częściowo jak antagoniści wapnia. Na razie dostępny jest tylko jeden lek z tej grupy –

nicorandil. Można go używać osobno albo w połączeniu z pozostałymi trzema typami leków na dławicę (patrz tabela 3.1.). Nicorandil nie powoduje obrzęku kostek, ale bóle głowy mogą być poważną komplikacją. Nicorandil działa równie dobrze jak poprzednie leki, ale nie jest od nich lepszy. W porównaniu z poprzednimi jest bardzo drogi. Dobrą stroną nicorandilu jest to, że można go stosować, gdy wyczerpie się wszelkie inne możliwości. W pana sytuacji to ostatnie może przeważyć na korzyść stosowania tego leku.

Zażywanie leków

Istnieje tyle leków przeciwko dławicy, że nie bardzo się w tym wszystkim orientuję. Ile leków mogę zażywać jednocześnie?

Bardzo często pacjenci zażywają zbyt wiele leków! Powinien pan zażywać aspirynę i lek obniżający poziom cholesterolu (zwykle z grupy statyn), aby zmniejszyć niebezpieczeństwo dalszego zwężania się tętnic. Jeżeli jeden lek na uśmierzanie bólów dławicowych nie działa, lekarze dodają zwykle nowe leki, zamiast zastępować stary lek nowym. Jeżeli jakiś lek działa, ale nie wystarczająco, to logiczne jest albo zwiększyć jego dawkę, albo dodać nowy, jeżeli natomiast lek nie działa w ogóle, nie powinno się go dalej podawać. Nie mamy dowodów na to, że stosowanie więcej niż dwóch leków przeciwko dławicy daje lepsze wyniki niż stosowanie jednego lub dwóch w odpowiedniej dawce. U wielu osób można uprościć leczenie, ale problem polega na tym, że często lekarz nie orientuje się, jakie leki zażywa pacjent w danej chwili. Dlatego, wybierając się do lekarza, dobrze jest zabrać ze sobą wszystkie leki, aby mógł sam poznać nazwę i dawkę każdego leku. Jeżeli zażywa pan kilka różnych leków, powinien pan zwrócić na to uwagę lekarza, przedyskutować ich dawki i zapytać, czy musi pan zażywać wszystkie. Nie wolno jednak zmieniać sposobu leczenia samemu. Wiele leków, które dawniej trzeba było zażywać dwa lub trzy razy dziennie, jest dziś dostępnych w tabletkach o przedłużonym działaniu, które wystarczy zażyć tylko raz dziennie. Jest to dużo wygodniejsze.

Ciągle zapominam o przyjmowaniu lekarstw. Czy jest na to jakaś rada?

Jeżeli bierze pan tabletki, które trzeba zażywać dwa lub trzy razy dziennie, proszę spróbować zmienić je na lek, który wystarczy zażywać tylko raz dziennie. Na przykład taką kombinację: diltiazem 60 miligramów trzy razy dziennie i azotan izosorbidu 20 miligramów dwa razy dzienne (razem pięć tabletek) można zamienić na diltiazem o przedłużonym działaniu (180 miligramów raz dziennie) i azotan izosorbidu o przedłużonym działaniu raz dziennie. W sumie trzeba zażyć dwie tabletki dziennie zamiast pięciu, a efekt jest ten sam. Beta-blokery dobrze jest zażywać przed zaśnięciem. Wtedy najsilniejsze działanie uspokajające i nasenne wypadnie na czas snu.

Trzeba sobie ustalić jednolity sposób postępowania. Na przykład można zawsze brać tabletki pijąc poranną kawę lub po wyczyszczeniu zębów. Wtedy łatwiej o nich pamiętać. Istnieją pudełka z przegródkami na poszczególne dawki i dni tygodnia. Można poprosić towarzysza życia o przypominanie, można też przykleić kartkę z przypomnieniem na drzwiach lodówki lub na telefonie.

Ważne jest także, aby nie zostać bez tabletek, które trzeba stale zażywać (patrz jedno z poprzednich pytań). Jeżeli ma się jakieś wątpliwości lub pytania dotyczące leku czy jego zażywania, należy to sobie zapisać na kartce. Zwykle podczas wizyty u lekarza zapominamy o tych pytaniach. Dobrze jest poprosić lekarza o informacje o każdym leku i jego działaniu (no i oczywiście trzeba pamiętać, aby wziąć ze sobą wszystkie leki, które zażywamy, i pokazać je lekarzowi w czasie wizyty).

Gdyby zdarzyło się zapomnieć o zażyciu beta-blokera, należy połknąć dodatkową tabletkę, aby to zrekompensować. Przy innych lekach jest to niepotrzebne – po prostu zażywamy zwykłą dawkę przy następnej okazji.

Słyszałem, że lekarstwa na zaziębienie reagują z tabletkami przeciw bólom dławicowym. Co robić w razie zaziębienia?

Niektóre leki reagują, inne nie. Najlepiej zapytać o to aptekarza.

Czy mogę pić alkohol, jeżeli zażywam leki przeciw dławicy?

Tak. Jednakże alkohol rozszerza naczynia krwionośne, a więc jego działanie może potęgować działanie azotanów i antagonistów wapnia. Zwiększa to prawdopodobieństwo bólów głowy.

Czy zażywając leki przeciwko dławicy, muszę przestrzegać jakiejś szczególnej diety?

Należy tylko unikać soku grapefruitowego, ponieważ reaguje on w wątrobie z niektórymi lekami, szczególnie z antagonistami wapnia.

Czy jest nadzieja na pojawienie się nowych leków przeciwko dławicy?

Nowe leki pojawiają się stale. Większość z nich to modyfikacje związków, które już znajdują się na rynku. Zawsze należy pytać, czy są lepsze od starych i czy mogą lepiej działać w połączeniu ze starymi lekami. Należy bardzo ostrożnie podchodzić do przesadnie optymistycznych opisów i wyników statystycznych. Pamiętajmy przede wszystkim, że beta-blokery są jedynymi lekami, co do których udowodniono, iż przedłużają życie.

CHIRURGIA

Powiedziano mi, że istnieje u mnie wskazanie do wykonania angioplastyki. Co to za zabieg?

Przezskórna angioplastyka tętnic wieńcowych (ang. *percutaneous transluminal coronary angioplasty – PTCA*) to metoda rozszerzania tętnic wieńcowych za pomocą balonika wprowadzonego do tętnicy, podobnie jak przy cewnikowaniu serca (patrz podrozdział o koronarografii i cewnikowaniu serca). Zabieg wykonuje się w tym samym laboratorium co koronarografię. Przeprowadza go kardiolog, który może nam być już znany z poprzednich konsultacji.

Po miejscowym znieczuleniu miejsca wkłucia cewnika (tętnica udowa, łokciowa lub promieniowa) wprowadza się cewnik i pod kontrolą promieni rentgenowskich doprowadza go aż do głównej tętnicy wychodzącej z serca, zwanej aortą (patrz rozdział pierwszy). Pacjent nie czuje wprowadzania cewnika. Następnie cewnik ten, zwany cewnikiem przewodnim, zostaje wprowadzony w okolicę ujścia zwężonej tętnicy wieńcowej. W cewniku przewodnim znajduje się bardzo cienki drut przewodni, który (to jest najtrudniejsza część całego zabiegu) wprowadza się do zwężonej tętnicy wieńcowej i przepycha aż poza zwężenie. Obecność drutu umożliwia następnie wprowadzenie do tętnicy cewnika z balonikiem. Balonik ustawia się w zwężonym miejscu, zwiększając w nim ciśnienie. Rozszerzony balonik zatrzymuje przepływ krwi, z związku z czym pacjent może odczuwać ból w klatce piersiowej. W tym momencie pacjent powinien zgłosić kardiologowi, czy odczuwa ból.

Wskutek zwiększenia ciśnienia w baloniku zwężona część tętnicy rozszerza się. Przeprowadzający zabieg zmniejsza wtedy średnicę balonika i wciąga go z powrotem do cewnika przewodniego. Skuteczność zabiegu sprawdza się, obserwując tętnicę wieńcową na ekranie rentgenowskim. Ponieważ drut przewodni pozostaje w tym momencie w tętnicy, zabieg można z łatwością powtórzyć przez powtórne wprowadzenie balonika. Można również wprowadzić balonik o większej średnicy, jeżeli sytuacja tego wymaga. Kończąc zabieg, kardiolog usuwa balonik i drut przewodni, a następnie wstrzykuje do tętnicy substancję kontrastową, aby sprawdzić skuteczność operacji. Wreszcie usuwa się kateter przewodni (patrz rysunek 3.5.). W miejscu wprowadzenia cewnika pozostawia się przez mniej więcej 4 godziny małą rurkę plastikową. W tym czasie środki, które miały zapobiegać krzepnięciu krwi na baloniku lub drucie, stopniowo tracą aktywność i rurkę można usunąć. Rurkę usuwa się na oddziale. Następnie miejsce wkłucia uciska się przez 20 minut.

Bardzo obawiam się zabiegu PTCA. Czy będę mógł dostać jakiś środek uspokajający przed zabiegiem?

To zależy od obaw i samopoczucia pacjenta. W razie zdenerwowania zastrzyk środka uspokajającego (na przykład diazepamu) będzie bardzo skuteczny.

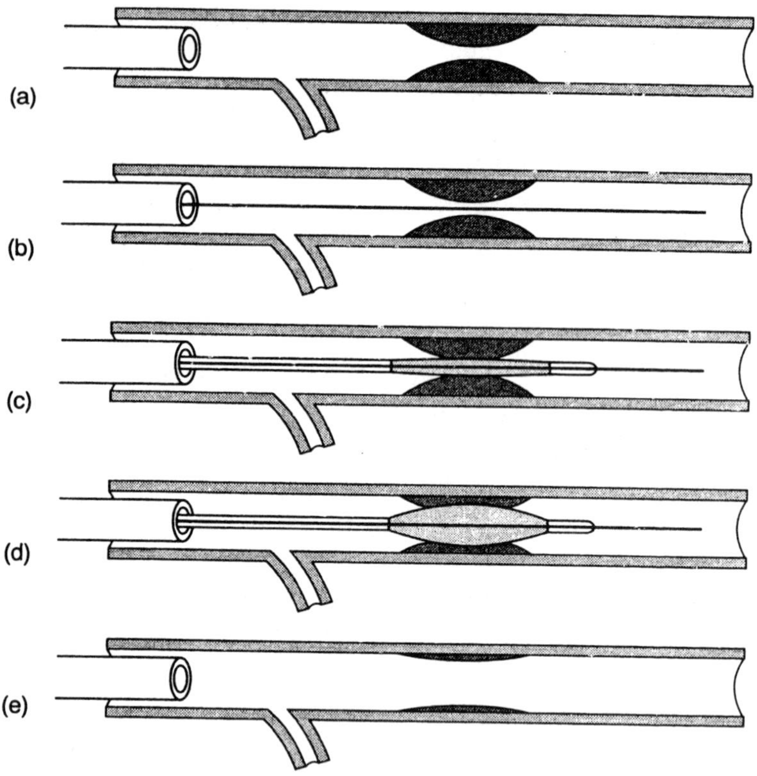

Rysunek 3.5.
Zabieg angioplastyki
(a) Cewnik przewodni w lewej tętnicy wieńcowej.
(b) Przeprowadzenie drutu przewodniego przez zwężone miejsce.
(c) Wprowadzenie balonika w zwężone miejsce. Pozycję balonika ustala się za pomocą markerów widocznych na ekranie rentgenowskim.
(d) Balonik pod ciśnieniem rozszerza się.
(e) Po usunięciu drutu i cewnika przewodniego rozszerzenie tętnicy utrzymuje się.

Jak długo trwa zabieg PTCA, jak długo będę musiał pozostać w szpitalu?

Czasami zabieg trwa tylko pięć do dziesięciu minut. Może się przedłużyć nawet do jednej godziny. Zależy to od dostępności zwężeń i od tego, czy trzeba będzie założyć *stent* (patrz pytania poniżej dotyczące stentów). Zwykle po zabiegu zostaje się w szpitalu przez noc. Jest to znaczne usprawnienie w stosunku do zabiegu pomostowania (*bypass* – patrz pytanie dotyczące pomostowania poniżej), który wymaga dużo dłuższego pobytu w szpitalu i dłuższej rekonwalescencji.

Jak długo utrzymują się dobroczynne skutki PTCA?

W siedmiu na dziesięć przypadków jeden zabieg całkowicie usuwa problem. Z niezupełnie zrozumiałych powodów w pozostałych 30 procentach przypadków zwężenie powraca po czterech do sześciu miesięcy. O tym, że zabieg nie był całkowicie skuteczny, przekonujemy się dopiero wtedy, gdy powrócą bóle dławicowe.

Czy istnieje możliwość powtórzenia PTCA, jeżeli bóle dławicowe powrócą?

Tak. Zabieg można powtarzać pięć, a nawet sześć razy. Za każdym razem szanse powodzenia są takie same – 70 procent.

Jeżeli bóle nie powróciły po krytycznym okresie sześciu miesięcy, istnieją duże szanse, że pacjent będzie wolny od dławicy przez wiele lat.

Czy kardiolog może wykonać PTCA na więcej niż jednym zwężeniu w czasie jednego zabiegu?

Tak. W zasadzie można za jednym posiedzeniem rozszerzyć tyle zwężeń ile to konieczne. Mogą jednak istnieć zwężenia niedostępne (patrz pytanie poniżej). Czasami zabieg trzeba wykonać na raty, to znaczy rozszerzać część zwężeń podczas pierwszego zabiegu, a drugą część podczas następnego. Jeżeli zabieg PTCA wykonuje się w trybie nagłym, to zwykle rozszerza się tętnicę, której zwężenie zmusiło do wykonania zabiegu w trybie nagłym, a potem rozszerza się resztę, gdy doraźne niebezpieczeństwo minie.

Bardzo się boję komplikacji przy zabiegu PTCA. Jaka jest możliwość ich wystąpienia?

Komplikacje są bardzo rzadkie, ale się zdarzają. Czasami tętnica rozrywa się lub zamyka całkowicie. Wtedy albo wprowadza się stent, albo przeprowadza pomostowanie (*bypass*). Jednakże PTCA przebiega w 95 procentach bez komplikacji. Zwykle pacjent podpisuje zgodę na wprowadzenie stentu lub przeprowadzenie pomostowania w razie, gdyby zabieg PTCA się nie udał.

Powiedziano mi, że nie nadaję się do zabiegu PTCA. Dlaczego?

Niestety u niektórych pacjentów tętnice są zupełnie zablokowane, inni mają skomplikowane, trudno dostępne zwężenia. U pacjentów cierpiących na dławicę ze zwężeniami wielu tętnic metodą z wyboru jest pomostowanie (*bypass*)

Przed zabiegiem PTCA kazano mojemu mężowi podpisać zgodę na wstawienie stentu, jeżeli podczas operacji zajdzie taka potrzeba. Co to jest *stent* i jak działa?

Stent wygląda jak mała druciana klatka lub sprężynka. Zbudowany jest z cienkiego sprężystego drutu i przymocowany do nie napompowanego balonika. Gdy zajdzie potrzeba założenia stentu, usuwa się balonik używany do angioplastyki i pozostawia drut przewodni. Następnie wprowadza się do zwężenia balonik ze stentem. Balonik znajdujący się w środku klateczki stentu napompowuje się, co rozszerza wymiary stentu do wielkości balonika. Stent osadza się w ściance tętnicy i mechanicznie zapobiega jej zwężeniu. Wtedy usuwa się wypompowany balonik i pozostawia stent w tętnicy na stałe (rysunek 3.6.). Przy zabiegu można użyć jednego lub więcej stentów, których wymiar zależy od średnicy danej tętnicy.

Kiedy kardiolog zaleca założenie stentu?

Zależy to od wielu okoliczności. Oto najczęstsze przyczyny:

- jeżeli angioplastyka się nie udała i tętnica ponownie się zwęziła lub zamknęła;
- z wyboru;
- jeżeli tętnica zwęziła się ponownie po upływie czterech do sześciu miesięcy od wykonania angioplastyki;

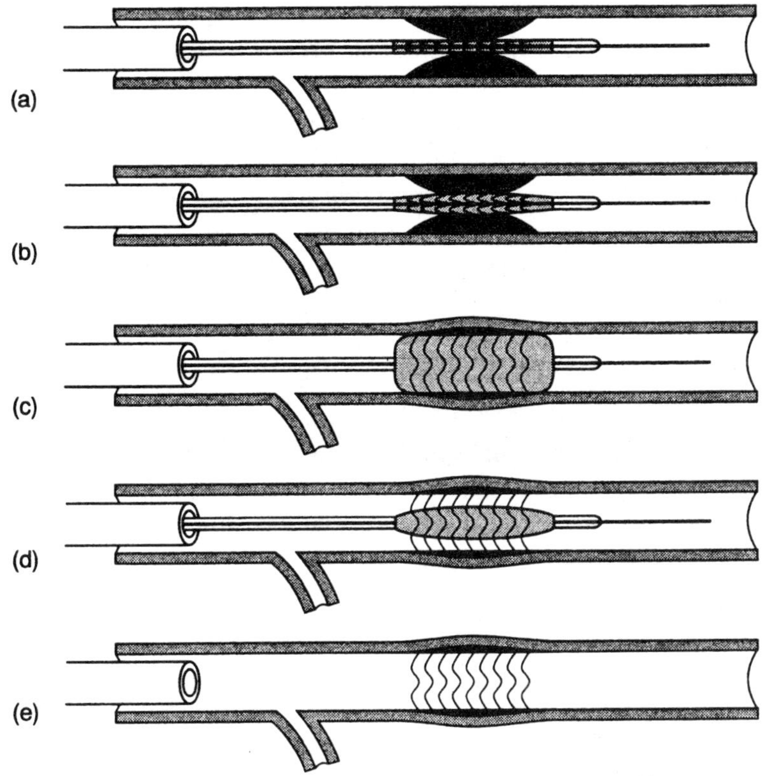

Rysunek 3.6.
Metoda wprowadzania stentu
(a) Stent (rurka z cienkiego drutu nawleczona na balonik) wprowadzony jest w miejsce zwężenia.
(b) Balonik napompowuje się, powiększając światło stentu.
(c) Stent rozszerza zwężenie tętnicy.
(d) Wypompowany balonik zostaje usunięty z wnętrza rozszerzonego stentu.
(e) Stent pozostaje w świetle tętnicy, likwidując zwężenie.

- jeżeli zwężenie jest stosunkowo krótkie i zlokalizowane w dużej tętnicy. Obniża to niebezpieczeństwo ponownego zwężenia do 10–15 procent.

Niektórzy kardiolodzy z reguły wstawiają stent, jeżeli zwężenie wystąpiło w żyle użytej do pomostowania (*bypass*).

Muszę przejść test MRI[2]. Czy powinienem powiedzieć radiologowi o stencie, który założono mi do tętnicy wieńcowej?

Tak. Zwykle badanie MRI nie jest niebezpieczne u pacjentów, którzy mieli stent przez co najmniej sześć tygodni. Stenty ze stali nierdzewnej mogą się przemieścić pod wpływem promieniowania elektromagnetycznego przez pierwsze sześć tygodni po założeniu. Stenty z innego materiału pozostają na miejscu. Nawet prawdopodobieństwo przemieszczenia stentu ze stali nierdzewnej jest minimalne, tak że w nagłym wypadku można wykonać MRI, jeżeli to konieczne. Jeśli przypadek nie jest nagły, lepiej jednak poczekać sześć tygodni.

Nie zaproponowano mi założenia stentu. Dlaczego?

Najprawdopodobniej dlatego, że sama angioplastyka daje doskonałe wyniki. Stenty nie są najlepsze do zakładania w małych tętnicach. Być może był to powód, dla którego nie wspomniano o możliwości założenia panu stentu.

W tej chwili kontroluję dławicę zażywając leki. Czy takie zabiegi, jak założenie stentu lub angioplastyka, są bardziej skuteczne niż leczenie farmakologiczne?

Angioplastyka i stenty mogą zlikwidować bóle, których nie daje się zlikwidować lekami. Jednakże ani angioplastyka, ani stenty nie zapobiegają zawałom lepiej niż leki. Tych pierwszych używa się wtedy, gdy leczenie farmakologiczne nie jest w stanie uwolnić pacjenta od bólu i zapewnić względny komfort życiowy. Angioplastyka jest zabiegiem bardzo bezpiecznym, ale każdy zabieg związany jest z pewnym ryzykiem, którego należy unikać, jeżeli to jest możliwe.

Kardiolog powiedział mi, że powinienem przejść zabieg angioplastyki. Wolałbym nie poddawać się żadnej operacji. Czy nie jestem zbyt ostrożny?

---

[2] Obrazowanie narządów wewnętrznych za pomocą rezonansu magnetycznego jądrowego (ang. *nuclear magnetic resonance – NMR* lub *magnetic resonance imaging – MRI*).

Nie. To, że zwężenie tętnicy wieńcowej nadaje się do rozszerzenia za pomocą balonika, nie oznacza wcale, że angioplastyka jest najlepszym sposobem leczenia. Dławica spowodowana zwężeniem małego odgałęzienia tętnicy wieńcowej nie stanowi zagrożenia dla życia i zwykle da się z powodzeniem leczyć farmakologicznie. Angioplastykę można zawsze zachować na później. W badaniach klinicznych wykazano, że angioplastyka nie przedłuża (ale i też nie skraca) życia. Zabieg ten powinno się wykonywać tylko wtedy, gdy istnieją uzasadnione wskazania. Stosowanie jakiegoś zabiegu w każdej sytuacji i bez konkretnych wskazań niepotrzebnie wystawia pacjenta na ryzyko komplikacji i obniża kliniczną wartość tego bardzo użytecznego zabiegu.

Trochę się boję angioplastyki. Czy uda mi się przeżyć zabieg?

Prawdopodobieństwo przeżycia jest wyższe niż 99 procent. Liczba ta włącza również przypadki nagłe i pacjentów w ciężkim stanie. Szanse zwykłego pacjenta są dużo lepsze.

Kiedy mój lekarz zdecyduje się wysłać mnie na angioplastykę?

Wskazaniem do angioplastyki są bóle dławicowe, które nie ustępują pod wpływem leków, pod warunkiem że lokalizacja zwężeń kwalifikuje do tego zabiegu. Szanse wyleczenia z dławicy po angioplastyce wynoszą 80–90 procent.

Niedawno przeszedłem angioplastykę z założeniem stentu. Przepisano mi ticlopidynę. Co to za lek?

Jest to bardzo skuteczny lek, który podobnie jak aspiryna zapobiega tworzeniu się zakrzepów na stencie, dopóki ten nie wrośnie całkowicie w ścianę tętnicy. Stosuje się go przez dwa tygodnie. Niektórzy lekarze używają go w połączeniu z aspiryną. Ticlopidynę w dawce 250 miligramów dziennie podaje się również pacjentom, którzy nie tolerują aspiryny.

Jestem po zabiegu angioplastyki, który wyleczył mnie ze wszystkich bólów dławicowych. Czy mogę już pozbyć się tych wszystkich tabletek, które musiałem zażywać przed zabiegiem?

Wprost przeciwnie! Najprawdopodobniej będzie pan musiał brać aspirynę, leki na obniżenie poziomu cholesterolu i leki obniżające ciśnienie krwi. Jeżeli chodzi o leki przeciw bólom dławicowym, to można je będzie albo odstawić, albo zmniejszyć ich dawkę. Zanim przestanie pan brać jakikolwiek lek, należy się poradzić lekarza.

Żona wyszła ze szpitala po angioplastyce. Nie pozwolono jej pojechać samej samochodem do domu? Dlaczego?

Po angioplastyce należy wstrzymać się od prowadzenia samochodu co najmniej przez tydzień. Jeżeli rekonwalescencja przebiega prawidłowo, można potem zacząć znowu prowadzić. Zawiadomienie instytucji wydającej prawo jazdy nie jest konieczne, należy jednak zawiadomić firmę ubezpieczeniową.

Jestem zawodowym kierowcą ciężarówki. Czy będę mógł prowadzić po przejściu angioplastyki, czy też stracę pracę kierowcy?

Cierpiący na dławicę właściwie nie powinni w ogóle prowadzić pojazdów, nawet jeżeli objawy są kontrolowane farmakologicznie. Ta zasada ma na celu zabezpieczenie innych przed wypadkiem spowodowanym przez kierowcę, który może stracić panowanie nad pojazdem w czasie ataku. Jeżeli cierpi pan na niewydolność serca (patrz rozdział piąty) władze mogą odmówić wydania prawa jazdy. Po zawale, angioplastyce lub pomostowaniu (*bypass*) należy przerwać zawodowe prowadzenie na okres sześciu tygodni i powrócić do zawodu tylko, jeżeli nie ma się objawów i przejdzie się pomyślnie odpowiednie badanie wysiłkowe.

Jaki procent pacjentów, którzy przeszli angioplasykę albo zabieg wstawienia stentu, będzie musiał przejść operację pomostowania (*bypass*)?

Tylko jeden lub dwóch na sto.

Pomostowanie (bypass)

Brałem już leki i przeszedłem wiele testów na dławicę. Teraz zalecono mi pomostowanie. Dlaczego potrzebuję tego zabiegu?

Zabiegi chirurgiczne na tętnicach wieńcowych mają zwykle na celu polepszenie dopływu krwi do mięśnia sercowego. Konsultant opiera swoją opinię o konieczności zabiegu na historii choroby, wynikach specjalistycznych testów, takich jak elektrokardiogram, próba wysiłkowa i koronarografia (patrz pytania w podrozdziale o koronarografii). To ostatnie badanie ma decydujące znaczenie dla planowania operacji, ponieważ uwidacznia lokalizację i zakres zwężeń. Decyzję o zabiegu podejmuje się, biorąc pod uwagę nasilenie objawów, zaawansowanie choroby albo obydwa te czynniki. Celem operacji jest poprawa samopoczucia pacjenta, zapobieżenie zawałowi i przedłużenie życia.

Proszę o wyjaśnienie, na czym polega zabieg pomostowania.

Przęsłowanie (pomostowanie) aortalno-wieńcowe (ang. *coronary artery bypass graft – CABG*) jest jednym z najczęściej wykonywanych zabiegów w dławicy.

Podczas operacji chirurg wypreparowuje odcinek żyły z podudzia i łączy ją z tętnicą wieńcową poza zwężeniem. Drugi koniec żyły łączy się z tętnicą główną – aortą (patrz rozdział pierwszy). W ten sposób krew dopływająca do serca omija zwężone miejsce. Analogią może być na szosie objazd odcinka uszkodzonego lub będącego w budowie. Podczas jednej operacji można zrobić szereg połączeń, zwykle po jednym do każdej z trzech głównych gałęzi tętnic wieńcowych. Często łączy się z tętnicami wieńcowymi lewą lub prawą tętnicę piersiową wewnętrzną (patrz rysunek 3.7.). W każdym przypadku organizm wyrównuje sobie straty poniesione z powodu wyłączenia z pierwotnego obiegu żyły lub tętnicy użytej do pomostownia.

W czasie operacji zatrzymuje się bicie serca i oddychanie, a operowany podłączony jest do aparatury pompującej i utleniającej krew (płuco-serce). Zabieg wykonuje się przez cięcie wykonane z przodu klatki piersiowej.

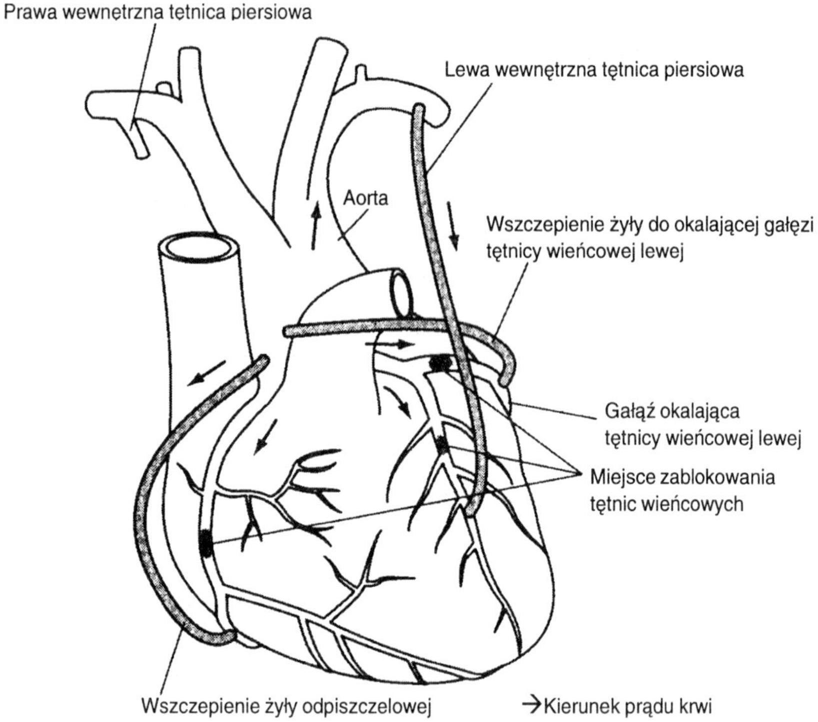

Rysunek 3.7.
Schematyczne przedstawienie różnych metod pomostowania (przęsłowanie, bypass) tętnic wieńcowych. Żyły podłącza się do tętnicy głównej (aorty) i do tętnicy wieńcowej poza zablokowaniem, a tętnice piersiowe wypreparowuje się ze ściany klatki piersiowej i podłącza wprost do tętnic wieńcowych.

Nie bardzo się orientuję, jaka jest różnica między kardiologiem a chirurgiem.

Kardiolog to lekarz – specjalista, który rozpoznaje chorobę, bada, leczy pacjenta i decyduje, do jakiego zabiegu pacjent najlepiej się kwalifikuje. Chirurg (kardiochirurg) to taki sercowy hydraulik, który podłącza odpowiednie naczynia w odpowiednich miejscach lub zakłada zastawki sercowe. Zwykle po zabiegu pacjent przechodzi z powrotem w ręce kardiologa. Obydwaj lekarze współpracują ściśle ze sobą i planują najlepszy sposób leczenia dla każdego pacjenta.

Lekarz wyraził się, że moje naczynia wieńcowe już same wykonały pomostowanie (*bypass*). Co miał na myśli?

Tętnice wieńcowe nie tylko przechodzą w naczynia włosowate, a następnie w żyły, ale także łączą się między sobą. Oznacza to, że lewa i prawa tętnice wieńcowe łączą się ze sobą mniejszymi gałązkami. W razie potrzeby gałązki te mogą się powiększyć i zaopatrywać „od tyłu" rejon pozbawiony prawidłowego ukrwienia z powodu zwężenia głównej linii zaopatrzenia. Gałązki łączące tętnice wieńcowe nazywamy naczyniami obocznymi. Naczynia te mogą w razie potrzeby stopniowo się rozrastać. Regularne ćwiczenia fizyczne przyspieszają ten proces. Jeżeli zamknięta tętnica otrzyma zaopatrzenie w krew „od tyłu" przez gałązkę oboczną, to można uważać, że jest to niejako naturalne pomostowanie (patrz rysunek 3.8.).

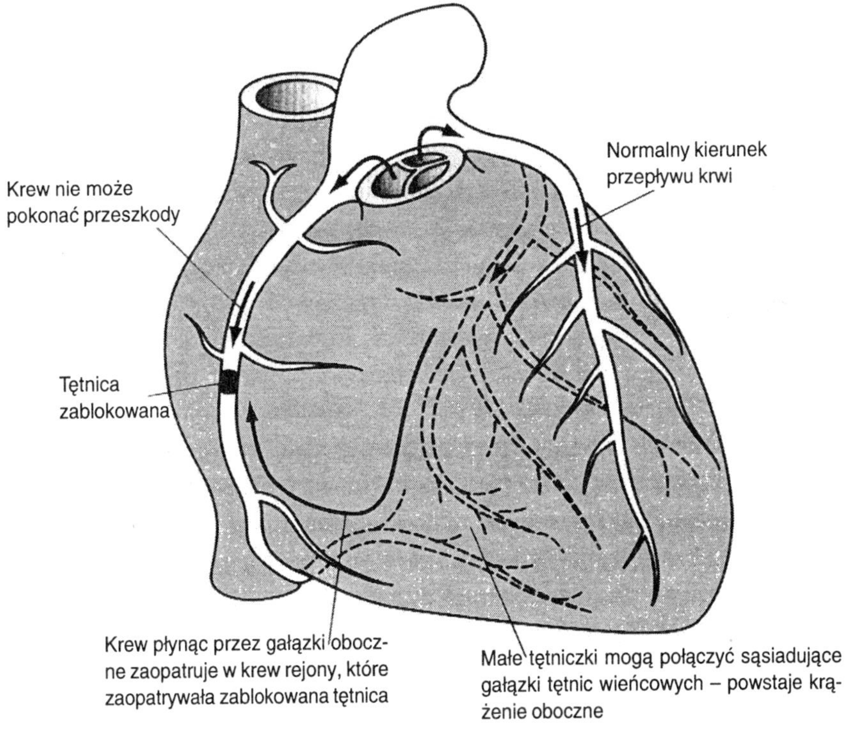

Rysunek 3.8.
Powstawanie gałązek obocznych w krążeniu wieńcowym – naturalny proces przęsłowania.

Jakich naczyń krwionośnych można użyć do pomostowania, jeżeli u chorego nie znajdą się odpowiednie żyły?

Człowiek ma jeszcze dwie tętnice w klatce piersiowej, dwie w ramionach, a także w jamie brzusznej. Chirurg zawsze znajdzie odpowiednie naczynie do pomostowania.

Mój lekarz zalecił mi poddanie się operacji pomostowania, lecz po bliższym zapoznaniu się z tą procedurą mam coraz mniej ochoty na tę operację. Czy aby lekarze nie chcą mnie użyć jako królika doświadczalnego?

Ryzyko poważnej choroby wieńcowej jest większe, jeżeli nie robi się niczego, aby jej zaradzić. Należy zawsze dyskutować o własnych, indywidualnych czynnikach ryzyka, tak aby pan i jego rodzina w pełni zdawali sobie z nich sprawę. Ryzyko zależy od wieku, stanu mięśnia sercowego i naczyń wieńcowych. Średnio zabieg pomostowania ma 98 procent szans powodzenia. To znaczy, że u 98 na 100 pacjentów zabieg się udaje, ale u dwóch pozostałych – nie. Jeżeli należy pan do tych 98 szczęśliwców, zabieg się uda i będzie pan się czuł lepiej. Należąc do pozostałych dwóch – ma pan stuprocentową pewność śmierci. Należy zrozumieć język statystyków. Gdy ktoś powie, że po trudnym zabiegu ma pan 98-procentową szansę przeżycia, będzie się pan czuł zupełnie inaczej, niż gdyby ktoś powiedział, że pańskie zagrożenie śmiercią jest jak jeden do pięćdziesięciu. Tymczasem obydwa stwierdzenia mówią dokładnie to samo!

Jak długo będę odczuwał zbawienne skutki pomostowania?

Dawniej twierdzono, że pomostowanie daje choremu wytchnienie na dziesięć lat. Dziś jest to już nieaktualne. W 90 procentach przypadków podłączenia wewnętrznej tętnicy piersiowej pomostowanie zachowuje drożność jeszcze po piętnastu latach. Żyły użyte do pomostowania mogą się zwęzić i stwardnieć, ale przy zażywaniu aspiryny i leków obniżających stężenie cholesterolu długość czasu trwania *bypasów* zwiększa się z każdym rokiem. W dużej mierze powodzenie zależy od czynników, które sam pacjent jest w stanie kontrolować, a mianowicie stężenia cholesterolu, nadciśnienia i palenia papierosów.

Jak będzie przebiegać przygotowanie do zabiegu pomostowania?

Chirurg, który podejmie się zabiegu, zbada pana i wyjaśni, jaki jest plan zabiegu. Dużą pomocą jest wizyta u dentysty i wyeliminowanie zawczasu wszystkich możliwych źródeł zakażenia w jamie ustnej. Przeprowadzony zostanie szereg badań krwi, elektrokardiogram i prześwietlenie klatki piersiowej. Następnie odwiedzi pana fizjoterapeuta i personel oddziału intensywnej opieki i wyjaśni szczegóły postępowania przed- i pooperacyjnego. Anestezjolog zbada pana płuca i wypyta o alergie. Anestezjolog jest bardzo ważnym członkiem zespołu operacyjnego, ponieważ będzie kontrolował pana oddychanie podczas zabiegu.

Włosy na podudziach i klatce piersiowej zostaną dokładnie ogolone, a następnie zostanie pan proszony o dokładne umycie się specjalnym antyseptycznym mydłem, biorąc kilka natrysków lub kąpieli. Na cztery godziny przed podaniem środka znieczulającego nie wolno nic jeść ani pić. Mniej więcej na godzinę przed operacją otrzyma pan zastrzyk, który wywoła uczucie senności. Następnie obudzi się pan po zakończonej operacji na sali oddziału intensywnej opieki. Operacja trwa zwykle od dwóch do czterech godzin.

Czym różni się oddział intensywnej opieki od zwykłego oddziału szpitalnego?

Jest to etap przejściowy między salą operacyjną a oddziałem szpitalnym. Personel oddziału dokładnie obserwuje pacjenta i decyduje, kiedy można go przewieźć na oddział, gdzie intensywność opieki jest mniejsza. Bezpośrednio po operacji pacjent zostanie przywieziony na oddział intensywnej opieki w uśpieniu i z założonym respiratorem. Po kilku godzinach po przebudzeniu będzie pan miał wciąż rurkę respiratora w ustach i nie będzie mógł mówić. Może to być źródłem lęku i frustracji, ale zaraz po całkowitym przebudzeniu rurka zostanie usunięta. Prawdopodobnie będzie pan bardzo spragniony – zaraz po odłączeniu od respiratora będzie pan mógł wypić kilka łyków wody. Oddział intensywnej opieki jest miejscem hałaśliwym; pracuje tam wiele instrumentów kontrolujących stan chorych po operacji, a personel krząta się, doglądając pacjentów. Nie jest to miejsce, gdzie można spokojnie odpocząć. Jednak jak tylko personel uzna, że można pana bezpiecznie przewieźć na oddział szpitalny, będzie pan mógł tam odpocząć po męczącym zabiegu. Będzie się pan czuł nieco zdezorientowany, miał uczucie straconego dnia, podobne do uczucia po zmianie kilku stref czasowych podczas podróży samolotem. Wkrótce jednak wszystko dojdzie do normy i zacznie się pan czuć ponownie sobą.

Jednym z pierwszych gości na oddziale intensywnej opieki będzie fizjoterapeuta. Podczas operacji odpływ śluzu z mniejszych oskrzeli jest utrudniony, mogą one ulec zablokowaniu, a tkanka płucna dookoła nich może się zapaść. Sprzyja to infekcjom. Należy jak najszybciej udrożnić oskrzela i przywrócić funkcję tkance płucnej przez głębokie oddechy i kaszel. Po operacji cała klatka piersiowa jest obolała, a pacjent będzie się bał nadmiernego wysiłku. Jednakże przy pomocy fizjoterapeuty, po zażyciu tabletek przeciwbólowych, ewentualnie zastrzykach, można oczyścić płuca od śluzu i ustrzec się infekcji. Fizjoterapeuta pomoże przezwyciężyć obawę, że szwy w klatce piersiowej się rozejdą. Oczyszczanie płuc ze śluzu będzie tym łatwiejsze, im wcześniej przed operacją przestanie się palić.

Co nastąpi, gdy zostanę przewieziony na oddział szpitalny?

Mimo że operacja pomostowania nie należy do najbardziej bolesnych, pacjent czuje się zwykle lekko zdeprymowany. To uczucie jest przejściowe, ale może mu towarzyszyć zmęczenie, trudność w koncentrowaniu myśli, nieostre widzenie, utrata smaku, zaburzenia snu z sennością w ciągu dnia i bezsennością i potami w nocy. Wszystkie te objawy mijają bardzo szybko i nie powinny być powodem do obaw. Jeżeli kaszel jest bolesny, można spróbować przycisnąć do piersi małą poduszkę, a nawet pluszowego misia!

W razie zaparcia personel poda lekki środek rozwalniający.

Na drugi lub trzeci dzień personel zachęci do wstania z łóżka. Pacjenci różnią się bardzo pod względem czasu rekonwalescencji. Nie ma tu reguły. Jeżeli ktoś wstanie i spaceruje po operacji wcześniej od nas, to nie jest to powód do obaw. Rekonwalescencja to nie zawody sportowe. Personel pielęgniarski i fizjoterapeuta zachęcają każdego pacjenta do wstawania, jeżeli nie powoduje to zbyt wielkiego zmęczenia.

Zwykle pacjent otrzymuje elastyczne pończochy uciskowe. Zapobiega to obrzękom i pomaga w krążeniu krwi. Ważne jest, aby w spoczynku trzymać nogi podniesione, opierać je na stołku siedząc w fotelu lub nie opuszczać leżąc w łóżku.

Po upływie sześciu lub siedmiu dni przyjdzie kolej na zdjęcie szwów z nóg i klatki piersiowej. Wtedy można wziąć kąpiel. Rany operacyjne na nogach goją się na ogół dłużej niż na klatce piersiowej. Z ran na nogach może przesączać się przejrzysty płyn, zwłaszcza jeżeli przez dłuższy czas były opuszczone w dół. Nie jest to nic poważnego, ale powinno się o tym wspomnieć lekarzowi podczas wizyty. Czasami po operacji można stracić czucie po zewnętrznej stronie podudzia, na niewielkiej przestrzeni powyżej kostki.

Czy wystąpienie bólów w klatce piersiowej po operacji jest normalne?

Bóle mięśniowe klatki piersiowej, szyi i pleców są częstym zjawiskiem po operacji. Zwykle ustępują po dwóch do trzech tygodni, ale czasem jeszcze po upływie nawet dwóch i trzech miesięcy ból może przypominać o przebytej operacji. Większość tych problemów znika po zażyciu zwykłych środków przeciwbólowych, takich jak paracetamol lub mocniejszy ketoprofen. Czasami bóle stawów i kości dadzą się we znaki – zwalcza się je środkami przeciwzapalnymi.

Czy po operacji pomostowania będę mógł leżeć na boku?

Można leżeć w każdej pozycji, która w danym momencie jest najwygodniejsza.

Czy rana pooperacyjna może się otworzyć?

Nie, mostek po zakończeniu operacji jest złączony bardzo mocnymi szwami z drutu. Czasami jednak chrząstki mostka zrastają się późno i przez pewien czas po operacji przy poruszaniu można słyszeć trzask ich trących o siebie krawędzi.

Słyszałam, że operacja pomostowania pozostawia bardzo długą bliznę. Czy nie można przeprowadzić operacji metodą wziernikowania?

Wziernikowanie to termin wymyślony przez media. W rzeczywistości operacja taka nie jest możliwa. W nielicznych, starannie dobranych przypadkach operację przeprowadza się bez przecinania mostka i zatrzymywania akcji serca. Cięcie robi się z boku mostka przez trzy lub cztery żebra i przy bijącym sercu dokonuje zespolenia. Po takiej operacji okres rekonwalescencji jest krótszy niż po klasycznej operacji pomostowania. Metoda ta jest bardzo atrakcyjna dla pacjentów, ale tylko bardzo niewielki procent przypadków nadaje się do tej operacji. Ponadto, aby wykazać jej skuteczność, trzeba wykonać więcej badań. Jeżeli lekarz zaproponował pani tę operację, trzeba go zapytać o jego dotychczasowe wyniki oraz o to, czy będzie pani włączona do badania klinicznego mającego sprawdzić skuteczność tego typu zabiegu. Niektórzy chirurdzy przecinają obecnie tylko dolną część mostka, dzięki czemu blizna jest krótsza i nie będzie widoczna nawet po włożeniu sukni z głębszym dekoltem.

Kilka tygodni temu przechodziłem operację pomostowania. Blizna pooperacyjna jest ciągle wrażliwa na dotyk. Jaka jest tego przyczyna?

Po skończonym zabiegu przecięty mostek zszywa się szwami z drutu, których się nie zdejmuje. Być może pan jest jednym z tych nielicznych pacjentów, którzy mogą wyczuć końce drucianych szwów. Problem ten może zniknąć, ale czasami metalowe zakończenia ciągle drażnią i kłują. Można się o tym przekonać, naciskając czułe miejsce końcem palca. Jeżeli szwy ciągle kłują, można je usunąć w miejscowym znieczuleniu, ponieważ po zrośnięciu się mostka są one już niepotrzebne.

Moja blizna pooperacyjna na klatce piersiowej jest różowa, wystająca i wygląda okropnie. Czy można temu zaradzić?

Czasami blizna po operacji przerasta i wygląda jak różowa bruzda. Jest to tak zwany bliznowiec (keloid). Bliznowiec może być wrażliwy na dotyk, swędzieć i na ogół wygląda nieapetycznie. Można próbować smarować go maścią sterydową. Jeżeli to nie pomoże, a bliznowiec bardzo dokucza, można go wyciąć, miejsce zaś naświetlić promieniami rentgenowskimi, aby zapobiec odrastaniu.

Za kilka dni zostanę wypisany ze szpitala po pomyślnie przeprowadzonej operacji pomostowania. Czego mogę się spodziewać w ciągu najbliższych kilku tygodni?

Większość pacjentów wraca do domu, jeśli jest tam ktoś, kto może się zająć rekonwalescentem. Jeżeli pacjent mieszka samotnie, dobrze jest spędzić pierwsze dwa tygodnie u krewnych lub przyjaciół. Jeżeli to nie jest możliwe, pracownik opieki społecznej powinien znaleźć miejsce w domu rekonwalescencyjnym. Najlepiej zająć się tym jeszcze przed pójściem do szpitala. Przy wypisywaniu ze szpitala pacjent dostaje porcję tabletek przeciwbólowych, list do lekarza domowego i wskazówki, jak zażywać aspirynę i leki na obniżenie poziomu cholesterolu. Jeżeli ktoś miał przed operacją podwyższone ciśnienie, problem zwykle powraca i wymaga troskliwego leczenia. Prawie na pewno będzie pan musiał powrócić do tabletek obniżających ciśnienie.

Przez tydzień lub dwa po powrocie do domu rekonwalescenci ciągle odczuwają zmęczenie. Należy pamiętać, że podczas operacji tkanki uległy uszkodzeniu, należy więc dać organizmowi czas, aby mógł te zniszczenia naprawić.

Jak będę się mógł przekonać, czy mój zabieg był skuteczny?

Przede wszystkim bóle dławicowe albo znikną zupełnie, albo znacznie się zmniejszą. Będzie pan miał dużo więcej energii i mniej kłopotów z brakiem tchu. Podobnie jak wielu innych pacjentów będzie pan mógł powiedzieć: „nawet nie przypuszczałem, jak poprzednio byłem zmęczony". Operacja zapoczątkuje nowy, dużo lepszy okres w pana życiu.

Jakie ćwiczenia będę mógł wykonywać po operacji pomostowania?

Jeżeli chodzi o ćwiczenia, to można robić wszystko w granicach zdrowego rozsądku. Ćwiczenia nie mogą panu zaszkodzić, chyba że doprowadzi je pan do przesady. Nadmiar ćwiczeń spowoduje zmęczenie, które będzie mogło służyć na przyszłość jako sygnał ostrzegawczy. Regularne ćwiczenia fizyczne są bardzo ważne dla pomyślnej rehabilitacji (patrz rozdział dziesiąty).

Nie ma także powodu unikania normalnych stosunków seksualnych (patrz rozdział ósmy). Pewną przeszkodą mogą być tu bóle mięśniowe klatki piersiowej. W razie jakichkolwiek problemów trzeba je przedyskutować z lekarzem rodzinnym. Odrastające włosy na klatce piersiowej mogą drażnić i kłuć partnerkę. Najlepszą radą jest położenie na piersi między partnerami cienkiej poduszki lub ręcznika.

Mam mały ogródek za domem. W przyszłym miesiącu mam mieć operację. Czy będę mogła powrócić do pracy w moim ogródku?

Praca w ogródku jest bardzo zdrowym, pomagającym w rehabilitacji ćwiczeniem. Początkowo należy się ograniczyć do lekkiej pracy, na przykład pielenia. Aby uniknąć bólów mięśni klatki piersiowej, lepiej jest klęczeć przy pracy, zamiast się schylać. Można także zacząć kopać, ale ciężką zbryloną ziemię należy zostawić na później, do całkowitego wyzdrowienia. W trzecim lub czwartym tygodniu po operacji można zacząć ścinać trawę, pod warunkiem, że robi się to lekką, nie wymagającą wysiłku kosiarką. Po sześciu do ośmiu tygodni i całkowitym dojściu do normy można pomyśleć o podnoszeniu worków, cięższej pracy przy ścinaniu trawy, kopaniu itp.

Powiedziano mi, że powinienem uczestniczyć w programie rehabilitacji kardiologicznej. Na czym ten program polega i czy istotnie jest mi potrzebny, skoro teraz czuję się tak dobrze?

Programy rehabilitacyjne trzeba gorąco polecić. Przede wszystkim uczą one, jak prawidłowo ułożyć sobie ćwiczenia fizyczne. Poza tym zmuszają pacjenta do wyjścia z domu, dając mu okazję do poznania nowych ludzi i podbudowują wiarę we własne siły. Jeśli przy wypisaniu ze szpitala nie otrzymał pan informacji o takim programie, powinien się pan o niego dowiedzieć od lekarza rodzinnego lub w najbliższej przychodni kardiologicznej. Stwierdzono, że dzięki programom rehabilitacyjnym powraca się do normalnego życia szybciej, a także unika problemów i komplikacji w przyszłości. Uczestnicząc w programie, przekona się pan, że inni też mają podobne problemy, a także otrzyma pan wiele cennych wskazówek i znajdzie pomoc.

Gdy już wrócę ze szpitala po pomostowaniu, kiedy będę mógł zacząć prowadzić samochód?

Po czterech do sześciu tygodni będzie pan mógł wrócić za kierownicę. Lepiej jednak zapytać o to lekarza. O przebytej operacji nie musi pan zawiadamiać urzędu wydającego prawa jazdy, ale należy zawiadomić o tym pana firmę ubezpieczeniową. Jeśli prowadzi pan ciężkie pojazdy, będzie pan musiał przejść badanie wysiłkowe (patrz podrozdział o angioplastyce).

Myślę, że po operacji należy mi się trochę urlopu. Czy to dobry pomysł?

Bardzo dobry. Wypoczynek w ciepłym klimacie bardzo przyspiesza powrót do zdrowia. Linie lotnicze wolą jednak przewozić pasażerów, którzy są co najmniej sześć tygodni po operacji. Taki sześciotygodniowy okres pozwoli powrócić do pełni sił po operacji i łatwiej znieść trudy podróży. W sytuacjach nagłych, gdy trzeba podróżować przed upływem sześciu tygodni, należy się zaopatrzyć w zaświadczenie lekarskie, że pacjent może bezpiecznie podjąć podróż. Również niektóre firmy ubezpieczeniowe wymagają zaświadczenia od lekarza. Podczas kontroli na lotnisku może wyniknąć problem z metalowymi szwami w mostku, jednak większość aparatów do wykrywania metalu nie reaguje na nie. Również osoby ze stentami są swobodnie przepuszczane przez bramki kontrolne, ale elektroniczne rozruszniki serca alarmują wykrywacze metalu (patrz rozdział szósty). Po zabiegu angioplastyki lub wstawieniu stenta można podróżować już po siedmiodniowym odpoczynku, choć niektórzy lekarze zalecają 14 dni.

Kiedy mogę wrócić do pracy po zabiegu pomostowania?

Jeżeli pan pracował przed zabiegiem, może pan wrócić do pracy po dwóch lub trzech miesiącach rekonwalescencji. Jeżeli poprzednio pracował pan ciężko fizycznie lub miał długi dzień pracy, warto rozejrzeć się za jakąś lżejszą pracą. Jeżeli przekroczył pan sześćdziesiątkę, należy pomyśleć o przejściu na wcześniejszą emeryturę.

Dławica bardzo mnie męczy. Nie mogę się doczekać operacji. Czy po pomostowaniu będę się rzeczywiście czuł lepiej?

Powinien pan czuć się silniejszy, sprawniejszy fizycznie, a bóle dławicowe albo zupełnie znikną, albo ich intensywność znacznie się zmniejszy. Wiele osób po operacji czuje się dużo mniej zmęczonych.

Nie bardzo widzę sens operacji pomostowania, ale mogę się jej poddać, jeżeli pozwoli mi ona uniknąć tego okropnego bólu. Najbardziej obawiam się, że operacja może się nie udać. Jak można uniknąć powrotu dławicy po operacji?

Należy stosować się do wskazówek zawartych w rozdziale drugim dotyczących kontroli wagi ciała, ćwiczeń fizycznych i kontroli poziomu cholesterolu we krwi, a w szczególności:

- Nie palić.
- Starać się utrzymać niskie ciśnienie krwi i niski poziom cholesterolu. Powinno się dążyć do osiągnięcia stężenia LDL poniżej 3.2 milimola na litr (130 mg%), a możliwie najbliżej wartości 2.5 (100 mg%). Utrzymanie niskiego poziomu cholesterolu jest szczególnie ważne dla osób, u których do zespolenia użyto żył, bo te mają tendencję do zwężania się i twardnienia.
- Należy również zająć się sobą i starać się uregulować i kontrolować swój tryb życia.
- Starać się radzić sobie i nie oczekiwać, że inni będą się nami cały czas opiekować.

Jak długo będę przebywał w szpitalu po operacji pomostowania?

Zwykle pobyt w szpitalu trwa siedem do ośmiu dni. Osoby starsze i przypadki bardziej skomplikowane mogą wymagać dłuższego leczenia szpitalnego.

INNE SPOSOBY LECZENIA DŁAWICY

Skuteczność większości innych metod leczenia dławicy nie została naukowo udowodniona. Stwierdziwszy to, należy jednak przyznać, że wiele osób cierpiących na dusznicę znajduje ulgę, gdy są otoczone opieką i wsparciem moralnym.

Leczenie uzupełniające zalecające relaks może być skuteczne, zwłaszcza jeżeli pacjent podlega stresom. W latach trzydziestych XX wieku wykazano, że nawet *placebo* skutecznie zmniejsza bóle dławicowe u jednej trzeciej pacjentów. Z tego względu, jeżeli stwierdzi się skuteczność jakiegoś nie wypróbowanego leku, może to być efekt *placebo*. Tak więc jak długo uzupełniające leczenie (czy to będą zioła, akupunktura czy refleksologia) nie wyrządza pacjentowi szkody, nie ma powodu, żeby go nie spróbować. Należy jednak pamiętać, że gdyby te metody leczenia były rzeczywiście skuteczne, polecaliby je wszyscy lekarze!

Ci, którzy polecają te metody leczenia, często wyśmiewają się ze sceptycznego poglądu lekarzy, ale rzadko mogą przedstawić dowód skuteczności swej metody i nie poddają jej naukowej próbie. Gdyby ktoś mógł mi udowodnić, że masowanie dużego palca u prawej nogi jest zabiegiem bezpiecznym i skutecznie eliminuje bóle dławicowe, pierwszy polecałbym ten zabieg. Musiałbym jednak powołać się na wyniki badań naukowych, których na razie brak. Jakiś czas temu zapanowała moda na beta-karoten jako lekarstwo na choroby serca i nowotwory. Prawidłowo przeprowadzone i kontrolowane badania kliniczne nie wykazały korzystnego działania, dały nawet podstawy do obaw o jego szkodliwe działanie (patrz podrozdział „Zagrożenie związane z podwyższonym stężeniem cholesterolu”, rozdział drugi). Jeżeli ktoś chciałby zastosować alternatywne podejście do leczenia dławicy, powinien najpierw upewnić się, że dany lek lub metoda są bezpieczne, a potem zapytać o dowód skuteczności. Należy pamiętać, że pojedyncze spektakularne przykłady mogą być wynikiem efektu *placebo*.

Nie jestem pewien, co oznacza termin „efekt placebo".

Placebo to po łacinie „podobam się/zadowalam". Efekt placebo to skuteczne działanie lecznicze, którego nie można wytłumaczyć chemicznym działaniem leku lub postępowaniem leczniczym. Efekt placebo może być spowodowany wiarą (nadzieją), że dany sposób leczenia jest skuteczny, a także zaufaniem pacjenta do lekarza lub osoby leczącej środkami alternatywnymi. Mówimy często: „to jest bardzo dobry lekarz – na pewno mi pomoże". Lekarze używają placebo jako kontroli w badaniach klinicznych skuteczności leków lub metod leczenia. Badania prowadzi się w taki sposób, że jednej grupie pacjentów podaje się nowy lek, którego skuteczność się właśnie bada, a drugiej – placebo. Ponieważ ani lekarz, ani pacjent nie wie, kto otrzymuje jaki preparat, to jeżeli lek jest skuteczniejszy od preparatu placebo, efekt ten na pewno zawdzięcza się działaniu danego leku. Takie badanie znane pod nazwą badania metodą ślepej próby lub podwójnej kontroli stosuje się w klinicznych badaniach eksperymentalnych mających na celu przekonanie się, czy nowy lek rzeczywiście jest skuteczny.

Czy medycyna alternatywna z akupunkturą, homeopatią i leczeniem ziołowym polega tylko na efekcie placebo?

Trafił pan w samo sedno problemu! Alternatywne sposoby leczenia nie zostały poddane drobiazgowym badaniom, które przekonałyby świat lekarski o ich skuteczności. Badanie alternatywnych metod napotyka na duże trudności, ponieważ wielkie firmy farmaceutyczne nie są tym zainteresowane z tej prostej przyczyny, że ziół nie można opatentować. Osoby leczące metodami alternatywnymi utrzymują, że tego rodzaju badania są zbędne, ponieważ leczniczych ziół używano od niepamiętnych czasów.

Jakie rodzaje terapii alternatywnej można stosować w chorobach serca?

Akupunktura używa igieł do nakłuwania różnych punktów na skórze do wyzwalania energii (chi), która jest niezbędna do zachowania zdrowia. W homeopatii używa się nieskończenie małych ilości substancji[3], które powodują objawy podobne do objawów chorobowych spotykanych – na przykład – w chorobach serca, wierząc, że w ten sposób uzyska się polepszenie stanu zdrowia. Ziołolecznictwo używa alkoholowych wyciągów różnych roślin w nadziei, że przywracają one zdrowie. Ziołolecznictwo jest również znane pod nazwą fitoterapii. Należy podkreślić, że ziołolecznictwo jest zupełnie odrębne od homeopatii.

Słyszałem, że zioła pomagają w chorobach serca i dławicy. Czy może pan wyjaśnić to bardziej szczegółowo?

Żadne leczenie alternatywne nie powinno zastąpić konwencjonalnego dokładnego rozpoznania lekarskiego; można go próbować po ustaleniu rozpoznania i potwierdzeniu, że proponowane leczenie jest bezpieczne. Poniżej podaję niektóre zioła i przypisywane im działanie lecznicze:

- niszczenie płytek miażdżycowych w tętnicach wieńcowych (lucerna, czosnek, głóg, jemioła);
- działanie uspokajające (melisa, konwalia, dziurawiec, waleriana);
- ulga w bólach dławicowych (ananas);
- obniżenie ciśnienia (dąbrówka = *Ajuga lycopus,* mięta, głóg, jemioła, *sculletaria*, krwawnik);
- ulga w stresie i stanach niepokoju (rumianek, *sculletaria*, dziurawiec);
- stymulacja krążenia (pieprz kajeński, imbir, głóg);
- zioła moczopędne (dmuchawiec, konwalia, krwawnik);
- przeciwutleniacz (czosnek);
- obniżenie poziomu cholesterolu (imbir, serdecznik pospolity = *Leonurus cardiaca*, cebula);

[3] Rozcieńczenie podawanych substancji jest tak wielkie, że bardzo często dany preparat nie zawiera „czynnej” substancji, a tylko sam rozpuszczalnik (*przyp. tłum.*).

- działanie przeciwzakrzepowe (miłorząb, cebula);
- środek na bicie serca (serdecznik pospolity).

Skuteczności żadnego z tych ziół nie udowodniono na drodze ścisłych badań naukowych. Mimo to istnieje olbrzymi przemysł opierający się na twierdzeniach o ich skuteczności. Jedynie czosnek został w pewnej mierze zbadany. Jakkolwiek wydaje się, że ma pewne działanie, nie można uważać go za lek alternatywny, a tylko za dodatkowy (patrz również pytanie o czosnek w rozdziale dziewiątym). Innymi słowy: nie wolno odstawiać leków, których skuteczność potwierdzono drogą badań klinicznych, ale można stosować dodatkowe metody leczenia, używając preparatów nabytych w renomowanych sklepach, pod warunkiem że postępuje się w myśl instrukcji załączonych do tych preparatów.

Podkreśla pan konieczność kupowania preparatów ziołowych tylko w renomowanych sklepach. Przecież na etykiecie można zawsze znaleźć wszystkie ważne fakty i informacje.

Niekoniecznie! Ostatnio zbadano 30 różnych opakowań złocienia, który używany jest na migrenę i zapalenie stawów. Tylko dwa z nich rzeczywiście zawierały złocień. Rzecz w tym, że podczas gdy istnieje bardzo rygorystyczna kontrola leków, preparaty ziołowe są zupełnie niekontrolowane.

Czy chińskie preparaty ziołowe są takie same jak zachodnie i czy mają takie samo działanie?

Chińskie ziołolecznictwo oparte jest na odmiennej doktrynie, używa innych preparatów i innych metod diagnostycznych. Z tego powodu uważane jest za osobną gałąź ziołolecznictwa. Skuteczność ziół chińskich, podobnie zresztą jak ziół używanych na Zachodzie, jest poparta tylko bardzo nielicznymi naukowymi dowodami. Kiedyś próbowaliśmy stosować chińskie zioła, które miały działać na bóle dławicowe. Jedyną różnicą między tym preparatem a placebo było to, że chiński preparat powodował częściej bóle głowy.

Czy popiera pan alternatywne metody leczenia, czy jest przeciwko ich stosowaniu?

Dopóki coś poprawia samopoczucie i nie jest szkodliwe, nie mogę być temu przeciwny. Każdy pacjent musi przejść drobiazgowe badania, aby mieć pewność, że nie przeoczyło się niczego. Leki ziołowe działają wolno i z tego względu nadają się lepiej do leczenia chorób przewlekłych, na przykład dławicy. Niektóre zioła przyjmowane w nadmiarze mogą mieć poważne działanie uboczne. Na przykład pietruszka w bardzo dużych ilościach powoduje uszkodzenie wątroby, seler i dzięgiel uczulają skórę na światło słoneczne, a wiele innych ziół może powodować podrażnienie lub rozstrój żołądka. Niektóre zioła to silne trucizny! Oznacza to, że należy robić zakupy tylko w sklepie, którego personel ma odpowiednie kwalifikacje, wie, jak obchodzić się z ziołami i potrafi dobrać odpowiednie zioła dla danego pacjenta. To samo odnosi się do homeopatii i akupunktury. Należy polegać tylko na kwalifikowanych specjalistach.

Wydawało mi się, że osoby praktykujące alternatywną medycynę są dobrze wyszkolone. Czy to prawda?

Nie. Każdy może otworzyć praktykę medycyny alternatywnej lub komplementarnej. Nie istnieją żadne przepisy regulujące kwalifikacje. Oznacza to, że taka osoba może nieprawidłowo rozpoznać lub przeoczyć jakiś stan chorobowy, a tym samym wyrządzić leczonemu wielką szkodę. Zanim zasięgnie się porady takiej osoby, należy przynajmniej sprawdzić, czy jest ona zarejestrowana, ubezpieczona, jakie ma kwalifikacje i czy jest znana w danej okolicy.

Dlaczego lekarze odnoszą się tak sceptycznie do medycyny alternatywnej?

Lekarze, pielęgniarki i cały pozostały kwalifikowany personel medyczny musi stosować się do pewnych standardów i wykonywać swój zawód zgodnie z dokładnymi wytycznymi i pewnymi przepisami etycznymi. Jest zrozumiałe, że są oni podejrzliwie nastawieni do osób, które nie stosują się do tych reguł i przepisów i wygłaszają twierdzenia, które nie są, a nawet nie mogą być potwierdzone naukowo. Obecnie lekarze stosują tylko takie zabiegi i leczenie, których skuteczność została wykazana naukowo na podstawie badań klinicznych. Jest oczywiste, że zawody medyczne odnoszą się sceptycznie do osób, których działalność nie jest rygorystycznie uregulowana i kontrolowana.

Czy sądzi pan, że alternatywna terapia ma miejsce w medycynie i terapii, czy też powinno się ją całkowicie ignorować?

Nie, alternatywna medycyna może mieć korzystny wpływ na leczenie, pod warunkiem że pacjent przejdzie kompletne badanie lekarskie i że alternatywne leczenie jest w rękach osoby o pełnych kwalifikacjach. Wiele rzeczy, w tym placebo, może poprawić jakość życia. Można próbować alternatywnych sposobów leczenia, jeżeli jesteśmy pewni, że nie przynoszą one szkody. Nie istnieją dowody, że alternatywna medycyna może przedłużyć życie, a więc jeżeli choroba serca zagraża skróceniem życia, najwłaściwiej jest jednak uciec się do medycyny konwencjonalnej.

Czy komplementarne sposoby leczenia mogą zaszkodzić pacjentowi?

Krótko mówiąc, tak. Przed rozpoczęciem zażywania różnych środków medycyny komplementarnej należy zawsze poradzić się lekarza, zwłaszcza jeżeli chodzi o choroby serca. Poniżej podajemy tylko kilka przykładów, jak niebezpieczne mogą być różne alternatywne środki:

- **Ma huang** (Ephedra) używana na schudnięcie i zwiększenie energii może spowodować udary, zawały i nagłe zgony.
- **Chelacja** spowodowała śmierć pewnej liczby pacjentów.
- **Żeń-szeń** syberyjski może spowodować fałszywe odczyty poziomu digoksyny, co może prowadzić do nieprawidłowych decyzji.
- **Miłorząb** zmniejsza krzepliwość krwi i może potęgować efekt acenokumarolu (podobne działanie ma imbir, czosnek i żeń-szeń).
- **Dziurawiec i miłorząb** mogą potęgować działanie środków znieczulających, wpływać na ciśnienie krwi i powodować krwawienia.

Czytałem o chirurgii laserowej. Brzmi bardzo obiecująco. Czy terapia ta już jest stosowana?

Słowo „laser" pomaga sprzedawać gazety i podnieca czytelników. Baloniki laserowe były kiedyś w modzie, ale przeminęły z powodu ich nieskuteczności. Istnieje technika przezmięśniowej rewaskularyzacji laserowej (medycyna uwielbia długie nazwy!), która polega na wypalaniu laserem małych kanalików w mięśniu sercowym. Zabieg wykonuje się albo od zewnątrz (po otwarciu klatki piersiowej), albo od wewnątrz (co oznacza wprowadzenie do tętnic sondy laserowej, podobnie jak cewnika przy angioplastyce). Zabieg ten próbuje się stosować u pacjentów, u których nie można wykonać angioplastyki ani pomostowania. Twórcy tej metody twierdzą, że przez kanaliki wycięte laserem krew przesiąka z komory do mięśnia sercowego i odżywia go. Technikę laserową wciąż jeszcze stosuje się eksperymentalnie, a wyniki jej są bardzo różne. Jeżeli lekarz zaproponuje panu tę operację, należy się upewnić, że nie ma pan żadnych innych bardziej konserwatywnych możliwości wyboru (można w tym celu zasięgnąć rady innego lekarza). Następnie należy się upewnić, czy szpital, w którym zabieg ma być wykonany, posiada zezwolenie od komisji etycznej na tego rodzaju zabiegi, a wreszcie, jakie jest jego dotychczasowe doświadczenie w stosowaniu tego zabiegu i jakie ma wyniki.

ROZDZIAŁ CZWARTY

Zawał serca*

Wstęp

Zawał serca, a właściwie zawał mięśnia sercowego *(infarctus myocardii)*, to martwica mięśnia sercowego wywołana przerwaniem dopływu krwi na skutek niedrożności lub znacznego zwężenia jednej z tętnic wieńcowych lub jej gałęzi.

Choroba naczyń wieńcowych jest najczęstszą przyczyną śmierci, i to zarówno mężczyzn, jak i kobiet. Co trzydzieści sekund ktoś umiera na tę chorobę. Choroba naczyń wieńcowych powoduje więcej zgonów niż wszystkie choroby nowotworowe razem wzięte.

Czy mogę uniknąć zawału?

Nigdy nie można niczego bezwarunkowo gwarantować. Można jednak obniżyć stopień zagrożenia, stosując się do poniższych wskazań:

- Nie palić (ani jednego papierosa).
- Unikać wdychania dymu tytoniowego. Wybierać restauracje, gdzie nie wolno palić. Nie przebywać w zadymionym pomieszczeniu. Jeżeli ktoś z rodziny pali, należy go wysłać na zewnątrz.

* Słowniczek na końcu książki zaznajamia czytelnika z niektórymi terminami medycznymi.

- Kontrolować ciśnienie krwi.
- Znać swój poziom cholesterolu we krwi, utrzymywać go na niskim poziomie, stosując dietę, a – w razie potrzeby – leki (to bardzo ważne!).
- Włączyć do diety dużo świeżych owoców i jarzyn.
- Dbać o zachowanie niskiej wagi ciała i regularnie ćwiczyć.
- Pić alkohol z umiarem.

Z organizmem jest podobnie jak z samochodem: oddawajmy go często do przeglądu i utrzymujmy w dobrym stanie.

Co powoduje zawał?

Zawał to martwica pewnego odcinka mięśnia sercowego na skutek zablokowania tętnicy wieńcowej. Po odcięciu dopływu krwi pozbawiony dopływu tlenu odcinek mięśnia sercowego zaczyna obumierać. Jednocześnie w miejscu zawału gromadzą się różne związki chemiczne i czuje się ból. Zwykle przyczyną zawału jest zakrzep powstały w miejscu zwężenia tętnicy wieńcowej (patrz rozdział drugi).

Słyszałem, że zawał może być spowodowany wdychaniem powietrza zanieczyszczonego przez spaliny. Czy to prawda?

Ostatnio istotnie stwierdzono zależność statystyczną między zanieczyszczeniem powietrza przez gazy spalinowe samochodów a zawałami. Najbardziej narażeni okazali się piesi, rowerzyści i kierowcy. Podobne zależności stwierdzono już dawniej (na przykład u kolejarzy pracujących w zadymionych tunelach). Nie dysponujemy jednak medycznym dowodem, że te czynniki **powodują** zawały. Istnieją inne możliwości tłumaczące tę zależność. Zależność nie jest jednak równoznaczna z przyczyną i większość wykrytych zależności odpowiada na niektóre pytania, ale najczęściej stwarza ich dużo więcej. Obserwacje te są istotnie bardzo ciekawe, ale nie bardzo możemy coś w tej sytuacji zrobić. Należałoby radykalnie zmienić nasze sposoby podróżowania.

Objawy

Jakie są objawy zawału?

Prawie zawsze występuje ból w klatce piersiowej. Zwykle nasila się stopniowo i staje się bardzo dotkliwy. Trwa ponad pół godziny, a bez interwencji lekarskiej może trwać cztery do sześciu godzin lub nawet dłużej. Ból odczuwa się zwykle jak ciężar w poprzek klatki piersiowej lub ucisk klatki piersiowej. Niektórzy pokazują zaciśniętą pięść, tak jakby wywołany bólem ucisk przypominał zaciskanie pięści. Ból jest głuchy, rzadko ostry (jak cięcie nożem) i trudny do zlokalizowania (rozprzestrzenia się na całą klatkę piersiową). Zawsze rozpoczyna się w tym samym miejscu, niezależnie od pozycji ciała (stojącej, siedzącej lub leżącej).

Ból może również promieniować do ramienia, częściej do lewego, zwykle po wewnętrznej stronie, i docierać aż do nadgarstka. Może również promieniować do szczęki, gardła, pleców i brzucha (patrz rysunek 4.1.). Przy silnych bólach występują zimne poty, nudności i wymioty.

Gdy wystąpią następujące objawy, należy możliwie szybko uzyskać pomoc lekarską:

- Ucisk lub ciężar na klatce piersiowej albo uczucie ściskania klatki piersiowej pasem. Ból trwa dłużej niż 20 minut, rozpoczyna się niezbyt intensywnie, ale stopniowo się nasila.
- Ból rozpoczynający się w klatce piersiowej, promieniujący do szyi, szczęki i ramion (częściej do lewego ramienia) i trwający dłużej niż 20 minut.
- Ból lub dyskomfort z nudnościami, poceniem się, dusznością i uczuciem słabości.

Czy istnieją jakieś charakterystyczne objawy ostrzegające o nadchodzącym zawale?

Wiele osób może skarżyć się na „niestrawność" na szereg dni, a nawet tygodni przed zawałem. Możliwe, że te objawy były w istocie bólami dławicowymi.

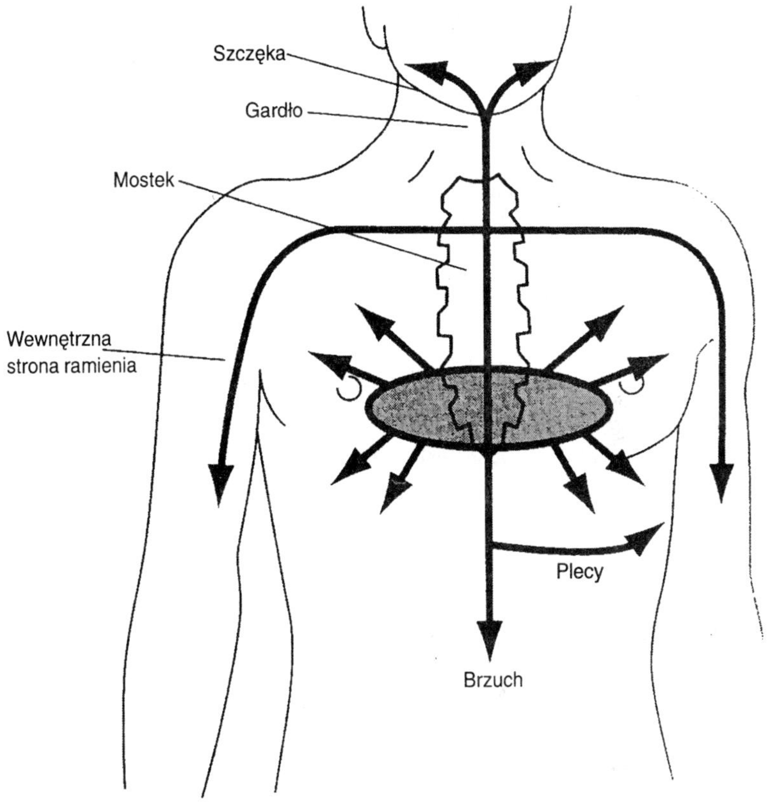

Rysunek 4.1.
Lokalizacja i promieniowanie bólów serca przy zawale

Bardzo często osoby, które miały zawał, podają, że od trzech, a nawet sześciu miesięcy przed zawałem czuły się bardzo zmęczone. Niektórzy odczuwali duszności lub mieli uczucie, że na skutek „ciasności" w klatce piersiowej nie mogą należycie zaczerpnąć tchu. Inni skarżyli się, że zasypiają oglądając telewizję. Jeszcze inni zauważyli u siebie tendencję do chrapania, drażliwość lub czuli się nieswojo.

Lepiej nie ryzykować i pójść zawczasu do lekarza. Jeżeli ktoś z rodziny lub znajomych ma podobne objawy, trzeba go namówić do wizyty u lekarza. Gdy ktokolwiek ma objawy przypominające zawał, nie można zwlekać. Każda godzina zwłoki kosztuje jedno życie ludzkie na sto. Należy jak najszybciej wezwać pogotowie.

Wiem, że mam dławicę, i potrafię rozpoznać jej objawy. Czy potrafię odróżnić objawy zawału od bólu dławicowego?

Dławica to wynik chwilowego niedoboru tlenu w mięśniu sercowym. Jest zwykle spowodowana wysiłkiem fizycznym, na przykład wchodzeniem po schodach (patrz rozdział trzeci). Ból odczuwany jest jako ściskanie klatki piersiowej lub ciężar na klatce piersiowej. Ból może promieniować do szyi i ramion. Ból dławicowy zwykle przechodzi, gdy zaprzestanie się wysiłku, weźmie tabletkę nitrogliceryny, i zwykle trwa nie dłużej niż pół godziny.

Dławica jest spowodowana zwężeniem tętnic wieńcowych. Możemy sobie wyobrazić tętnicę wieńcową jako trójpasmową autostradę. Dławica to zamknięcie dwóch pasm. Gdyby samochody na wszystkich pasmach zmniejszyły odpowiednio szybkość, wszystkie pojazdy przedostałyby się przez zwężenie. Przy dużej szybkości samochody na zablokowanych pasmach nie mają możliwości włączyć się do ruchu. Przy próbie dostania się do otwartego pasma może dojść do kolizji i całkowitego zablokowania ruchu. To właśnie dzieje się przy zawale: w miejscu zwężenia powstaje zakrzep, który całkowicie blokuje dopływ krwi.

Mój brat dowiedział się w szpitalu, że miał zawał. On sam niczego nie czuł. Wydawało mi się, że zawały są bardzo bolesne.

Czasami chory może nie dostrzec bardzo małego zawału. Inne zawały mogą być bardziej rozległe. Rozległość zawału zależy od rozmiaru tętnicy, która zostaje zablokowana. Jeżeli przyjrzymy się rysunkowi 1.1. (rozdział pierwszy), to zauważymy, że istnieją dwie główne tętnice wieńcowe – prawa i lewa. Lewa dzieli się na dwie gałęzie, te z kolei na coraz mniejsze tętnice i tętniczki, które dostarczają krew do całego mięśnia sercowego. Zablokowanie jednej z małych tętniczek zamknie dopływ krwi do małej części mięśnia sercowego. Zablokowanie większej tętnicy prowadzi do odcięcia dopływu krwi do dużej połaci mięśnia sercowego. W mięśniu pozbawionym dopływu krwi powstaje nie tylko ostry niedobór tlenu, ale również gromadzą się produkty przemiany materii, które normalnie usuwane są przez krew. W miarę jak w mięśniu gromadzi się coraz więcej tych związków chemicznych, ból narasta.

Zawał

Moja matka dowiedziała się, że jest w grupie wysokiego zagrożenia zawałem serca. Ponieważ opiekuję się nią, chciałabym wiedzieć, co zrobić, jeżeli będzie miała zawał.

Przede wszystkim należy ją ułożyć w wygodnej pozycji ze stopami lekko podniesionymi. Powinna unikać wszelkich wysiłków. Najlepiej ułożyć ją na łóżku, ale jeżeli ma to być połączone z wchodzeniem po schodach, to lepiej położyć ją na podłodze. Oczywiście trzeba natychmiast zatelefonować po pogotowie i powiedzieć, że matka pani ma zawał serca. Nie można tracić głowy – trzeba pamiętać, aby podać dokładny adres. Jeżeli matka leczy się u lekarza rodzinnego, trzeba również zatelefonować do niego. Jeżeli chora przyjmowała uprzednio leki przeciwko dławicy, należy jej podać jedną lub dwie tabletki nitrogliceryny lub nitroglicerynę w sprayu, a następnie 300 miligramów aspiryny (lub tabletkę Polopiryny S 325 mg). Tabletkę można kazać pożuć albo rozpuścić w wodzie i dać do połknięcia. Aspiryny nie należy podawać, jeżeli wiadomo, że pacjent jest uczulony (alergiczny) na ten lek lub miał w ostatnim miesiącu objawy wrzodu żołądka. Jeżeli nie jesteśmy tego pewni, lepiej aspirynę podać, bo korzyść z tego leku przewyższa ewentualną szkodę.

Dlaczego wzywając pogotowie trzeba powiedzieć, że pacjent ma zawał serca?

Niektóre ośrodki dysponują karetkami specjalnie wyposażonymi do ratowania chorych z zawałem i mają odpowiednio wyszkolony personel, który już w drodze do szpitala rozpoczyna leczenie.

Mieszkamy na prowincji, ale w naszej miejscowości jest bardzo dobry szpital. Nie ma on jednak oddziału leczenia choroby wieńcowej. Oddział taki znajduje się w większym szpitalu oddalonym o 40 minut drogi. Nasz lekarz powiedział, że gdyby mój mąż dostał zawału, powinniśmy przewieźć go wprost na oddział leczenia choroby wieńcowej. Dlaczego?

Zaraz po zablokowaniu tętnicy wieńcowej w mięśniu sercowym zaczynają się gromadzić związki chemiczne, produkty przemiany materii, które drażnią tkanki i mogą rozregulować elektryczny system regulujący pracę serca. Może to wywołać **migotanie komór**. Jest to stan, w którym każde włókno mięśniowe kurczy się indywidualnie. Z powodu braku koordynacji pomiędzy włóknami serce praktycznie przestaje pompować krew. Natychmiastowa interwencja medyczna może przywrócić regularne skurcze serca. Możliwe jest to jedynie na oddziale intensywnej opieki kardiologicznej (OIOK). Chory powinien pozostać na takim oddziale, dopóki grozi niebezpieczeństwo – zwykle przez 24 godzin.

Personel wyspecjalizowanego oddziału obserwuje pacjenta, kontroluje akcję serca, uśmierza ból i rozpoczyna odpowiednie leczenie, które zmniejsza do minimum ryzyko komplikacji i przyspiesza rekonwalescencję.

Mój mąż jest bardzo uparty i po prostu nie chce myśleć o pójściu do szpitala. Nie jest już pierwszej młodości i jest coraz słabszy. Przez całe życie palił papierosy. Nie chcę go denerwować i zmuszać do pójścia do szpitala w razie zawału. Czy jest w ogóle możliwe, aby chory z zawałem pozostał w domu?

Niektórzy lekarze są zdania, że chorzy z zawałem mogą pozostać w domu, pod warunkiem że będą tam mieli odpowiednie warunki i opiekę. Największe niebezpieczeństwo grozi przez pierwsze 12 godzin po zawale. Jeżeli chory przetrzymał ten krytyczny okres, dalszy pobyt w domu jest prawdopodobnie względnie bezpieczny. Starsi ludzie lepiej znoszą pobyt w domu. Opiekę domową zapewnia rodzina, dochodząca pielęgniarka i lekarz rodzinny. Jeżeli te elementy są dostępne, chory może przechodzić rekonwalescencję w domu. Jeżeli zawał właśnie nastąpił, dużo bezpieczniej jest jednak przewieźć chorego do szpitala, gdzie będzie miał zapewnioną natychmiastową fachową opiekę. Dotyczy to osób w każdym wieku, obojga płci. Stwierdzono, że nawet pacjenci po osiemdziesiątce (w dobrym stanie fizycznym) mogą odnieść korzyści z angioplastyki lub trombolizy (rozpuszczania zakrzepów). Oczywiście oznacza to pójście do szpitala.

POBYT W SZPITALU

Mój mąż ma chorobę wieńcową. Powiedziano mi, że jest w grupie zwiększonego zagrożenia zawałem serca. Jeżeli będzie miał zawał, co go czeka po przyjęciu do szpitala?

Jeżeli pacjent miał zawał w domu, oceny jego stanu zwykle dokonuje się już w karetce pogotowia, która przewiezie go do szpitala na oddział opieki doraźnej. Niektóre szpitale kierują pacjentów z zawałem wprost na oddział intensywnej opieki kardiologicznej (OIOK).

Tam zostanie pobrana krew na badanie enzymów. Enzymy przedostają się do krwi z uszkodzonych włókien sercowych. Stężenie enzymów we krwi pozwala określić zakres zawału. Badanie elektrokardiograficzne (EKG) potwierdzi rozpoznanie i zlokalizuje zawał. Badanie to zwykle powtarza się kilkakrotnie. Osiemdziesiąt procent zawałów widoczne jest zaraz na pierwszym elektrokardiogramie. Wtedy można rozpocząć trombolizę i angioplastykę. Prześwietlenie klatki piersiowej wykaże obecność płynu w płucach.

Pani mąż prawdopodobnie dostanie morfinę, która uśmierza ból i ogranicza komplikacje. Zostaną mu również podane leki na odwodnienie, aby usunąć płyn z płuc, i leki regulujące rytm serca, jeżeli istnieje obawa, że mogą wystąpić nieregularności pracy serca. Te trzy grupy leków podaje się najczęściej w razie zawału (chyba że istnieją przeciwwskazania), ponieważ chronią serce, zwiększają szanse przeżycia i zmniejszają liczbę komplikacji (patrz podrozdział „Leczenie", rozdział trzeci).

- *Aspiryna* zmniejsza krzepliwość krwi i zapobiega dalszym zakrzepom. Pacjent będzie brał aspirynę w formie rozpuszczonej, 75 miligramów dziennie. Będzie ją zażywał prawdopodobnie do końca życia.

- *Beta-blokery* zwalniają akcję serca i obniżają ciśnienie. Chronią serce przed stresem fizycznym i psychicznym. Leki te zwiększają szanse przeżycia po zawale o około sześć lat i będą podawane przez co najmniej kilka lat. Zwykle stosuje się atenolol, bisoprolol, propranolol, metoprolol i timolol.
- *Inhibitory enzymu konwertującego angiotensynę* poprawiają przeżywalność pacjentów po zawale. Przyjmowanie tych leków zmniejsza częstość niedomogi serca i jego powiększenia. Najczęściej stosowane leki to kaptopryl, lisinopryl i enalapryl.

Na oddziale intensywnej opieki kardiologicznej pacjent musi mieć zapewniony odpoczynek i z tego powodu wizyty nawet najbliższej rodziny powinny być skrócone do minimum, bo chory męczy się szybko. Wizyta w szpitalu i widok groźnie wyglądającej aparatury medycznej może być traumatycznym przeżyciem dla dziecka. Krótka wizyta w szpitalu u taty lub mamy może wpłynąć dodatnio na obydwie strony, ale bez odpowiedniego przygotowania przyniesie więcej szkody niż pożytku. Czasami lepiej jest, jeżeli pielęgniarka zaprowadzi dziecko na oddział. Ten „zawodowy" sposób pozwoli uniknąć przesadnie emocjonalnego podejścia przez obie strony i zaoszczędzi szoku i zdenerwowania.

Posiłki na oddziale leczenia choroby wieńcowej są lekkie, ponieważ obfite posiłki zwiększają wymagania stawiane sercu o 20 procent, w tym okresie najważniejszy jest odpoczynek. Najłatwiej przyswajalne są płyny, zupy i sałatki.

Codziennością na oddziale leczenia choroby wieńcowej są, oprócz odpoczynku i posiłków, także częste badania EKG, prześwietlenia klatki piersiowej i badania krwi. Ich wyniki pozwalają na ocenę stanu pacjenta i postępu rekonwalescencji.

Mój mąż przebywa obecnie na oddziale intensywnej opieki kardiologicznej. Co nastąpi, gdy zostanie przeniesiony na oddział ogólny?

Pacjenci na ogół pozostają na oddziale intensywnej opieki kardiologicznej przez 24–48 godzin – niektórzy krócej, inni dłużej. Po przewiezieniu na oddział ogólny w dalszym ciągu duży nacisk położony będzie na spokój i wypoczynek. Odwiedziny będą dalej ograniczone, aby nie męczyć pacjenta. W tym okresie lęk i nieświadomość stanu pacjenta jest jego największym problemem. Z tego względu jest bardzo ważne, aby orientował się w swoim stanie. Pytania wymagają odpowiedzi, nie można więc cierpieć w milczeniu i martwić się na zapas. Podstawowym warunkiem przyjścia do zdrowia jest aktywny udział pacjenta i jego rodziny w procesie rehabilitacji. Nie można też ukrywać niczego przed rodziną i przyjaciółmi, bo to prowadzi do nieporozumień i niepotrzebnego zdenerwowania, kiedy chory wymaga moralnego wsparcia od całego otoczenia.

Pobyt w szpitalu trwa zwykle od siedmiu do dziesięciu dni, ale może trwać i dłużej, jeżeli lekarz stwierdzi, że chory potrzebuje więcej czasu, by dojść do siebie. Podczas pobytu w szpitalu personel stopniowo zachęca pacjenta do zwiększania aktywności fizycznej. Pacjent otrzymuje także instrukcje i rady, jak ułożyć sobie życie i dietę po wyjściu ze szpitala.

Przed wypisaniem ze szpitala albo przed upływem sześciu tygodni od zawału pacjent przejdzie próbę wysiłkową połączoną z badaniem elektrokardiograficznym, co pozwoli lekarzowi i pacjentowi ocenić szybkość i zakres rekonwalescencji i zaplanować postępowanie, które zapobiegnie w przyszłości kłopotom z sercem.

Rekonwalescencja

Zawsze byłem przekonany, że zawał to już koniec. Od pana dowiedziałem się, że dziś prawie każdy wraca do zdrowia po zawale. Czy to prawda?

Krótko mówiąc: nie każdy, ale rzeczywiście większości to się udaje. Większość ofiar zawału całkowicie wraca do zdrowia, a tylko u nielicznych pozostają ograniczające aktywność dolegliwości, takie jak ból przy wysiłku (dławica) i duszności. Medycyna może pomóc większości pacjentów powrócić do zdrowia, ale niestety w nielicznych przypadkach, mniej niż w jednym na dziesięć, uszkodzenie mięśnia jest tak rozległe, że nawet współczesna technologia nic na to nie poradzi.

Moja przyjaciółka miała ostatnio zawał i w dalszym ciągu przebywa w szpitalu. Telefonowała do mnie, że wkrótce wychodzi do domu. Czy po powrocie do domu będzie całkowicie zależna od opieki innych osób i niezdolna do zajęcia się sobą?

Proszę nie wpadać w panikę! Niebezpieczeństwo już minęło, ale oczywiście powrót do domu oznacza zmianę otoczenia i utratę pomocy pielęgniarek, które były na każde zawołanie i pomagały we wszystkim. Przypuszczam, że w związku z tym pani przyjaciółka będzie się czuła niepewna, zaniepokojona i zdeprymowana.

Ważne jest, aby nie pozostawiać jej samej przez pierwsze dwa tygodnie po wyjściu ze szpitala. Jeżeli przed chorobą mieszkała osobno, dobrze byłoby, żeby na krótko zamieszkała z krewnymi lub przyjaciółmi, którzy pomogliby jej w codziennym życiu i – co równie ważne – zapewnili jej towarzystwo. Pracownik socjalny szpitala powinien porozumieć się z jej lekarzem rodzinnym i załatwić wizyty kontrolne lekarza lub pielęgniarki. Warto porozmawiać o tym w przychodni lub u lekarza.

Miałem zawał mniej więcej miesiąc temu i teraz czuję się zupełnie dobrze. Denerwuje mnie, że mój lekarz każe mi gnić w domu! Kiedy znów będę mógł prowadzić normalne życie?

Większość pacjentów po zawale wraca do normy po sześciu – ośmiu tygodniach i może wrócić do pracy po dwóch do trzech miesięcy. Niektórzy, jeżeli uda im się wynegocjować dogodne warunki, wybierają wcześniejszą emeryturę. Wcześniejsza emerytura to bardzo dobry pomysł. Kobiety, które pracowały w niepełnym wymiarze godzin, rzadziej wracają do pracy. Zwykle dlatego, że poza pracą zawodową miały jeszcze inne obowiązki. Kobiety pracujące w pełnym wymiarze mogą wrócić do pracy na równi z mężczyznami. Spośród tych, które chciałyby wrócić do pracy, 80 do 90 procent powraca do pracy zawodowej. Jeżeli pana mięsień sercowy został poważnie uszkodzony przez zawał, lekarz może odradzać powrót do pracy. Przy podejmowaniu tej decyzji należy również wziąć pod uwagę, jak bardzo wymagającą miał pan pracę.

Jeśli wróci pan do pracy, proszę pamiętać, aby poza pracą prowadzić zdrowy tryb życia, wykonywać ćwiczenia, prowadzić aktywne życie towarzyskie, sporo wypoczywać i dbać o regularny i wystarczający sen.

Chciałbym się jak najbardziej przyczynić do rekonwalescencji po zawale, który niedawno przeszedłem.

Pacjent może przyczynić się do rekonwalescencji:

- zażywając przepisane leki w przepisanych dawkach (i rozumiejąc, dlaczego trzeba je zażywać);
- w razie nadwagi – zmniejszając wagę ciała;
- uprawiając ćwiczenia i zachowując aktywność fizyczną – w granicach rozsądku;
- dzięki odpoczynkowi, relaksowi i zapewnieniu sobie regularnego i odpowiednio długiego nocnego snu;
- dzięki niepaleniu papierosów.

Dochodzę do siebie po zawale. To było paskudne przeżycie! Jak będę się czuć po powrocie do domu?

Bardzo często, gdy pacjent wraca do domu po zawale, zarówno on, jak rodzina i przyjaciele mają mnóstwo obaw. Dotyczą one najczęściej:

- nagłej śmierci;
- impotencji;
- niezdolności do pracy;
- trwałego kalectwa.

Otoczenie może również:

- odczuwać nieokreślony gniew;
- mieć poczucie winy za to, co się stało;

- żałować, że dotychczasowe życie się skończyło i chory będzie teraz inną, mniej wartościową osobą.

Te uczucia i obawy przedyskutujemy jeszcze bardziej szczegółowo poniżej. Większość z nich przeminie w miarę postępu rekonwalescencji, ale dobrze jest podzielić się nimi z personelem szpitala lub lekarzem rodzinnym, ponieważ personel medyczny zna te problemy, potrafi je wyjaśnić i rozwiać obawy pacjenta i rodziny.

Włączenie się do programu rehabilitacji to bardzo ważna metoda pogodzenia się z tym, co zaszło, i śmiałego wejścia w przyszłość. Jest bardzo wskazane, aby w tym programie uczestniczyli obydwoje małżonkowie. Prowadzący program z pełnym zrozumieniem ofiaruje pomoc i wyjaśni wiele spraw. Pomoże to odzyskać pacjentowi zaufanie we własne siły, powrócić do normalnego życia seksualnego i pracy.

Czy możliwe jest, że po zawale powrócą moje bóle dławicowe?

U większości, ale nie u wszystkich pacjentów, bóle znikają. W odpowiednim czasie przejdzie pan próbę wysiłkową i otrzyma program leczenia (patrz rozdział trzeci). O wszystkich bólach należy powiedzieć lekarzowi, który coś na nie zaradzi. Nie ma potrzeby poddawać się bez walki!

Wróciłem ze szpitala do domu po zawale. Czy w przyszłości będę musiał przejść zabieg chirurgiczny lub angioplastykę?

Najważniejszą rzeczą jest pozwolić, by pana serce się zagoiło. Badanie wysiłkowe może wykazać, że ma pan wciąż problemy z sercem – zostanie pan wtedy skierowany na diagnostyczne cewnikowanie serca (koronarografia – patrz podrozdział „Badania", rozdział trzeci). Jeżeli problemy okażą się poważne, może potrzebny będzie zabieg chirurgiczny lub angioplastyka. Oczywiście dużo lepszym sposobem zapobiegania zawałom na przyszłość jest zdrowy tryb życia, zażywanie odpowiednich leków oraz inne sposoby leczenia zachowawczego.

Problemy emocjonalne po zawale

Czy będę mógł wrócić do normalnego życia seksualnego, gdy miną skutki zawału?

Na pewno! Pytania o problemy emocjonalne i seksualne zadają wszyscy, którzy mają kłopoty ze zdrowiem, a nie tylko pacjenci ze schorzeniami serca. Te tak ważne sprawy są szerzej omówione w rozdziale ósmym.

Dlaczego czuję taki gniew po zawale?

Dlaczego przydarzyło się to właśnie mnie? Dlaczego akurat teraz? – to bardzo częste pytania zadawane przez pacjentów po zawale. Zawały zdarzają się niespodziewanie, nie czekają na „dogodną" chwilę – są zawsze „niedogodne". Jeżeli czuje pan gniew i gorycz z powodu choroby, jest pan najprawdopodobniej niecierpliwy i drażliwy. Prawdopodobnie wyładowuje pan te frustracje na rodzinie i przyjaciołach, którzy będą z tego powodu cierpieć. Proszę pamiętać, że uczucie gniewu to normalne stadium rekonwalescencji po zawale i że to minie. Czasami dobrze jest przedyskutować te sprawy z kimś dalszym, nie z rodziną lub przyjaciółmi. Jest to jeszcze jeden z powodów, dlaczego dobrze jest włączyć się do programu rehabilitacyjnego, o którym była już mowa wyżej.

Jakiś czas temu miałem zawał. Teraz czasami czuję się bardzo markotny. Czy jest na to jakieś wytłumaczenie?

Nastrój może się zmieniać z dnia na dzień. Może pan mieć swoje „górki" i „dołki" psychiczne, w miarę jak się pan stopniowo godzi z tym, co się stało. Nie ma się nimi co przejmować. Trzeba się skupić na odpoczynku i patrzeć w przyszłość, a nie wstecz. Ponadto nie można „zakorkowywać" swoich uczuć. To są rzeczy normalne i powinno się je śmiało dyskutować z kimś bliskim, z pielęgniarką lub lekarzem.

Miałem zawał i czuję się już całkiem dobrze (tylko od czasu do czasu mam swoje „humory"), ale moje dzieci obciążają

się winą za mój zawał i chorobę. Dlaczego one mają się czuć winne?

Pana rodzina także przeszła bardzo trudny okres, bali się, że pana utracą, i przez cały czas musieli być dzielni i nadrabiać miną. Dzieci często czują się winne, zwłaszcza nastolatki, że w jakiś sposób przyczyniły się do zawału lub go spowodowały. Niech pan im wyjaśni, że wprawdzie sam zawał był nagły (tak jak wszystkie zawały), ale choroba, która go spowodowała, rozwijała się przez całe lata i oni naprawdę nie mogli nic w tym zawinić. Nie można cierpieć w milczeniu ani pozwolić rodzinie cierpieć w milczeniu. Należy wszystkie istotne czy nieistotne pretensje wystawić na światło dzienne, inaczej będą się zaogniać coraz bardziej.

Po zawale czuję się bardzo zdeprymowana. Sama się temu dziwię, bo zwykle jestem żywa i wesoła. Lekarz tłumaczy mi, że to normalna reakcja po zawale. Czy istotnie cierpię na „medyczną depresję", czy po prostu mam zwykłą chandrę?

Przez dwa do trzech miesięcy po zawale będzie pani od czasu do czasu wpadała do „dołka" psychicznego, ale będzie się to zdarzać coraz rzadziej, w miarę jak będzie pani dochodzić do normy. Niektórzy mają skłonności do depresji przed zawałem i to może się przerodzić w prawdziwy problem. Wczesne objawy tego stanu to stałe podrażnienie i nadużywanie alkoholu. Inne problemy to zwykle:

- bezsenność;
- brak energii
- brak apetytu;
- utrata zainteresowania zwykłymi zajęciami („wcale mi się nie chce iść z wizytą");
- trudności w skoncentrowaniu myśli („chwytam gazetę, odkładam ją, po chwili znowu biorę do ręki, a w ogóle to zapomniałam, co czytałam");
- brak dbałości o strój i wygląd zewnętrzny.

W poważniejszych przypadkach zdarzają się nawet myśli samobójcze i poczucie własnej bezwartościowości.

Należy koniecznie porozmawiać o tych sprawach z lekarzem, bo leczenie farmakologiczne i poradnictwo mogą być tu bardzo pomocne. Nie ma sensu cierpieć z powodu depresji i narażać na cierpienia całą rodzinę.

Leczenie

Niedawno miałem zawał. Jak będę leczony po wyjściu ze szpitala?

Niektóre leki przepisuje się rutynowo, ponieważ zwiększają szanse przeżycia i zapobiegają komplikacjom po zawale. Leki te to aspiryna, beta-blokery i inhibitory konwertazy angiotensyny (patrz podrozdział „Leczenie", rozdział trzeci). Nie wszyscy pacjenci nadają się do leczenia wszystkimi lekami i nie każdy ich potrzebuje, ale biorąc jakieś lekarstwa, powinniśmy wiedzieć, dlaczego je bierzemy, a jeżeli jakichś lekarstw nie przyjmujemy, również powinniśmy wiedzieć, dlaczego są nam niepotrzebne. Jednak z jakichś powodów niektórzy nie dostają leków, których potrzebują. Na przykład beta-blokery przepisuje się tylko jednej trzeciej pacjentów, którzy ich potrzebują. Ponieważ beta-blokery zwiększają szanse przeżycia o 25 procent, ważne jest wiedzieć, dlaczego nie zostały przepisane. Jeżeli nie zażywa pan beta-blokerów, należy koniecznie zapytać lekarza, dlaczego ich nie przepisał.

Inne leki przepisuje się z różnych powodów, na przykład diuretyki (leki odwadniające) w celu zmniejszenia zatrzymywania płynów w organizmie i ułatwienia oddychania, a inne specjalne leki – w celu przywrócenia normalnego rytmu serca, jeżeli został zakłócony przez zawał.

Tak jak ważne jest wiedzieć, jakie leki przyjmujemy i dlaczego, ważne jest również, aby samowolnie nie przestawać brać jakiegoś przepisanego przez lekarza leku. Przerwanie przyjmowania niektórych leków może spowodować nagłe nasilenie się objawów, a nawet nowy zawał. W razie wystąpienia działania ubocznego należy porozumieć się z lekarzem, który zmieni leczenie, przepisując inne lekarstwo.

Jeżeli zawał nastąpił, gdy pacjent zażywał jakiś lek, na przykład przeciwko nadciśnieniu lub na obniżenie poziomu cholesterolu, należy się upewnić, czy przyjmowanie tych leków jest jeszcze konieczne.

Mój mąż cierpi na bóle dławicowe. Boję się, że nie przeżyje zawału. Co mam zrobić, jeżeli nagle będzie miał zawał, i o jakiego rodzaju pomoc poprosić przyjaciół?

Mięsień sercowy zatrzyma się nieodwracalnie, jeżeli zostanie pozbawiony tlenu na okres sześciu godzin. Z tego powodu szybka pomoc ofierze zawału jest absolutnie konieczna. Im szybciej zorganizuje się pomoc, tym większe są szanse przeżycia: pomoc po jednej godzinie jest oczywiście lepsza niż po dwóch godzinach. Jeżeli zorganizuje się pomoc w ciągu pierwszych czterech godzin po wystąpieniu bólu, chory ma najlepsze szanse przeżycia.

Istnieją leki, które służą do rozpuszczenia zakrzepu w zablokowanej tętnicy. Rozpuszczenie zakrzepu może przywrócić drożność zablokowanej tętnicy wieńcowej. Są to tak zwane leki *trombolityczne*. Należą tu aspiryna, streptokinaza i tkankowy aktywator plazminogenu (t-PA). Leki te zmniejszają krzepliwość krwi i nie można ich stosować, jeżeli istnieje niebezpieczeństwo krwotoku w innej części ciała (na przykład jeżeli pacjent ostatnio przeszedł zabieg chirurgiczny lub ma wrzód żołądka). Jeżeli pani mąż będzie miał objawy zawału, trzeba postarać się, aby połknął pokruszoną tabletkę Polopiryny S (325 miligramów). Część leku wchłania się już w jamie ustnej.

Leki trombolityczne zwiększają nieco niebezpieczeństwo udaru, ale bardzo skutecznie (o 60 procent) podnoszą szanse przeżycia zawału. Streptokinaza jest znacznie tańsza niż t-PA, podczas gdy ten ostatni może być bardziej skuteczny w ciągu pierwszych czterech godzin po zawale. Jeżeli pacjentowi poda się streptokinazę, następuje uczulenie organizmu i lek można podać po raz drugi dopiero po co najmniej 12 miesiącach od pierwszego podania. Aktywator plazminogenu można podawać wielokrotnie. Pacjenci, którym podano te leki, otrzymują specjalną kartę informacyjną.

Leki trombolityczne nie u wszystkich są skuteczne, ale pomagają w siedmiu przypadkach na dziesięć.

Czy istnieje alternatywa leków trombolitycznych w leczeniu zawałów?

Poza zostawieniem chorego własnemu losowi można również wykonać rozszerzenie zablokowanej tętnicy metodą cewnikowania. Jest to omawiana w rozdziale trzecim (patrz rysunek 3.5.) przezskórna angioplastyka tętnic wieńcowych (ang. PTCA). Zabieg ten wykonuje się, jeżeli leki trombolityczne nie zadziałają lub jeżeli po ich zastosowaniu ból powraca. PTCA stosuje się również, jeżeli leków trombolitycznych nie można bezpiecznie stosować, a także jeżeli pacjent zostanie przyjęty do szpitala, gdzie metoda PTCA jest stosowana rutynowo.

Cieszymy się bardzo, że nasz brat przeżył zawał. Dlaczego jednym udaje się przeżyć zawał, a drugim nie?

Czasami zawał jest bardzo rozległy i nawet dzisiejsza medycyna nie może temu zaradzić, czasami leczenie nie skutkuje, a wreszcie niekiedy pacjent trafia do szpitala za późno. Mimo postępu medycyny zawsze pewien procent zawałów kończy się nieszczęśliwie. Możemy się tylko pocieszyć, że w ostatnich dziesięciu latach szanse przeżycia zawału zwiększyły się z 75 do 93 procent.

Co możemy dla siebie zrobić

ĆWICZENIA

Nigdy nie lubiłem ćwiczeń. Teraz, po zawale, kiedy przypuszczalnie powinienem dużo odpoczywać i nie przemęczać się, lekarz zaleca mi ćwiczenia fizyczne. Jak mam ćwiczyć?

Większość osób, tak jak pan, była w kiepskim stanie fizycznym jeszcze przed zawałem. Być może dlatego, że praca absorbowała dużą część dnia, nie pozostawiając zbyt wiele czasu na sport i rekreację.

Ćwiczenia są konieczne i bardzo dobrze wpływają na zdrowie, ale nie można ich traktować jako konieczności i kary. Najlepsze są ćwiczenia dynamiczne, ruchowe, takie jak spacery, pływanie, jazda na rowerze, bieganie, tenis, taniec i golf. Ćwiczenia izometryczne, podnoszenie ciężarów lub „pompki" nie są wskazane. Powinno się ćwiczyć codziennie, ale bez przesady: unikajmy spacerów w zimne, wietrzne i deszczowe dni. Można wtedy spacerować pod dachem, na przykład w nowym centrum zakupów, jeżeli znajduje się w okolicy. Można także używać roweru stacjonarnego. Aby zabić nudę takiego ćwiczenia, można pedałować przed ekranem telewizyjnym.

Chodzenie to doskonałe ćwiczenie. Jest tanie, bezpieczne i przyjemne. Nie ma potrzeby zaczynać biegów, jeżeli nie jest się entuzjastą biegania i joggingu. Wystarczy szybki spacer. Pływanie jest także bardzo dobrym ćwiczeniem wzmacniającym serce. Początkowo należy trzymać się na umiarkowanej głębokości, aby można było dotknąć dna, unikać natomiast skoków. Potem można stopniowo przepływać kilka długości basenu, początkowo wolno, potem szybciej.

Zakres ćwiczeń należy stopniowo zwiększać w ciągu kilku tygodni. Niektórym wydaje się, że są niezdolni do jakichkolwiek ćwiczeń, boją się ćwiczyć i wychodzić samotnie na spacery. Można zorganizować wspólne spacery z członkami rodziny lub przyjaciółmi, a najlepszym sposobem na ćwiczenie i odzyskanie wiary we własne siły jest udział w programie rehabilitacji sercowej, o czym była już mowa poprzednio.

Już podczas pierwszych dwóch tygodni pobytu w domu trzeba zacząć ćwiczenia, stopniowo zwiększając ich intensywność i czas trwania. Nie trzeba obawiać się wchodzenia po schodach lub pójścia na spacer. Dobrym sposobem jest odwołanie dostawy gazety, co zmusi nas do codziennego spaceru do najbliższego kiosku z prasą. Takie ćwiczenie **z celem** jest bardzo pożyteczne. Początkowo można robić przystanki na konwersacje, a potem zmierzyć czas potrzebny na spacer i stopniowo go skracać.

Dobrze jest notować wyniki swoich ćwiczeń i osiąganą poprawę. Gdy po jakimś czasie spojrzymy na zestawienie, sami się zdziwimy, jak wiele osiągnęliśmy.

Po upływie sześciu tygodni od zawału powinniśmy powrócić do normalnej aktywności, a właściwie poprawić „normalną" kondycję, ponieważ większość osób nie ćwiczy regularnie. Więcej informacji na ten temat w rozdziale dziesiątym.

Jak zacząć ćwiczenia?

Zawsze należy rozpoczynać od rozgrzewki. Na początek kilka skłonów i rozciągań, aby potem stopniowo przyspieszyć, osiągając normalne tempo. Po skończeniu należy ochłonąć przez chwilę. Więcej na ten temat w rozdziale dziesiątym.

Słyszałem okropne opowieści o niebezpieczeństwach ćwiczenia, od wypadnięcia dysku (jądra miażdżystego w kręgosłupie) po naciągnięcie mięśni, a nawet nagłą śmierć! Czy istnieją jakieś rady, do których mogę się stosować, uprawiając ćwiczenia?

- Nigdy nie ćwicz aż do bólu. Gdy zaczynasz czuć się źle, przerwij natychmiast i odpocznij.
- Nie wstydź się odpoczywać. Tu chodzi o zdrowie, a nie o twoją reputację w oczach innych.
- Nie ćwicz przez pierwsze dwie godziny po dużym posiłku. Podczas trawienia praca serca wzrasta o 20 procent. Ćwiczenie bezpośrednio po posiłku może być szkodliwe.
- Nie zaczynaj ćwiczeń, jeżeli masz początki „grypy", zaziębienia, czujesz się zmęczony lub nieswojo.

  Sygnały ostrzegawcze, że przesadzasz w ćwiczeniu, to:
  - ból w klatce piersiowej,
  - zadyszka,
  - kołatanie serca (patrz rozdział szósty),
  - gdy poczujesz się słabo,
  - czujesz się nieswojo.

W razie wystąpienia takich objawów zmniejsz trochę ilość lub czas ćwiczeń, a potem ostrożnie, po tygodniu, wróć do poprzedniej dawki. Jeżeli powyższe objawy pojawiają się nawet po zredukowaniu programu ćwiczeń, porozum się z lekarzem.

Dochodzę do zdrowia po rozległym zawale. Jak mogę stwierdzić, czy nie ćwiczę zbyt intensywnie?

Najlepiej dołączyć do najbliższego programu rehabilitacji sercowej. Niektóre szpitale prowadzą takie programy. Jeżeli nikt dotychczas panu o tym nie powiedział, proszę zapytać lekarza lub personelu przychodni. Proszę również zapytać lekarza lub pielęgniarki w przychodni, jak mierzyć sobie tętno (patrz rysunek 10.2.). Tętno powinno być niższe niż sto uderzeń na minutę przed rozpoczęciem ćwiczeń i nie powinno przekroczyć 200 minus pana wiek. A więc jeżeli ma pan 60 lat, tętno nie powinno przekroczyć 140 uderzeń na minutę. Jeżeli pana tętno przed rozpoczęciem ćwiczeń stale utrzymuje się powyżej 100, należy pójść do lekarza na badanie kontrolne. Podczas ćwiczeń początkowo tętno będzie wzrastać bardzo szybko. W miarę uzyskiwania coraz lepszej formy wzrost tętna będzie wolniejszy. Jeżeli tętno wzrośnie powyżej maksymalnej granicy, będzie to znak, że przekracza pan dozwoloną intensywność ćwiczeń – trzeba będzie nieco zwolnić. Przesadzić w nadgorliwości jest bardzo łatwo!

Przyznaję się szczerze, że nigdy w życiu nie ćwiczyłem. Teraz lekarz każe mi ćwiczyć, jeżeli nie chcę mieć więcej kłopotów z sercem. Jak długo powinienem ćwiczyć?

Na początek tylko 15 minut. Nie wolno przesadzać: czas ćwiczeń można stopniowo przedłużać i dodawać nowe ćwiczenia.

- Czy możesz wejść na drugie piętro?
- Czy naprawdę musisz jechać samochodem lub autobusem na zakupy do sklepów, które są oddalone o mniej niż kilometr?
- Zaparkuj samochód o kilometr od stacji, z której dojeżdżasz do pracy, i postaraj się przejść ten kawałek. Jeżeli dojeżdżasz autobusem, wysiądź na poprzednim przystanku i resztę drogi do domu lub pracy przejdź pieszo.

Dlaczego ćwiczenia są dobre dla zdrowia?

- Ćwiczenia pogłębiają oddychanie i poprawiają zaopatrzenie organizmu w tlen.

- Polepszają krążenie krwi przez wzmocnienie pracy serca.
- W miarę poprawy kondycji fizycznej poprawia się samopoczucie i wiara we własne siły.
- Wszystkie zapiekłe stresy uwalniają się, poprawia się sen, zwiększa łatwość relaksowania, a zmniejsza zmęczenie i poczucie bezsiły.
- Ćwiczenia przyczyniają się także do utraty nadwagi i obniżenia poziomu cholesterolu.

Ćwiczyć można bardzo tanio. Potrzebna jest jedynie para odpowiednich butów

DIETA

Czy muszę w jakiś sposób poprawić swój sposób odżywiania?

Można poprawić zwykle dwie rzeczy: zmniejszyć nadwagę i zredukować ilość spożywanych tłuszczów (cholesterolu). Obydwie są ważne i bardzo często związane ze sobą, chociaż czasami szczupłe osoby mogą mieć wysoki cholesterol, a niektórzy z nadwagą – niski. Więcej informacji o cholesterolu, lipoproteinach i ryzyku związanym z ich wysokim stężeniem można znaleźć w podrozdziale „Zagrożenie związane z podwyższonym poziomem cholesterolu", rozdział drugi.

Gdy rozpoczynam dietę odchudzającą, czuję się naprawdę okropnie, a na domiar złego nigdy nie udaje mi się schudnąć. Czy to szkodzi, że ktoś jest gruby?

Osoby z nadwagą narażają serce na nadmierny wysiłek, co przyczynia się do nadciśnienia. Ponadto mają mniej ruchu i częściej skarżą się na bóle kości i stawów.

Jeżeli zredukuje pani wagę ciała rozsądnie (nie stosując jakiejś drastycznej diety-cud), to ulży pani sercu i obniży ciśnienie tętnicze, doprowadzając je do normy. Odchudzenie pomoże również osobom z nadwagą usunąć nadmiar tłuszczów z organizmu. Wartości idealnej wagi w stosunku do wzrostu można znaleźć na rysunku 9.1.

Chudnięcie to zmiana trybu życia i ilości jedzenia. Nie można dostać obsesji na punkcie jedzenia, wagi i cudownych diet. Więcej informacji o redukcji wagi ciała można znaleźć w rozdziale dziewiątym.

Czy rozmowa z dietetyczką może mi pomóc?

Oczywiście. Dietetycy są specjalnie wyszkoleni, aby wyjaśnić, co najlepiej jadać. Powinni również orientować się w wymaganiach i przepisach dietetycznych różnych grup etnicznych. Z dietetykiem można skontaktować się przez szpital lub przychodnię.

Dwa tygodnie po zawale sprawdzono u mnie poziom cholesterolu. Okazało się, że znacznie opadł. Jednak mój lekarz szpitalny nie był z tego bardzo zadowolony. Dlaczego?

Po zawale poziom cholesterolu zwykle opada i wraca do normy po mniej więcej dwóch do trzech miesiącach. Na badaniu cholesterolu wykonanym w dniu przyjęcia do szpitala z powodu zawału można polegać, natomiast po pierwszych 24 godzinach od zawału stężenie cholesterolu zwykle zmniejsza się i utrzymuje na takim poziomie do trzech miesięcy po zawale. Dlatego badania wykonane w tym czasie mogą być mylące i wprowadzać w nieuzasadnione uspokojenie. Jeżeli przy przyjmowaniu do szpitala z powodu zawału badanie wykazało wysoki poziom cholesterolu, lekarze najprawdopodobniej rozpoczną leczenie farmakologiczne. Dobrze jest zapytać, jakie były wyniki badania. Następnie należy zmienić sposób odżywiania i powtórzyć badanie po trzech miesiącach. Jeżeli cholesterol jest w dalszym ciągu podwyższony mimo zdrowej diety, trzeba będzie rozpocząć przyjmowanie odpowiedniego leku (patrz „Zagrożenie związane z podwyższonym poziomem cholesterolu", rozdział drugi; następnie należy przeczytać rozdział dziewiąty).

ROZDZIAŁ PIĄTY

Niewydolność serca

Wstęp

Niewydolność mięśnia sercowego występuje, gdy osłabiony mięsień sercowy nie jest w stanie dostarczyć organizmowi odpowiedniej ilości krwi. Gdy serce nie nastarcza z dostawą krwi (i energii) do tkanek i narządów organizmu, mamy do czynienia z **niewydolnością serca**. Niewydolność serca spowodowana uszkodzeniem mięśnia sercowego jest dosyć częsta: co roku 0,3 procent ludności Wielkiej Brytanii cierpi na niewydolność serca. Problem pogarsza się z wiekiem – powyżej 65 roku życia na niewydolność serca cierpi już 8 procent osób. Innymi słowy, co roku niewydolność serca występuje u 170 tysięcy osób, co równa się 5 procentom wszystkich przypadków przyjętych do szpitali w trybie nagłym. Ponieważ niewydolność serca zdarza się częściej u osób starszych, jedną z przyczyn, dla których widzimy więcej przypadków niewydolności serca, jest to, że ludzie żyją dłużej i proporcja osób starszych w populacji zwiększa się. Wprawdzie obserwujemy 170 tysięcy nowych przypadków rocznie, ale w całej populacji na niewydolność serca cierpi dwa procent, czyli około miliona ludzi. Każdego roku szpitale przyjmują 120 tysięcy chorych na niewydolność serca, a średni pobyt każdego chorego w szpitalu trwa 11 dni. Niewydolność serca kosztuje społeczną służbę zdrowia w Zjednoczonym Królestwie 300 milionów funtów rocznie. Nie leczona niewydolność serca skraca znacznie życie i obniża jego jakość. Dziś mamy duże możliwości pomocy chorym, możemy sprawić, że będą żyć dłużej i czuć się lepiej.

Przyczyny

Czy znamy przyczyny niewydolności serca?

Niewydolność serca jest zwykle następstwem osłabienia mięśnia sercowego. Serce po prostu nie pompuje krwi tak wydajnie, jak powinno. Najczęstszą przyczyną uszkodzenia mięśnia sercowego jest zawał, ale może być ono również następstwem:

- zwężenia (stwardnienia) tętnic wieńcowych;
- nadciśnienia tętniczego;
- zwężenia lub nieszczelności zastawek sercowych;
- choroby samego mięśnia sercowego (zwykle wirusowej) albo kardiomiopatii – choroby nie spowodowanej jakimiś innymi chorobami układu krążenia krwi, na przykład nadciśnieniem;
- długotrwałego, wieloletniego nadużywania alkoholu.

U mojej córki rozpoznano kardiomiopatię. Co to takiego?

Jest to choroba mięśnia sercowego. Mięsień może być zbyt gruby – jest to kardiomiopatia przerostowa. Może być również za cienki i za słaby. W takich razach mięsień wiotczeje, a serce powiększa się. Najczęstszą postacią jest kardiomiopatia zastoinowa. Kardiomiopatia przerostowa to zwykle choroba dziedziczna, która może spowodować nagłą śmierć osób, które wyglądają i czują się zdrowo. Wprawdzie choroba tętnic wieńcowych może spowodować osłabienie mięśnia sercowego, jednak choroba pana córki to kardiomiopatia, która nie została spowodowana chorobą naczyń wieńcowych serca.

Czytałem, że sportowcy, tacy jak zawodnicy piłki nożnej i inni, mogą umrzeć nagle na serce z powodu kardiomiopatii przerostowej. Co to za choroba?

W kardiomiopatii przerostowej dochodzi do takiego zgrubienia ścianek (mięśnia) serca, że nie może ono prawidłowo pompować krwi. Nadmiernie grube ścianki lewej komory nie pozwalają na sprawne napełnianie i opróżnianie komory. Choroba przeradza się wtedy w kardiopatię przerostowo-zaporową. Przeszkody w krążeniu nasilają się, gdy emocja lub ćwiczenia fizyczne powodują przyspieszenie akcji serca. Może wtedy dojść do całkowitego zablokowania krążenia lub do zaburzeń układu przewodzącego serca (patrz rysunek 1.3.) z powodu braku tlenu. Nieregularne bodźce elektryczne powodują nieregularne skurcze mięśnia sercowego. U osoby, u której to wystąpiło, może nastąpić nagłe omdlenie, a nawet śmierć. Niestety w wielu wypadkach nie da się tego przewidzieć. Jeżeli uda się zawczasu rozpoznać chorobę, można ją leczyć i zapobiec atakowi. Osoby cierpiące na kardiomiopatię przerostową powinny być leczone pod kontrolą wyspecjalizowanych placówek.

Jak często zdarza się wśród sportowców śmierć spowodowana kardiomiopatią przerostową?

Choroba ta występuje u około jednej na pięćset osób. Około 0,2 procent sportowców może mieć kłopoty z sercem spowodowane kardiomiopatią lub innymi bardzo rzadkimi wadami. Nagła śmierć młodych sportowców podczas ćwiczeń lub zawodów sportowych zdarza się z częstością od jednej na 100 tysięcy do jednej na 300 tysięcy. Wśród osób starszych z powodu zwiększonego ryzyka ze strony tętnic wieńcowych ryzyko jest większe i wynosi jeden na 15 tysięcy wśród uprawiających jogging, a 1 na 50 tysięcy wśród maratończyków. Dramatyczne przypadki śmierci wśród sportowców, które trafiają na pierwsze strony gazet, są bardzo rzadkie. Obecnie Związek Piłki Nożnej przeznacza część dochodu z transmisji telewizyjnych meczów na badania kontrolne elektrokardiograficzne i echokardiograficzne przyszłych graczy. Inicjatywa godna naśladowania!

Mój mąż ma niewydolność serca, lecz lekarz powiedział mu, że to z powodu anemii i że serce ma zdrowe. Jak to możliwe?

Niewydolność serca może nastąpić z powodów niezależnych od tego narządu. Jeżeli serce nie ma należytej ilości krwi do pompowania (na przykład przy anemii, po krwotoku, po wykrwawieniu się na skutek wypadku), będzie pracować ze wzmożoną siłą, ale w końcu nie będzie w stanie kontynuować takiego wysiłku i nastąpi niewydolność. Niewydolność serca może się również wydarzyć jako skutek nadczynności tarczycy. Hormon tarczycy produkowany w nadmiarze może tak pobudzić serce, że najpierw przyspieszy znacznie akcję, a następnie może dojść do migotania przedsionków (patrz rozdział szósty). W takich razach serce jest rzeczywiście zdrowe i może powrócić do normalnej pracy, gdy tylko przyczyny niewydolności zostaną usunięte.

Jeżeli zastawki serca powodują osłabienie i niewydolność serca, to czy można je wymienić?

Tak. Zabieg wymiany uszkodzonych zastawek serca to skuteczny sposób ulżenia sercu i cofnięcia objawów niewydolności. Aby objawy niewydolności ustąpiły, mięsień sercowy musi być nieuszkodzony i w dobrym stanie (patrz rozdział siódmy)..

Powiedziano mi, że mam niewydolność serca. Czy to jest niebezpieczne?

Może być, jeżeli nie jest prawidłowo leczone. Osoby z łagodną postacią niewydolności mogą zwykle żyć względnie normalnie, ale w ciężkich przypadkach pacjenci muszą się liczyć z poważnymi ograniczeniami. Im słabsze serce, tym większe są te ograniczenia. Na szczęście nowe leki, szczególnie inhibitory konwertazy angiotensyny (ACE, patrz „Leczenie" poniżej), mogą znacznie polepszyć jakość życia chorych na niewydolność serca i przedłużyć je o wiele lat. Jeżeli cierpi pan na niewydolność serca i nie zażywa pan leków ACE, trzeba koniecznie porozmawiać o nich z lekarzem. Są to bardzo ważne i pomocne leki.

Objawy

Jakie są objawy niewydolności serca?

Pierwszym objawem świadczącym o tym, że serce nie może przepompować dostatecznej ilości krwi przez naczynia organizmu, a w szczególności przez nerki, jest gromadzenie się płynu czyli **obrzęki**. Jeżeli płyn gromadzi się w płucach, występuje duszność, świszczący oddech i kaszel z pienistą plwociną. Płyn może gromadzić się również w nogach. Pojawia się wtedy obrzęk kostek, na skórze widać odciski butów lub skarpetek. Po uciśnięciu spuchniętych miejsc palcem pojawia się wgłębienie (trzeba uważać, bo ucisk palcem może być bolesny).

U mojej żony rozpoznano niewydolność serca. Wygląda zupełnie normalnie i nikt nie mógłby się domyślić, że jest chora, jednak w nocy ma duszności. Dlaczego?

Dzieje się tak dlatego, że w pozycji leżącej płyn gromadzi się w płucach. Podczas snu mechanizmy regulujące są mniej aktywne i pacjent może się obudzić z uczuciem duszenia się. Objawy mogą ustąpić, jeżeli pacjent stanie lub siądzie – wtedy płyn nie będzie się już gromadził w płucach, ponieważ będą one leżały nieco wyżej niż na przykład nogi. Niektórzy lubią otworzyć okno, ponieważ czują potrzebę odetchnięcia świeżym powietrzem, inni chodzą, robią sobie herbatę itp. Przede wszystkim trzeba pacjenta uspokoić, żeby się nie denerwował. Następnie należy porozmawiać z lekarzem, ponieważ odpowiednio stosowane leki mogą usunąć te przykre objawy.

Mam niewydolność serca i martwię się, że nie będę mógł prowadzić aktywnego trybu życia.

Osoby z lekką postacią niewydolności serca zwykle nie muszą ograniczać normalnej codziennej aktywności fizycznej. Lekka postać niewydolności wymaga odpoczynku po półtorakilometrowym spacerze po płaskim terenie lub po pokonaniu jednej kondygnacji schodów. W ciężkich postaciach duszności występują po minimalnym wysiłku lub nawet w spoczynku. Każdy przypadek jest inny – dlatego ważne jest, aby swój własny przypadek przedyskutować z lekarzem.

Dziś dysponujemy metodami leczenia, które mogą usunąć, a przynajmniej zmniejszyć niektóre objawy niewydolności i dać chorym możliwość prowadzenia aktywniejszego trybu życia. Pacjenci z ciężką postacią niewydolności, po wypróbowaniu różnych sposobów leczenia, muszą się nauczyć dostosować styl życia do swoich możliwości fizycznych. Przy nadwadze zrzucenie kilku kilogramów z pewnością ulży przeciążonemu sercu w jego pracy.

Wyjazdy na wakacje i podróże nie są przeciwwskazane. Należy tylko planować wyjazdy tak, aby uniknąć biegania i pośpiechu przy wsiadaniu do pociągu lub samolotu. Osoby, które zażywają środki moczopędne, powinny poradzić się lekarza, ponieważ przy długich podróżach samolotem może dojść do odwodnienia organizmu. W takich wypadkach może zajść potrzeba zmiany dawki i częstotliwości zażywania leku.

Aktywność seksualna nie jest szkodliwa i nie powinna stanowić problemu. Tak jak przy każdej postaci aktywności fizycznej, mogą wystąpić duszności (patrz rozdział ósmy). Niektóre leki mogą powodować impotencję – jeżeli tak się stanie, należy o tym porozmawiać z lekarzem, a nie akceptować tego bezkrytycznie. Lekarz być może potrafi temu zaradzić przez zmianę leku. Ludzie bardzo często nie dzielą się z nikim swoimi zmartwieniami i kłopotami. Większości medycznych problemów można albo zaradzić, albo przynajmniej trochę w nich ulżyć. Dlatego zawsze trzeba szczerze porozmawiać z lekarzem.

Niedawno miałem zawał. Kardiolog powiedział, że zawał osłabił mięsień sercowy i mam teraz niewydolność serca. Czy objawy tego będą widoczne?

Przede wszystkim z powodu zatrzymywania płynów w organizmie zwiększy się pana waga. Na każdy litr zatrzymanej wody przybywa się na wadze o jeden kilogram. Lekarz przepisze środki odwadniające i będzie kontrolował wyniki leczenia przez sprawdzanie wagi. Oprócz zatrzymywania płynów zauważy pan najprawdopodobniej także inne objawy:

- uczucie zmęczenia i wyjałowienia;
- obrzęk kostek i stóp („moje stare buty są za ciasne");
- zwiększenie obwodu w pasie („nie mogę dopiąć spodni").

Czasami może się pan czuć nieco zdezorientowany.

Lekarz wyraził się, że mój mięsień sercowy jest w stanie hibernacji. Co to znaczy?

W tej chwili pana mięsień sercowy jest osłabiony i uszkodzony, ale uszkodzenie nie jest nieodwracalne – mięsień może dojść do siebie i odzyskać sporo z poprzedniej mocy. To tak, jakby mięsień zapadł w sen zimowy. Można go będzie wzmocnić przez angioplastykę lub zabieg chirurgiczny. Zabiegi te z pewnością nie tylko przedłużą panu życie, ale również poprawią jakość życia.

Stan pana mięśnia sercowego zostanie na pewno wkrótce zbadany za pomocą echokardiogramu, radioaktywnego talu lub **emisyjnej tomografii komputerowej** (PET). Więcej o tym w następnym podrozdziale „Badania".

Badania

W niewydolności serca podstawową sprawą jest rozpoznanie przyczyny. Może to być przyczyna mechaniczna, na przykład nieszczelna zastawka. W takim razie należy zastosować leczenie mechaniczne – implantację nowej zastawki. Jeżeli niewydolność została spowodowana osłabieniem mięśnia sercowego, stosuje się leczenie farmakologiczne. Z kolei nadciśnienie wymaga odpowiedniego swoistego podejścia. Badania powinny wyjaśnić przyczynę niewydolności. Obejmują one zwykle elektrokardiogram (EKG) – patrz rozdział drugi, prześwietlenie klatki piersiowej, badania krwi i echokardiogram. Badania te są opisane poniżej.

Lekarz szpitalny powiedział, że mam niewydolność serca, i kazał mi się zgłosić na prześwietlenie klatki piersiowej. Dlaczego przy niewydolności serca wykonuje się prześwietlenie klatki piersiowej?

Po pierwsze na zdjęciu będzie widoczny kontur serca. Jego wielkość i kształt powie bardzo dużo o przyczynie niewydolności. Poza tym ważne jest również stwierdzenie, czy płuca są wolne od infekcji i czy gromadzi się w nich płyn.

Do wykonania zdjęcia klatki piersiowej pacjent staje przed kasetą zawierającą film rentgenowski. Aby uniknąć zamazania obrazu, należy wstrzymać oddech na czas wykonywania zdjęcia. Trwa to kilka sekund. Dawka promieni rentgenowskich użytych do wykonania zdjęcia jest bardzo mała i zupełnie bezpieczna.

Dlaczego wykonuje się badania krwi przy niewydolności serca?

Należy przede wszystkim wykluczyć anemię, gdyż niedokrwistość pogarsza niewydolność. Badanie krwi informuje również o stanie nerek, wątroby (możliwe jest na przykład alkoholowe uszkodzenie wątroby), a także o aktywności tarczycy. Zastój w wątrobie – częste powikłanie niewydolności serca – ustępuje bardzo szybko przy odpowiednim leczeniu.

Moja siostra dostała skierowanie na badanie echokardiograficzne. Bardzo się tym przejęła. Co to jest echokardiogram?

Echokardiogram to proste i bezbolesne badanie, które informuje lekarza o pracy serca, jego wymiarach i sile, a także o stanie zastawek. Echokardiogram wykonuje się często, aby wykryć przyczynę szmeru serca lub określić rozległość zawału. Echokardiogram ostrzega także o powstających zakrzepach i pozwala ocenić wydajność serca jako pompy.

Jak wykonuje się echokardiogram?

Badanie wykonuje się w przyciemnionym pomieszczeniu, aby obraz na ekranie był lepiej widoczny. Pacjent leży na plecach lub na boku. Skórę na klatce piersiowej dla lepszego kontaktu smaruje się specjalną galaretką, a następnie przykłada sondę aparatu, którym wodzi się po powierzchni klatki piersiowej. Sonda wysyła ultradźwięki (ultradźwięki to nie promieniowanie rentgenowskie), które następnie odbijają się od serca i innych narządów i są odbierane przez tę samą sondę. Aparat interpretuje odbite ultradźwięki i na tej podstawie tworzy na ekranie obraz narządów w klatce piersiowej (patrz rysunek 5.1.).

Pacjent zwykle może także obserwować przebieg badania na ekranie. Lekarz rejestruje obraz na magnetowidzie i może go później pokazać pacjentowi. Badanie trwa około 20 minut, jest bezbolesne i nie powoduje żadnych skutków ubocznych.

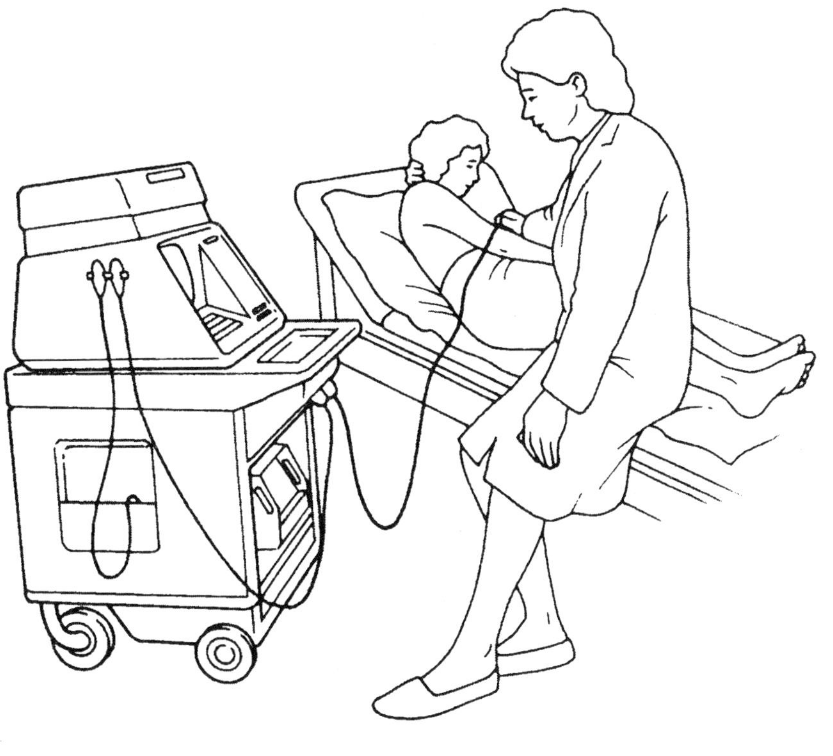

Rysunek 5.1.
Tak wygląda badanie echokardiograficzne

Prędkość przepływu krwi mierzy się ultradźwiękami za pomocą efektu dopplerowskiego. W czasie pomiaru słyszy się dźwięk podobny do hałasu wydawanego przez elektryczną pralkę.

Powiedziano mi, że przejdę badanie echokardiograficzne po połknięciu sondy? Czy takie badanie istnieje, a jeżeli tak, to na czym ono polega?

Badanie takie wykonuje się, ponieważ sonda umieszczona w przełyku (leżącym z tyłu za sercem) lepiej „widzi" serce niż sonda prowadzona po skórze klatki piersiowej i daje lepszy obraz. Badanie to zwane jest **echokardiografią przezprzełykową**. Wykonuje się je, gdy potrzebne są dodatkowe informacje o stanie zastawek serca lub gdy podejrzewamy tworzenie się zakrzepu. Sonda jest niewielka i daje się łatwo przełknąć, zwłaszcza po zastosowaniu środka uspakajającego lub spryskaniu jamy ustnej środkiem znieczulającym. Dla niektórych połykanie sondy nie jest przyjemne, ale jest to bardzo ważne badanie, które pozwala na rozpoczęcie prawidłowego leczenia.

Dostałem skierowanie do szpitala na badanie izotopowe. To brzmi trochę niebezpiecznie. Czy to badanie jest szkodliwe i jak się odbywa?

Ilość radioaktywnej substancji użytej do badania jest bardzo mała. Żaden pacjent nie świeci w ciemności po tym badaniu! Badanie polega na dożylnym wstrzyknięciu niewielkiej ilości radioaktywnej substancji (zwykle talu). Następnie specjalny aparat skanuje obraz serca. Zdrowe serce wiąże tal jednolicie. Uszkodzone miejsca mięśnia sercowego wiążą radioaktywny tal mniej skutecznie. W miejscu blizny po zawale tal nie zostanie zupełnie związany, co uwidoczni się na ekranie jako puste miejsce. Przy próbie wysiłkowej lub po zastrzyku substancji przyspieszającej akcję serca substancja radioaktywna nie dostaje się do miejsc gorzej ukrwionych (miejsca takie są zaopatrywane przez zwężone tętnice wieńcowe). Gdy mięsień znajduje się w spoczynku (podczas rozkurczu), tal dostaje się do tych gorzej ukrwionych miejsc. W ten sposób lekarz może uzyskać dynamiczny obraz pracy serca. Najpierw zidentyfikuje gorzej ukrwione rejony mięśnia sercowego, a następnie zorientuje się, czy to ukrwienie można będzie poprawić. Jeżeli na skanie ukaże się „puste" miejsce, do którego nie dopływa krew nawet przy rozkurczu, oznacza to, że ten rejon jest nieodwracalnie zniszczony – martwy.

Otrzymałem list ze szpitala, kierujący mnie na badanie zwane SPECT. Co to jest?

Jest to *single photon emission computed tomography,* skaner, który odtwarza obraz narządów w trzech wymiarach. To niezwykle skomplikowany proces, lecz samo badanie jest bardzo proste. Pacjent leży na stole, a skaner obraca się dookoła niego, robiąc zdjęcia pod różnymi kątami i z różnych pozycji. Podobnie jak w badaniu za pomocą radioaktywnego talu SPECT pozwala uwidocznić miejsca, gdzie mięsień sercowy został uszkodzony lub miejsca źle zaopatrzone w krew.

Przechodziłem jedno badanie za drugim. Wydaje mi się, że już więcej nie zniosę. Teraz mam znów skierowanie na skan izotopowy. Kiedy i jak to badanie może mi pomóc?

Skan izotopowy jest bardzo pomocny w ocenie stanu pacjenta z dławicą, po zawale lub przy niewydolności serca. Pozwala na ocenę, jak groźne są poszczególne zwężenia i jakie zabiegi mogą pomóc pacjentowi. Badanie jest bardziej kosztowne niż próba wysiłkowa, ale jest bardzo użyteczne, gdy nie da się przeprowadzić próby wysiłkowej, na przykład przy zapaleniu stawów. Badanie to również może dostarczyć pewnych informacji, których próba wysiłkowa nie dostarcza.

Żona ma przejść badanie PET skan. Czym PET różni się od SPECT?

PET to emisyjna tomografia komputerowa. Jest to bardzo specjalistyczne badania polegające na skanowaniu jądrowym. Informuje lekarza o przepływie krwi i pozwoli ocenić, czy mięsień sercowy jest uszkodzony nieodwracalnie, czy tylko znajduje się w stanie „hibernacji". Badanie jest bardzo kosztowne (ponad 1000 funtów) i dlatego stosuje się je tylko, gdy to naprawdę konieczne. Jednakże dostarcza informacji, których inne badania dać nie mogą i z tego względu może być – w szczególnych sytuacjach – bardzo użyteczne.

Leczenie

Powiedziano mi, że mam niewydolność serca, ale przez jakiś czas nie będę wymagać leczenia. Dlaczego nie będę leczony od razu, a jeżeli będę leczony później, na czym to leczenie będzie polegało?

Przede wszystkim badania ustalą przyczynę pana niewydolności. Możliwe przyczyny to: nadciśnienie, choroba tętnic wieńcowych, poważne uszkodzenie płuc, nadmiar alkoholu albo problemy z zastawkami serca. Nieszczelną zastawkę można naprawić lub wymienić, zwężoną zastawkę można albo wymienić, albo rozszerzyć specjalnym balonem (patrz rozdział siódmy). Dużą bliznę pozostałą po zawale, która ma tendencję do rozszerzania się i tworzenia tętniaka, można wyciąć. Najczęściej jednak powodem niewydolności jest osłabienie mięśnia sercowego. Wtedy stosuje się leczenie farmakologiczne (patrz tabela 5.1.).

Przeszedłem nieprzyjemny i niespodziewany szok w postaci zawału. Jest w tym dużo mojej winy: ignorowałem ostrzeżenia i rady. Teraz postanowiłem, że będę się stosował do wskazań i nie zaniedbam zdrowia. Co mogę zrobić, aby pomóc sobie samemu i nie dopuścić do nowej katastrofy. Lekarz mówi, że mam niewydolność serca.

W tej chwili najważniejsze jest, aby nie dopuścić do zatrzymywania płynów w organizmie (w szczególności w płucach i w nogach). W tym celu trzeba:

- próbować stracić na wadze;
- starać się prowadzić możliwie aktywny tryb życia;

Tabela 5.1.

Leki używane w niewydolności serca

Leki moczopędne
amiloride
bendrofluazide
bumetanide
furosemide
spironolactone

Inhibitory konwertazy angiotensyny (ACE)
captopril
cilazapril
enalapril
fosinopril
lisinopril
perindopril
quinapril
ramipril
trandolapril

Digoksyna

Azotany
azotan izosorbidu
dwuazotan izosorbidu

- unikać słonych potraw i nie solić potraw przy stole;
- kontrolować wagę codziennie, aby natychmiast wykryć zatrzymanie płynu w organizmie.

W razie stwierdzenia duszności, obrzęku kostek, uczucia zmęczenia, należy skontaktować się z lekarzem. Nie można dopuścić do zalegania płynów w organizmie. Nie tylko utrudnia to pracę serca, ale także zwalnia absorpcję niektórych leków.

LEKI

Przepisano mi środki moczopędne. Co to za leki?

Leki te zmuszają nerki do wzmożonej pracy. Przez nerki wydziela się nadmiar wody, która nagromadziwszy się w organizmie, powoduje duszności i obrzęki stóp. Niektóre z tych leków (na przykład furosemid) działają bardzo szybko: po ich zażyciu przez pierwsze cztery godziny wydziela się bardzo dużo moczu. Ich działanie trwa do sześciu godzin. Zażywając te tabletki trzeba planować swoje czynności, aby nie oddalać się zbytnio od toalety. Inne leki (tiazydy) są łagodniejsze – ich działanie rozkłada się na 10 do 12 godzin.

Wszystkie leki moczopędne wypłukują potas z organizmu. Czasami zachodzi potrzeba uzupełnienia potasu specjalnymi tabletkami. Poziom potasu, sodu i innych związków chemicznych we krwi, a także sprawność nerek, mierzy się za pomocą odpowiednich testów. Badania te są określane jako pomiar elektrolitów i mocznika.

Skąd będę wiedział, że leki moczopędne działają?

Powinny zniknąć duszności i obrzęki stóp. Wydalanie płynów z moczem spowoduje utratę wagi. Jeżeli waga ciała wzrośnie, trzeba będzie zwiększyć dawkę leków moczopędnych. Jeżeli straci się zbyt wiele wody, trzeba będzie dawkę zmniejszyć.

Czasami tabletki nie działają i leki trzeba podawać w zastrzyku dożylnym. W takich razach zachodzi potrzeba hospitalizacji. Gdy tylko uda się uregulować gospodarkę płynami, można będzie powrócić do tabletek, aby utrzymać odpowiedni poziom płynów w organizmie.

Lekarz powiedział mi, że aby pomóc sercu, muszę zażywać digoksynę. Dlaczego?

Digoksyna, lek w tabletkach, pomaga u niektórych pacjentów utrzymać normalny rytm serca (likwiduje migotanie i trzepotanie przedsionków) i wzmaga wydajność mięśnia sercowego (patrz „Migotanie przedsionków", rozdział szósty). Digoksynę stosuje się, aby wzmocnić mięsień sercowy i usprawnić jego działanie jako pompy. Digoksyna podawana w nadmiarze może akumulować się we krwi i powodować utratę apetytu oraz nudności. Badając krew na poziom digoksyny, można dawkę tego leku dostosować tak, aby uzyskać maksimum pożądanego działania bez działania ubocznego.

Lekarz odstawił mi leki moczopędne i zastąpił je inhibitorami konwertazy angiotensyny (ACE), które jednak bardzo źle na mnie działają. Cały czas kaszlę po nich. Dlaczego?

Inhibitory konwertazy angiotensyny to bardzo skuteczne leki. U niektórych pacjentów zmniejszają duszności i zmęczenie, pozwalając na zwiększenie aktywności. Pacjenci ci czują się dużo lepiej. W niektórych wypadkach inhibitory ACE skutecznie przedłużają życie. Działanie uboczne jest rzadkie; czasem występuje suchy męczący kaszel. Zdarza się to częściej u kobiet i pacjentów pochodzenia chińskiego. Jeżeli kaszel jest bardzo męczący (i nie spowodowany nagromadzeniem się płynów), inhibitory ACE można zastąpić nowymi AII antagonistami (patrz „Zagrożenie związane z nadciśnieniem tętniczym", rozdział drugi). Leki te mają podobne działanie, ale nie powodują dokuczliwego kaszlu. W obecnej chwili nie stosuje się ich w niewydolności serca, a tylko w nadciśnieniu, ale wyniki badań klinicznych są bardzo obiecujące. Do leków tych należy losartan (Cozaar) i valsatran (Diovan – patrz tabela 2.2.).

Na ogół lekarze chcą, by każdy pacjent po zawale przyjmował inhibitory ACE, jeśli to możliwe. Przepisuje się je z diuretykami i mają tę zaletę, że zatrzymują potas, który te ostatnie wypłukują. Dość często przepisuje się je z diuretykami i digoksyną. Powszechnie stosowane inhibitory ACE to captopril, enalapril i lisinopril.

Moja żona ma niewydolność serca, która powoduje bardzo męczące duszności. Przepisano jej azotany. Jak one działają?

Azotany w tabletkach (azotan lub dwuazotan izosorbidu) stosuje się czasami przy dusznościach, szczególnie jeżeli niewydolność serca połączona jest z dławicą. Leki te są bardzo skuteczne, ale mogą mieć działanie uboczne w postaci bólów głowy (patrz „Leczenie", rozdział trzeci).

Przepisano mi acenokumarol. Dotychczas myślałem, że to trucizna na szczury. Dlaczego muszę to brać?

Acenokumarol zmniejsza krzepliwość krwi i stosowany jest do zapobiegania powstawaniu zakrzepów przy nieregularnym biciu serca (patrz rozdział szósty „Migotanie przedsionków"), albo gdy echokardiogram wskazuje na niebezpieczeństwo wytworzenia zakrzepów. Acenokumarol reaguje z wieloma lekami i z alkoholem. Trzeba koniecznie otrzymać listę tych leków od lekarza lub farmaceuty. Regularne picie alkoholu w małych dawkach nie powinno szkodzić, ponieważ reakcja między acenokumarolem a alkoholem będzie się utrzymywać na mniej więcej stałym poziomie. Natomiast picie w zrywach i w nadmiarze jest szkodliwe, nie tylko dlatego, że zakłóca działanie acenokumarolu, ale również dlatego, że uszkadza serce. Jeżeli uszkodzenie serca spowodowane zostało przez alkohol, trzeba zupełnie przestać pić. Może to nawet poprawić stan serca.

Działanie acenokumarolu trzeba stale kontrolować regularnymi badaniami krwi. Krzepliwość krwi wyraża się w jednostkach międzynarodowych INR (ang. *International Normalized Ratio*). Wartość normalna powinna wynosić 1; przy stosowaniu acenokumarolu INR waha się pomiędzy 2 a 3. Normalnie, przy podawaniu acenokumarolu, krzepliwość krwi należy badać co miesiąc. U niektórych osób krzepliwość krwi waha się z bliżej nieznanych powodów. U takich osób badanie krwi należy wykonywać częściej.

Czy powinienem brać aspirynę? Ostatnio media poświęciły jej dużo uwagi.

Aspirynę (Polopirynę S) można używać zamiast acenokumarolu, szczególnie w lżejszych przypadkach niewydolności serca i wtedy, gdy praca serca jest regularna (rytm zatokowy, bez migotania przedsionków). Dawka Polopiryny S waha się w zależności od rozpoznania i wynosi od 80 do 325 miligramów dziennie. Może ona podrażniać żołądek – w takich razach można ją zażywać rozpuszczoną podczas posiłków. Istnieje również aspiryna powlekana specjalną otoczką, która nie rozpuszcza się w żołądku i nie drażni go.

Czy mogę zażywać inne lekarstwa, skoro regularnie biorę tabletki na niewydolność serca?

Zasadniczo można zażywać inne leki, ale trzeba poradzić się lekarza. Leki na zapalenie stawów mogą reagować z lekami nasercowymi – nie można ich brać bez konsultacji z lekarzem. Niektóre preparaty na nadkwasotę mogą zawierać sól – trzeba poradzić się farmaceuty, które z tych leków są bezpieczne.

Czy powinienem zażywać beta-blokery?

Dawniej odpowiedź na to pytanie brzmiałaby: nie wolno. Dziś wyniki nowszych badań wykazały, że w lekkich i średnich przypadkach niewydolności serca, po wyrównaniu niewydolności, beta-blokery mogą poprawić stan i zwiększyć przeżywalność. Dawki są z początku bardzo małe; leczenie przeprowadza się pod kontrolą szpitalną.

Mam niewydolność serca. Proszę podać nazwy leków, które powinienem brać, i dlaczego.

Poniższy spis powinien być pomocny:

- **Leki moczopędne**. Usuwają nadmiar płynów, zmniejszają duszności i obrzęki stóp.
- **Inhibitory ACE.** Poprawiają akcję serca i przedłużają życie.
- **Acenokumarol.** Stosowany w migotaniu i trzepotaniu przedsionków; zapobiega tworzeniu się zakrzepów.
- **Digoksyna**. Kontroluje migotanie przedsionków, a w niektórych ciężkich stanach, przy normalnym rytmie serca, łagodzi objawy.
- **Beta-blokery**. Łagodzą objawy i poprawiają przeżywalność w przypadkach lekkich i średnich.
- **Antagoniści AII**. Są używane w sytuacjach, gdy inhibitory ACE wywołują kaszel.
- **Statyny**. Obniżają poziom cholesterolu przy współistniejącej miażdżycy tętnic wieńcowych.

Słyszałem ostatnio o leku pod nazwą spironolacton. Czy powinienem go zażywać?

Spironolacton to od dawna stosowany lek moczopędny. Wyniki badań wykazały, że w cięższych przypadkach, gdy spironolacton podawany był razem z innymi środkami moczopędnymi, na przykład furosemidem i z inhibitorami ACE, nastąpiła dodatkowa poprawa. Wyniki te nie są zupełnie jednoznaczne, ponieważ w badaniach używano niższych niż zwykle stosowane dawek inhibitorów ACE. Trudno zatem ocenić korzyści ze stosowania spironolactonu. W każdym razie, jeżeli nie można stosować inhibitorów ACE lub nie można zwiększyć ich dawki, warto wziąć pod uwagę spironolacton.

ZABIEGI CHIRURGICZNE

Rozpoznano u mnie niewydolność serca. Czy będę mógł otrzymać przeszczep serca?

Jeżeli pana serce jest do tego stopnia osłabione, że mimo optymalnego leczenia farmakologicznego jest pan bardzo ograniczony ruchowo, przeszczep jest najlepszą szansą na poprawienie jakości i przedłużenie życia. Aby zostać zakwalifikowanym do przeszczepu, nie można mieć przekroczonej sześćdziesiątki, należy mieć odpowiednie społeczne zaplecze, gdyż po przeszczepie pacjent będzie wymagał dużo wsparcia i pomocy otoczenia. Przeszczep wymaga także od pacjenta dużej odporności psychicznej. Niektórzy pacjenci nie kwalifikują się do przeszczepu ze względu na poważne choroby lub inne problemy.

Jak się przygotowuje do przeszczepu serca i jak przebiega sam zabieg?

Kandydat do przeszczepu serca zostaje umieszczony na liście oczekujących. Serce dawcy nadaje się do przeszczepu tylko przez sześć godzin po jego śmierci, dlatego pacjent musi być do dyspozycji w ciągu dwóch do trzech godzin. Zwykle klinika ma z nim stały kontakt przez pager lub telefon komórkowy. Dawca musi mieć tę samą grupę krwi co biorca. Poza tym różne cechy układu odpornościowego biorcy i dawcy muszą być w jak największym stopniu podobne do siebie. Rasa i płeć dawcy nie grają roli, natomiast wielkość samego narządu jest ważna, choć nie musi być identyczna z sercem biorcy.

Zabieg operacyjny przeprowadza się po odcięciu dopływu krwi do serca. Organizm zaopatrywany jest w krew za pomocą specjalnego pozaustrojowego aparatu utleniającego i pompującego krew (płuco-serca). Uszkodzone serce usuwa się, odcinając je od wielkich naczyń, pozostawia się jednak tylne ściany obydwu komór. Następnie nowe serce łączy się z żyłami i tętnicami odchodzącymi od serca i przyszywa do pozostawionych tylnych ścian komór. Wreszcie wyłącza się pozaustrojową pompę i pozwala nowemu sercu objąć funkcje starego organu (patrz rysunek 5.2.).

Po tym zabiegu chirurgicznym, który jest w zasadzie całkiem nieskomplikowaną operacją, chory musi pozostać w szpitalu przez dwa do trzech tygodni. W tym czasie stosuje się różne leki, które mają zapobiec odrzuceniu przeszczepu przez organizm biorcy. Skuteczność tego leczenia kontroluje się, pobierając próbki mięśnia serca (tzw. **biopsja**) za pomocą małego cewnika. Cewnik wprowadza się do żyły szyjnej w miejscowym znieczuleniu. Po przeszczepie serca pacjent musi stale zażywać leki zapobiegające odrzuceniu przeszczepu i bardzo uważać na tryb życia. Najważniejsze, aby nie dopuścić do miażdżycy tętnic wieńcowych nowego serca. Pacjenci przechodzą okresowe kontrolne badania w ośrodku transplantacyjnym. Udany przeszczep serca nie tylko przedłuża życie pacjenta, ale również zupełnie je zmienia. Po roku od operacji żyć będzie ośmiu na dziesięciu pacjentów, a 60 procent żyje pięć lat i dłużej.

Słyszałem o operacji zmniejszenia wymiarów serca przez wycięcie części mięśnia. Podobno przynosi to ulgę w niewydolności serca. Czy można poddać się temu zabiegowi zamiast przeszczepu serca lub przed nim?

Zabieg ten wykonuje się obecnie wyłącznie eksperymentalnie. W wielu wypadkach wszczepia się także nową zastawkę mitralną. Z tego powodu trudno ocenić, która z tych dwóch części zabiegu przynosi poprawę. Technika ta powinna pozostać zabiegiem eksperymentalnym, dopóki nie poznamy dokładnie jego dodatnich i ujemnych stron, a w szczególności, jakie jest ryzyko śmierci, a jeżeli operacja rzeczywiście przynosi poprawę – jak długo ta poprawa trwa i czy przynosi również poprawę jakości życia. Należy zawsze bardzo krytycznie podchodzić do postępów medycyny ogłaszanych w mediach, a nie w specjalistycznych czasopismach naukowych lub na zjazdach naukowych.

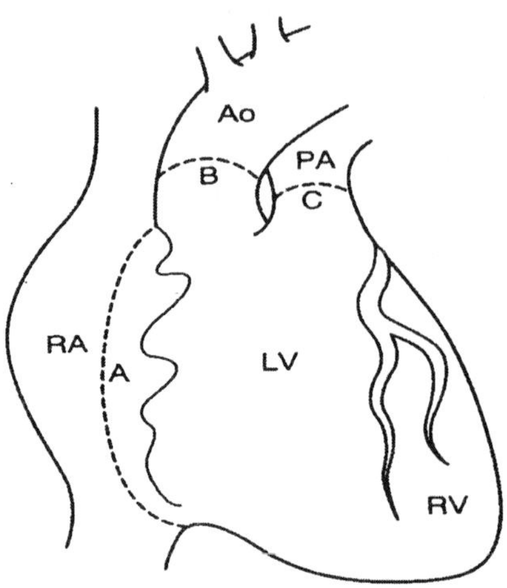

a) Usunięcie serca. Cięcia po liniach A, B i C

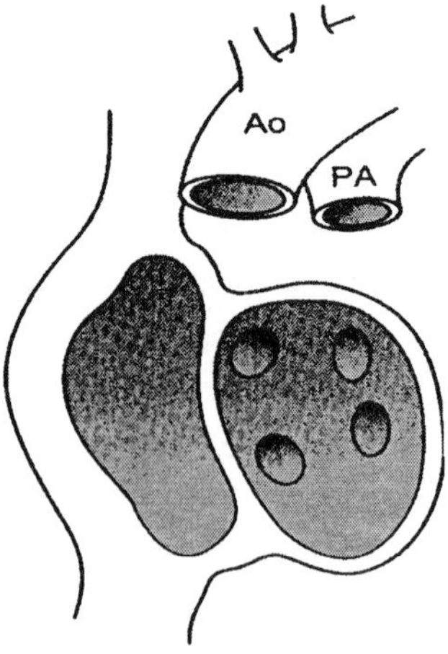

b) Pozostałość po usuniętym sercu

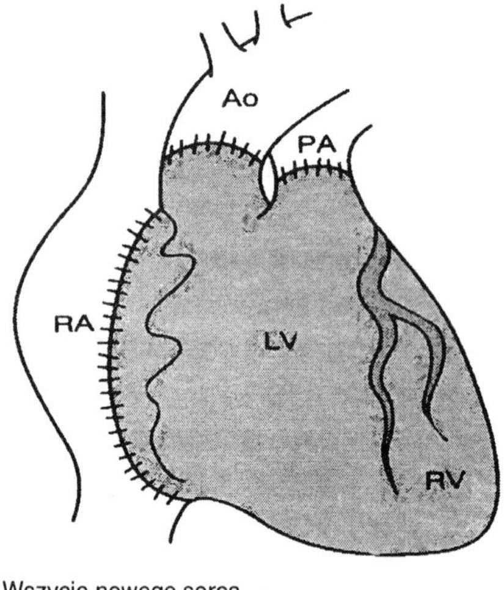

c) Wszycie nowego serca

Ao = Aorta (tętnica główna)
PA = Tętnica płucna
RA = Prawy przedsionek
LV = Lewa komora
RV = Prawa komora

Rysunek 5.2.
Zabieg przeszczepienia serca (reprodukcja ilustracji z *Explaining Cardiac Surgery,* Russell Millner i Tom Treasure, BMJ Publishing Group 1995; za zezwoleniem i z podziękowaniami)

Mój lekarz wspomniał o kardiomioplastyce, ale nie odniósł się do tego zabiegu z wielkim entuzjazmem. Co to za technika?

Swego czasu zaproponowano ten zabieg jako odciążenie niewydolnego serca. Polegał on na wyizolowaniu dużego płata mięśniowego z pleców pacjenta i owinięciu nim serca. Płat kurczył się stymulowany rozrusznikiem i ściskając serce miał ułatwiać jego pracę. Początkowy entuzjazm ustąpił rozczarowaniu, gdyż pozytywne skutki nie trwały długo. Zabieg może mieć zastosowanie w pewnych stanach zapalnych, które wykluczają przeszczep.

Czy sztuczne serce byłoby dla mnie realnym wyjściem?

Sztuczne serce jest krótkotrwałą pomocą. Wchodzi w grę na przykład przy wirusowym zapaleniu mięśnia sercowego. Sztuczne serce może wtedy pozwolić własnemu sercu pacjenta na odpoczynek. Czasami wszczepia się sztuczne serce, gdy nie można znaleźć odpowiedniego dawcy – w nadziei, że wkrótce nadarzy się okazja do przeszczepu. Dziś sztucznego serca nie można uważać za rozwiązanie na dłuższą metę.

ROZDZIAŁ SZÓSTY

Nieregularna akcja serca (niemiarowość)

Wstęp

Nieregularna akcja serca to po łacinie **arytmia**. Każdy z nas czuje, jak serce bije w klatce piersiowej, gdy biegniemy, aby dogonić autobus, oglądamy wzruszający film lub ogarnia nas lęk. W reakcji na ten wysiłek lub wzruszenie zwiększa się poziom adrenaliny we krwi, co powoduje przyspieszenie akcji serca. Przyspieszone bicie serca bez widocznej przyczyny może doprowadzić do zdenerwowania, a nawet ataku paniki, co z kolei może pogorszyć sytuację.

Odczuwanie serca bijącego w klatce piersiowej nazywamy czasami **palpitacją**. Pacjenci często opisują to jako „przerwy w biciu serca", „walenie", „bicie", „uczucie, że serce zaraz wyskoczy z piersi". Odczucia te łączą się z obawami:

- Czy zaraz umrę?
- Czy będę miał zawał?
- Na pewno moje serce zaraz się zatrzyma.
- Czy taka akcja serca nie jest szkodliwa dla organizmu?

Przede wszystkim należy wyjaśnić, że bardzo rzadko zdarza się, że jakaś postać palpitacji jest niebezpieczna lub grozi śmiercią. Istotnie, budzi ona lęk, co może jeszcze pogorszyć objawy, ale właśnie należy się obawiać tylko lęku, bo arytmia zwykle nie jest objawem choroby.

U większości osób palpitacja jest wynikiem codziennych kłopotów i stresów. Z tego powodu zdarza się często u ludzi zestresowanych i przepracowanych, z problemami w pracy i kłopotami domowymi.

Rodzaje arytmii

Często czuję, jakby serce zatrzymało się na chwilę, „opuszczając" uderzenie. Czy to jest poważne?

Opuszczone uderzenia to bardzo częsty i z reguły niegroźny rodzaj arytmii. Może je spowodować nadmiar kofeiny, na przykład w herbacie, kawie, coca-coli lub czekoladzie. Kawa jest najważniejszym źródłem kofeiny. Czasami alkohol powoduje opuszczone uderzenia. Przy współistniejącej innej chorobie, na przykład po zawale, ten rodzaj arytmii może być poważnym objawem. Wtedy należy porozmawiać o tym z lekarzem. Jednak u dziewięćdziesięciu procent osób, które mają ten rodzaj arytmii, serce jest zupełnie zdrowe.

Piję dosyć dużo kawy. Słyszałem, że kofeina szkodzi na serce, zauważyłem też, że czasami serce jak gdyby opuszcza jedno uderzenie. Czy to oznaka nadchodzącego zawału?

Akcja serca kontrolowana jest, podobnie jak sieć elektryczna, przez główną stację kontrolną. Czasami zwarcia w sieci powodują dodatkowe skurcze, ale stacja kontrolna reguluje pracę serca, nawet jeżeli czasami jeden lub dwa skurcze wymkną się spod kontroli. Takie dodatkowe skurcze można szczególnie łatwo zauważyć, gdy serce bije wolno, w spoczynku lub przy zasypianiu. Objaw ten zdarza się również, gdy serce zostało pobudzone, na przykład kofeiną lub po użyciu tak zwanych inhalatorów przeciw astmie. Dodatkowy skurcz następuje szybciej niż normalny, potem zaś jest przerwa, odczuwana jako opuszczone uderzenie. Czasami nie odczuwa się dodatkowego skurczu, lecz tylko przerwę i następujący po niej skurcz, który wydaje się mocniejszy, jak „tupnięcie” lub „kopnięcie” w klatce piersiowej. Tak więc w istocie skurcz nie był „opuszczony”, a tylko nastąpił nieco wcześniej. Następny skurcz jest nieco mocniejszy, bo serce wyrównuje nim słabszy skurcz przedwczesny. Taki objaw jest zupełnie bezpieczny.

Któregoś dnia w pracy poczułem, że serce zaczęło mi galopować w klatce piersiowej. Nie zrobiłem żadnego wysiłku, nawet nie wbiegałem po schodach. Co to mogło być?

Ataki **częstoskurczu** zdarzają się normalnie, przy wysiłku lub wzruszeniu, ale czasem zdarzają się nagle, bez widocznej przyczyny, wzbudzając lęk. Często towarzyszą im poty, a także lekkie zamroczenie, duszności, rzadko ból. Podobnie jak możemy potocznie porównać przyczynę dodatkowych skurczów do zwarcia w sieci elektrycznej serca, tak ataki palpitacji możemy określić jako reakcję szczególnie czułego obwodu w sieci elektrycznej serca. Obwód może reagować na papierosy, kofeinę lub alkohol. Należy jednak pamiętać, że sieć elektryczna serca to tylko część złożonego układu, jakim jest serce, i zakłócenia w sieci nie powinny poważnie zakłócić działania całego organu. Jednakże ataki częstoskurczu, którym towarzyszy ból w klatce piersiowej, zamroczenia lub omdlenia, powinny nakłonić do przeprowadzenia szczegółowych badań. Bardzo nieliczne osoby mają powracające męczące ataki palpitacji, które nie ustępują nawet po zaprzestaniu picia kawy, alkoholu i likwidacji źródła stresu. Przyczyny częstoskurczu można zawsze wykryć i leczyć, tak że objaw ten jest zazwyczaj tylko przykrą niedogodnością. Napadów częstoskurczu nie można uważać za chorobę, skoro nie są objawem poważnej choroby serca i można je leczyć.

Ostatnio bardzo się przeraziłem, bo miałem dwa ataki częstoskurczu. Czy jakieś rodzaje palpitacji są niebezpieczne?

Bardzo rzadko zdarzają się ataki tak szybkiego częstoskurczu, że może dojść do omdlenia. Może to świadczyć o nieprawidłowej pracy mięśnia sercowego (w języku medycznym jest to tak zwany częstoskurcz komorowy). W takich razach konieczne jest leczenie, ponieważ ataki takie mogą być śmiertelne. Powszechnie stosowanym lekiem jest amiodaron. Lekarz wyjaśni dokładnie przyczyny tego częstoskurczu. W tych rzadkich wypadkach pacjent wymaga ścisłej kontroli szpitalnej i musi dokładnie stosować się do zaleceń lekarza.

Skończyłam dwadzieścia lat. Ostatnio mam często ataki częstoskurczu. Mam bardzo odpowiedzialną pracę. Mąż niedawno stracił posadę, co jest dodatkowym powodem do stresu. Czy mam pójść do lekarza?

Napady częstoskurczu są bardzo często problemem, ponieważ budzą lęk. Młodzi ludzie mogą być zestresowani, co powoduje przesadną (ale w granicach normy) reakcję serca. Może to być wywołane podwyższonym stężeniem adrenaliny we krwi. Jeżeli częstoskurcz stanie się problemem (zawroty głowy, duszności), trzeba odwiedzić lekarza i zrobić elektrokardiogram. Lekarz zaleci badania, które mogą wykryć lub wykluczyć anemię i nadczynność tarczycy. Przyspieszenie akcji serca może być także spowodowane ciążą: serce bije szybciej, bo musi przecież wyżywić płód. Bardzo rzadko elektrokardiogram może wykryć obecność „dodatkowego elektrycznego przewodu" w sercu. Powoduje on szybsze niż normalne przewodzenie bodźców w sercu. Leczenie tego problemu wymaga hospitalizacji.

Jak pomóc sobie samemu

Od czasu do czasu mam ataki częstoskurczu. Zbliżam się do pięćdziesiątki. Czy ataki te będą się zdarzać częściej?

Pierwsza i najważniejsza sprawa to nie wpadać w panikę. Lekarz z pewnością powiedział już panu o konieczności zaprzestania palenia oraz rozsądnego używania kofeiny i alkoholu. W miarę przybywania lat, dobrze jest dbać o wagę. Poza tym należy pamiętać, aby:

- regularnie zażywać przepisane lekarstwa;

- regularnie zgłaszać się na wizyty kontrolne u lekarza;
- zgłaszać lekarzowi wszelkie zmiany samopoczucia.

W ostatnim tygodniu miałam trzy ataki palpitacji, co mnie bardzo zaniepokoiło. Zanim dotarłam do lekarza, ataki się uspokoiły. Co mam robić, gdy będę miała następny atak częstoskurczu?

Należy oddychać głęboko i starać się uspokoić. Gdy zrobi się pani słabo, należy usiąść albo się położyć. Spróbować intensywnie kasłać. Jeżeli palpitacje objawiają się jako „opuszczone uderzenia" serca lub są bardzo szybkie, jeśli czuje się pani chora lub wie pani o chorobie serca, należy porozumieć się z lekarzem. Jeżeli natomiast czuje się pani dobrze, a częstoskurcz powoduje tylko lęk, należy się zastanowić, jakie czynniki mogły go spowodować:

- stres?
- kofeina?
- przepracowanie?
- alkohol?
- papierosy?
- sytuacja rodzinna lub żałoba?
- problemy w pracy?
- potrzeba odpoczynku lub urlopu?
- ogólne zmęczenie i zdenerwowanie?

Trzeba starać się pomóc sobie samemu przez odpoczynek i trzymanie się z daleka od substancji stymulujących serce.

Po zastosowaniu środków „pierwszej pomocy", takich jak opanowanie paniki, głębokie oddechy itp., można spróbować metod, które stymulują nerw błędny, gdyż ten odpowiednio podrażniony może zahamować częstoskurcz. Metody to między innymi:

- picie zimnych płynów, jedzenie lodów, włożenie dłoni do wody z lodem;
- intensywny kaszel;
- dmuchanie w nos przy zamkniętych nozdrzach (jak przy wyrównywaniu ciśnienia w uszach przy locie samolotem) przez 20 sekund;

- ucisk na prawą tętnicę szyjną (masaż zatoki tętnicy szyjnej) – zabieg ten wymaga uprzedniego poinstruowania przez personel medyczny.

Nie wolno uciskać gałek ocznych – jest to niebezpieczne.

Jeżeli ataki częstoskurczu zdarzają coraz częściej lub powodują inne niepokojące objawy, trzeba będzie spróbować leczenia farmakologicznego (patrz Leczenie" poniżej). Istnieje wiele leków i być może zajdzie potrzeba zastosowania więcej niż jednego z nich. Jednakże fakt, że lekarz przepisze więcej niż jeden lek, nie świadczy bynajmniej, że częstoskurcz jest niebezpieczny. Należy być cierpliwym i dowiedzieć się od lekarza o możliwym działaniu ubocznym każdego leku.

Mam miażdżycę tętnic wieńcowych i obecnie miewam od czasu do czasu ataki częstoskurczu. Czy to jest groźne?

„Wypadnięcie" skurczów u osób z chorobą wieńcową nie jest szczególnym powodem do zmartwień, ale nie zawadzi zrobić badanie kontrolne. Pacjenci zażywający środki moczopędne (patrz pytanie o leki moczopędne w podrozdziale „Zagrożenie związane z nadciśnieniem tętniczym", rozdział drugi) albo leki obniżające ciśnienie krwi (patrz rozdział drugi) mogą mieć obniżony poziom potasu. Nie jest to wprawdzie częsty powód częstoskurczu, ale ponieważ uzupełnić poziom potasu jest bardzo łatwo, można tę przyczynę brać pod uwagę, gdy u osób zażywających wyżej wspomniane leki wystąpi częstoskurcz bez oczywistych przyczyn. Świeże owoce zawierają bardzo dużo potasu (soki owocowe też), więc leczenie jest bardzo przyjemne. Należy jednak unikać grapefruitów, ponieważ reagują one z niektórymi lekami.

Ostatnio słyszałem, że sok grapefruitowy w jakiś sposób reaguje z niektórymi lekami. Czy powinienem całkowicie unikać tych owoców i soku?

Problem stanowi koncentrat soku grapefruitowego. Wątroba rozkłada i wydala produkty rozkładu soku, używając tej samej ścieżki biochemicznej, która służy do rozkładania niektórych leków. W wyniku tej konkurencji niektóre leki rozkładają się wolniej i wolniej są wydalane, przez co pozostają w organizmie i działają dłużej niż normalnie, co powoduje komplikacje w dawkowaniu.

W ciągu ostatnich kilku tygodni wystąpił u mnie częstoskurcz. Przekroczyłem sześćdziesiątkę. Wieczorami lubię sobie wypić z przyjaciółmi. Czy piję za dużo?

Palpitacje serca u osób starszych mogą być powodowane przez migotanie przedsionków (patrz niżej), co jest objawem zużycia się różnych tkanek i organów na starość. Występują częściej u osób z nadciśnieniem tętniczym, a także u nadużywających alkoholu. Czasami powodem jest zwężenie naczyń wieńcowych lub nadczynność tarczycy.

Jeżeli pana częstoskurcz różni się od zwykłego przyspieszenia akcji serca (**częstoskurcz zatokowy**), lekarz zadecyduje, jak pana leczyć. Leczenie będzie zależało od tego, jak będzie się pan czuł. Na przykład jeżeli pana serce jest w zasadzie zdrowe, a ataki częstoskurczu zdarzają się tylko raz na miesiąc, lekarz może zalecić ograniczenie alkoholu. Może też zacząć leczyć pana nadciśnienie.

Próbowałem już wszystkich środków, jakie można stosować samodzielnie, mimo to ataki częstoskurczu ciągle się powtarzają. Czy powinienem zwrócić się do lekarza?

Ataki częstoskurczu są powszechne, zwykle nieszkodliwe, ale zawsze są powodem do obaw. Nie można się tylko obawiać, trzeba się starać dojść ich przyczyny. Jeżeli nie znajduje się oczywistej przyczyny albo jeżeli ataki ciągle się powtarzają, trzeba zasięgnąć porady lekarza. Jeżeli podczas ataku występuje ból w klatce piersiowej, zamroczenie lub utrata przytomności, należy koniecznie zwrócić się do lekarza.

Badania

Byłem u lekarza, ponieważ niepokoiły mnie ataki częstego bicia serca. Lekarz wręczył mi aparat rejestrujący ataki,

które mogą wystąpić w przyszłości. Czy mogę dowiedzieć się czegoś więcej o tym aparacie?

Ataki częstoskurczu mogą się zdarzyć w każdej chwili, rzadko jednak w gabinecie lekarskim. Z tego powodu stosuje się dwudziestoczterogodzinny elektrokardiograf. Aparat wygląda jak kieszonkowy magnetofon walkman, ale zamiast odtwarzać muzykę, rejestruje bicie serca. Następnie taśmę odtwarza się na komputerze i w ciągu kilku minut można obejrzeć całe nagranie. Pacjent nie musi się obawiać, że go ktoś podsłuchuje: aparat nie rejestruje żadnych dźwięków, a tylko prądy elektryczne wytwarzane przez mięsień sercowy.

Pacjent zabiera aparat ze sobą do domu i tam nosi go podczas normalnych czynności. Prowadzi notatki, zapisując, co robił przez cały czas, a także porę wystąpienia częstoskurczów lub innych objawów ze strony serca. Notatki te porównuje się następnie z zapisem na taśmie magnetycznej. Aparat nosi się na pasku, a przewody elektryczne wychodzące z niego są zakończone elektrodami, które przymocowuje się do klatki piersiowej. Aparat nie wydaje dźwięku i nie przeszkadza ani noszącemu, ani otoczeniu.

Nosząc aparat, należy zachowywać się normalnie i starać się wywołać objawy, które były powodem jego założenia. Aparatu nie można zamoczyć, a więc noszący go nie może się kąpać ani brać natrysku. Na drugi dzień należy go odnieść do laboratorium, gdzie taśma zostanie odtworzona i zinterpretowana. Na tej podstawie planuje się leczenie. Czasami zachodzi potrzeba jednokrotnego lub kilkukrotnego powtórzenia badania.

Zdaje mi się, że aparat, który otrzymałem, nazywa się *cardiomemo*. Czy różni się od aparatu, który wygląda jak walkman?

To jest nieco mniejszy aparat, który przytwierdza się bezpośrednio do klatki piersiowej. Jest on wielkości męskiego pugilaresu. Zapis przekazuje się przez telefon do laboratorium, tam jest dekodowany i zapisany w postaci elektrokardiogramu. Aparat ten stosuje się, gdy ataki są rzadkie, ale zauważalne. Muszą trwać odpowiednio długo, aby pacjent zdążył uruchomić aparat i zarejestro-

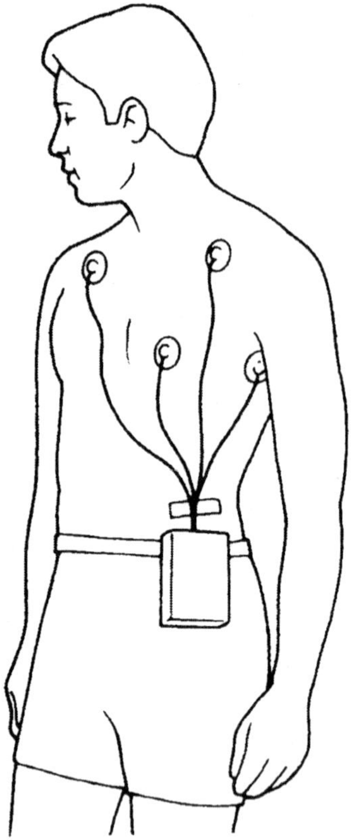

Rysunek 6.1.
Przenośny elektrokardiograf Holter jest wielkości małego magnetofonu typu walkman.

wać je. Personel laboratorium poinformuje pana dokładnie, jak stosować ten aparat.

Dostałem skierowanie do szpitala na badanie elektrofizjologiczne (EPS). Co to takiego?

Badania te przeprowadza się w szpitalu za pomocą zawierających rozruszniki cewników (zwykle czterech), które wprowadzane są do serca przez żyłę udową. Wyniki przekazywane są i interpretowane przez skomplikowane komputery, które pozwalają wykryć przyczynę częstoskurczu. Badanie trwa zwykle około godziny, ale może się przeciągnąć do kilku godzin. Cewniki wprowadza się pod kontrolą promieni rentgenowskich. Bolesny jest tylko moment znieczulania miejsca wprowadzenia cewników w pachwinie. Potem, gdy lekarz porusza cewnikami, pacjent może wyczuwać pojawianie się częstoskurczów, podczas gdy lekarz stara się je wywołać i zidentyfikować. Badanie wymaga zwykle jednodniowego pobytu w szpitalu. Czasem zatrzymuje się pacjenta na noc.

Leczenie

Mam bardzo denerwującą pracę i czasami trudno mi wytrzymać. Czy coś może mi pomóc?

Z „opuszczonymi" skurczami serca zwykle można poradzić sobie samemu, czasami przy pomocy lekarza, która może polegać na zarejestrowaniu elektrokardiogramu w spoczynku i zapisywaniu akcji serca przez 24 godzin (patrz poprzedni podrozdział „Badania"). Wielu skarżącym się na częstoskurcz młodym osobom w stresie mogą pomóc beta-blokery, które hamują pobudzenie serca przez adrenalinę i kofeinę (patrz pytanie omawiające beta-blokery w rozdziale drugim). Beta-blokerów można używać na próbę przez miesiąc; w tym czasie trzeba się starać zmienić tryb życia. Potem można je zażywać w razie potrzeby, na przykład przed denerwującym zebraniem. Należy także ograniczyć picie kawy podczas zebrań, a w ogóle przerzucić się na napoje bez kofeiny.

W przyszłym tygodniu idę do szpitala na badania w związku z moimi częstoskurczami. Czy dostanę jakieś lekarstwa?

Będzie to zależeć od rodzaju częstoskurczu, jaki będzie u pana rozpoznany. Istnieje bardzo wiele leków zwalniających akcję serca i redukujących skurcze dodatkowe (*extrasystole*).

- *Digoksyna* (patrz „Leczenie", rozdział piąty). Stosuje się ją bardzo często w migotaniu przedsionków (patrz niżej). Dawki zależą od wieku i stanu nerek pacjenta, ponieważ digoksyna jest wydalana przez nerki z moczem. W niewydolności nerek lek będzie się gromadził w organizmie i powodował objawy uboczne, z których najważniejsze to brak apetytu, nudności i wymioty. W trakcie leczenia digoksyną należy początkowo kontrolować jej poziom we krwi. Jeżeli pojawi się działanie uboczne, to najprawdopodobniej zniknie ono po zmniejszeniu dawki.

- *Beta-blokery* (patrz „Leczenie" w podrozdziale „Zagrożenie związane z nadciśnieniem tętniczym", rozdział drugi) są również stosowane w leczeniu częstoskurczu. Ponieważ pomagają także w nadciśnieniu i dławicy, są szczególnie pomocne, jeżeli częstoskurcze występują jednocześnie z jednym lub obydwoma objawami.
- *Antagonistów wapnia* – werapamil i diltiazem – stosuje się w częstoczęstoskurczu zamiast beta-blokerów. Podobnie jak te ostatnie, można je również łączyć z digoksyną.

Inne, bardziej swoiście działające leki – flecainid (nie zarejestrowany w Polsce) i amiodaron – likwidują skurcze dodatkowe. Są to silnie działające leki, które stosuje się, gdy beta-blokery nie działają.

- Flecainid działa już po 30 minutach i z tego względu stosuje się go, gdy trzeba możliwie szybko zatrzymać atak. Jest również bardzo skuteczny, jeżeli przyjmują go codziennie pacjenci, których niemal nieustannie dręczą uciążliwe ataki. Lek jest niebezpieczny przy współistniejącej niewydolności serca lub wkrótce po zawale. Może powodować nudności, zamroczenie i uczucie niepewności. Większość pacjentów bardzo sobie ceni ten lek.
- Amiodaron może uratować życie pacjenta, ale zwykle nie stosuje się go przez dłuższy czas, ponieważ ma działanie uboczne. Czasami stosuje się go przez dłuższy czas, gdy nie ma innego stosownego leku. Jest bardzo skuteczny w likwidowaniu migotania przedsionków, skurczów dodatkowych i niebezpiecznych ataków częstoskurczu. Można go stosować nawet przy współistniejącej niewydolności serca i po zawale. Amiodaron działa dopiero po dłuższym czasie i jest bardzo wolno wydalany. Działanie uboczne to wrażliwość na promienie słoneczne, podrażnienie skóry, powikłania ze

strony płuc, tarczycy i wątroby. Ze względu na te objawy uboczne pacjenci zażywający amiodaron wymagają stałej kontroli lekarskiej. Amiodaron potęguje działanie acenokumarolu. Jeśli pacjent zażywa acenokumarol, leczenie amiodaronem będzie również wymagało uważnej kontroli krzepliwości krwi.

Migotanie przedsionków

Właśnie badano mnie w związku z nieregularną akcją serca i stwierdzono migotanie przedsionków. Co to takiego?

Migotanie/trzepotanie przedsionków to szczególna postać niemiarowości serca. Akcję serca kontroluje układ elektryczny. Ośrodek kierujący tym układem znajduje się na górze serca, w jednym z przedsionków (patrz rozdział pierwszy). Reguluje on częstość skurczów serca przez wysyłanie bodźców elektrycznych do komór położonych poniżej przedsionków. Po otrzymaniu bodźca komora się kurczy.

Migotanie przedsionków świadczy o załamaniu się pracy ośrodka kontrolnego. Następuje chaos i przedsionki kurczą się z częstością około 600 uderzeń na minutę. Migoczące przedsionki nie mogą wykonywać pracy i wyglądają jak wijące się gniazdo robaków. Bodźce z migoczących przedsionków mogłyby przedostać się do mięśni komór i powodować z kolei ich migotanie z częstością 600 skurczów na minutę. Na szczęście jednak istnieje podstacja kontrolna – **węzeł przedsionkowo-komorowy**, który nie dopuszcza wszystkich 600 bodźców na minutę do mięśni komór. W wyniku tego komory kurczą się z maksymalną częstością, na jaką pozwala węzeł przedsionkowo-komorowy, to jest 180 uderzeń na minutę. Leki mogą dalej ograniczyć liczbę bodźców dochodzących do komór. Wtedy serce kurczy się w spokojnym rytmie 70–80 uderzeń na minutę. Lekarze określają migotanie przedsionków jako dostatecznie lub niedostatecznie kontrolowane, zależnie od reakcji na leki. Dostatecznie kontrolowany rytm wynosi nie więcej niż 90 do 100 uderzeń na minutę.

Migotanie przedsionków zdarza się dosyć często. U osób, u których występuje, jest nie do uniknięcia. Jednakże daje się kontrolować lekami i wprawdzie serce pracuje wtedy mniej wydajnie niż normalne, ale u większości pacjentów różnica ta jest niewielka. U nielicznych pacjentów migotanie przedsionków daje się z trudem kontrolować. Osoby te trzeba objąć specjalną opieką lekarską.

Rozpoznano u mnie migotanie przedsionków. Co mogło je spowodować?

Objaw ten ma wiele przyczyn. U niewielkiej liczby pacjentów migotanie występuje bez widocznego powodu. Jest to tak zwane samoistne (idiopatyczne) migotanie. Migotanie przedsionków może być po prostu spowodowane starzeniem się, ale może je też wywołać jeden z następujących czynników:

- schorzenie zastawki mitralnej;
- nadciśnienie tętnicze;
- choroba tętnic wieńcowych serca;
- niewydolność serca;
- nadczynność tarczycy.

Alkohol może wywoływać migotanie przedsionków u alkoholików, ale może także wywołać je u normalnych ludzi, którzy nieco przesadzili w konsumpcji alkoholu, szczególnie u kobiet, które są bardziej wrażliwe na alkohol.

Jak mogę stwierdzić, czy mój częstoskurcz spowodowało migotanie przedsionków?

Migotanie przedsionków zaczyna się nagle i szybko. Zwykle odczuwa się je jako bardzo szybkie palpitacje, jakby serce „miało zaraz wyskoczyć z piersi". Może spowodować ból w klatce piersiowej, ale u większości osób powoduje jedynie duszność. Oczywiście budzi lęk. Może też – jeśli ciśnienie krwi trochę spadnie – spowodować zamroczenie.

Migotanie przedsionków u osób z niewydolnością serca może się pojawiać i znikać. Ponieważ serce w ataku migotania jest mniej wydajne niż serce pracujące w normalnym (zatokowym) rytmie, migotaniu może towarzyszyć zmęczenie i duszności. U osób, u których migotanie występuje często, jest szczególnie ważne, aby napady migotania kontrolować, ponieważ obniżają one wydajność serca, a co za tym idzie – samopoczucie pacjenta.

Mój mąż właśnie dowiedział się, że ma migotanie przedsionków. Czy to jest niebezpieczne i czy można mu pomóc?

Krótko mówiąc, odpowiedź jest twierdząca. Czasami może to być niebezpieczne, ale zwykle nie jest. Przy współczesnym leczeniu wydajność jego serca polepszy się do tego stopnia, że nie będzie sobie zdawał sprawy, że ma migotanie przedsionków. Jeżeli napad wystąpi nagle, będzie miał atak duszności i być może będzie musiał być przyjęty do szpitala. Jeżeli pani mąż ma inne problemy sercowe, migotanie przedsionków może powodować powstawanie zakrzepów. Wtedy – aby zapobiec udarowi mózgu – będzie musiał przyjmować środki zmniejszające krzepliwość krwi.

BADANIA DIAGNOSTYCZNE PRZY MIGOTANIU PRZEDSIONKÓW

Lekarz powiedział, że muszę przejść badania mające na celu wykrycie migotania przedsionków. Jakie to będą badania?

Istnieje cały szereg badań diagnostycznych:

- Badanie elektrokardiograficzne serca (jednorazowe w spoczynku lub całodobowe).
- Prześwietlenie klatki piersiowej.
- Badanie echokardiograficzne w celu zbadania stanu zastawek i mięśnia sercowego (patrz podrozdział „Badania", rozdział trzeci).
- Rozmaite badania krwi, w tym badanie nadczynności tarczycy.

Niekiedy migotanie przedsionków może być spowodowane schorzeniem serca wymagającym zabiegu chirurgicznego, na przykład uszkodzeniem zastawki mitralnej (patrz rozdział siódmy). Przed zabiegiem chirurgicznym wykonane zostanie cewnikowanie serca (patrz rozdział trzeci).

Może zajść potrzeba badania elektrofizjologicznego (EPS; patrz jedno z poprzednich pytań). Badanie to stosuje się, kiedy szybkie palpitacje trudno zarejestrować na taśmie elektrokardiografu albo w potencjalnie niebezpiecznych przypadkach częstoskurczu, który nie ustępuje po leczeniu normalnie skutecznymi i bezpiecznymi lekami. Wyniki badań EPS są konieczne dla oceny możliwości wykonania nowego zabiegu – **ablacji mięśnia sercowego**. Bliżej o tym zabiegu w następnym podrozdziale.

LECZENIE MIGOTANIA PRZEDSIONKÓW

Jakiego leczenia migotania przedsionków mogę oczekiwać? Czy mogę być leczony farmakologicznie?

W zależności od wyników badań i od stopnia zagrożenia migotaniem, otrzyma pan najprawdopodobniej leki. Osoby, u których migotanie pojawiło się stosunkowo niedawno, mogą być leczone kardiowersją.

Jeżeli migotanie jest spowodowane inną towarzyszącą chorobą serca, otrzyma pan leki, których zadaniem będzie utrzymać rytm na możliwie stałym poziomie. Leczenie do pewnego stopnia będzie zależeć od przyczyny migotania:

- Jeżeli ma pan niewydolność serca, otrzyma pan digoksynę.
- Jeżeli ma pan nadciśnienie bez uszkodzenia samego mięśnia serca, lekarz przepisze panu beta-bloker lub werapamil.

Większości pacjentów przepisuje się tylko digoksynę, ale niektórym – dla większych korzyści –więcej niż jeden lek. Ważne jest, aby się orientować, jak działa każdy lek. W tym celu dobrze jest podczas rozmowy z lekarzem robić sobie notatki. Mogą się one przydać, gdy przestanie pan przyjmować jakiś lek i objawy powrócą. Należy pamiętać, że działanie leków wspomożemy, zmniejszając spożycie kofeiny, alkoholu, rzucając palenie i redukując wagę.

Jakie leki będę dostawał na migotanie przedsionków?

Digoksynę, beta-blokery (na przykład atenolol, propranolol, metoprolol), antagonistów wapnia (na przykład werapamil, diltiazem), amiodaron, flecainide, propafenon, disopyramid, chinidynę – osobno albo w rozmaitych kombinacjach. Acenokumarol na obniżenie krzepliwości krwi. Patrz również „Leki", rozdział piąty.

Powiedziano mi, że zostanę skierowany na „wstrząsy" w ramach leczenia mojego migotania przedsionków. Co to jest i czy jest niebezpieczne?

Jeżeli pana serce jest zdrowe i migotanie jest tylko przejściowym zachwianiem równowagi mechanizmów kontrolujących rytm, wstrząsy elektryczne mogą przywrócić sercu normalny rytm.

Terapia wstrząsowa, czyli **kardiowersja elektryczna**, polega na przepuszczaniu prądu elektrycznego o wysokim napięciu przez mięsień sercowy. Chodzi o wyprowadzenie serca z nienormalnego rytmu, takiego jak migotanie przedsionków lub innych postaci niemiarowości. Terapię można stosować, jeżeli migotanie zostało dosyć wcześnie wykryte. Aparat do kardiowersji nazywa się **defibrylator** lub **kardiowerter**.

Zabieg przeprowadza się w znieczuleniu ogólnym. Do klatki piersiowej przykłada się dwie elektrody w kształcie małej pokrywki od garnka: jedną na wierzch klatki piersiowej, drugą z lewej strony (patrz rysunek 6.2.), a następnie przepuszcza prąd. Zabieg trwa krócej niż pięć minut. Prąd elektryczny zatrzymuje nieprawidłowe bodźce, co umożliwia normalnemu układowi elektrycznemu serca przejęcie kontroli nad rytmem. Zabieg jest skuteczny w 90 procentach przypadków. Zwykle pacjent przyjmuje acenokumarol przez dwa tygodnie przed zabiegiem i przez miesiąc po zabiegu, aby zapobiec tworzeniu się i uwalnianiu zakrzepów. Jeżeli zabieg wykonuje się bez przygotowania, pacjent otrzymuje heparynę dożylnie. Do domu wypisuje się pacjenta tego samego dnia. Efekt zabiegu można zauważyć niemal natychmiast.

Nie trzeba się obawiać o bezpieczeństwo zabiegu. Jest on bezpieczny i skuteczny pod warunkiem, że stosuje się wszystkie środki bezpieczeństwa, rozpoznanie zostało postawione prawidłowo, a krzepliwość krwi jest odpowiednio kontrolowana acenokumarolem.

Obecnie popularność zyskuje nowa metoda, w której elektrody umieszczone są wewnątrz serca, ponieważ wydaje się, iż jest bardziej skuteczna. Polega ona na wprowadzeniu specjalnego cewnika do serca przez żyłę udową (jak zwykle przy cewnikowaniu stosuje się znie-

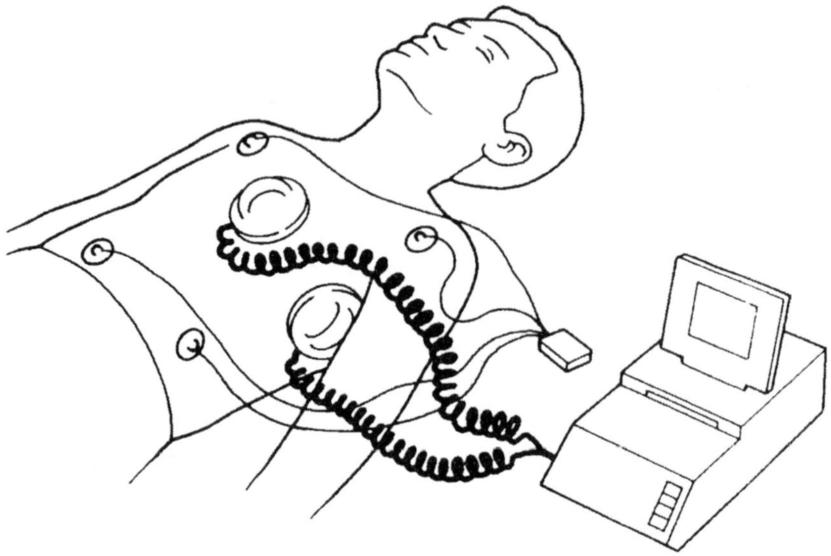

Rysunek 6.2.
Metoda kardiowersji

czulenie miejscowe). Gdy już cewnik znajduje się w sercu w odpowiednim miejscu, stosuje się albo mocne leki uspokajające, albo krótkie znieczulenie ogólne i włącza prąd. Wstrząs działa prawie bezpośrednio na przedsionek – na samo źródło migotania. Wyniki są bardzo obiecujące Nie jest wykluczone, że szpital zaproponuje panu tę metodę zamiast kardiowersji przy użyciu elektrod zewnętrznych.

Mój kardiolog wspomniał o ablacji. Co to jest i czy zabieg jest bezpieczny?

Przed zabiegiem wykonuje się badane elektrofizjologiczne (EPS; patrz „Badania" powyżej). Gdy badanie wykryje źródło nieprawidłowych bodźców, a kardiolog ustali indywidualne wskazania do zabiegu, wprowadza się do żyły udowej cewnik ze specjalnym rozrusznikiem. Gdy znajdzie się on w pobliżu źródła bodźców, lekarz włącza rozrusznik emitujący fale radiowe, które niszczą to źródło. Jeżeli kardiolog uzna, że zabieg został pomyślnie przeprowadzony, usuwa się cewniki i uciska miejsce ich wprowadzenia w pachwinie przez mniej więcej 15 minut. Po dwóch—czterech godzinach odpoczynku w łóżku pacjent może wstać. Zwykle zostaje wypisany do domu na drugi dzień. Dla sprawdzenia wyników wykonuje się elektrokardiogram. Po wyjściu ze szpitala może zajść potrzeba wykonania całodobowej rejestracji elektrokardiogramu dla oceny skuteczności zabiegu.

Ablacja może trwać bardzo długo, ponieważ cewnik trzeba umieścić w odpowiednim miejscu. Zabieg najczęściej udaje się – usuwa migotanie przedsionków i uwalnia pacjenta od konieczności przyjmowania leków. Bardzo rzadko podczas zabiegu zostają uszkodzone normalne ośrodki regulacji bicia serca. Leżą one bardzo blisko ośrodków będących źródłem nieprawidłowych skurczów. W takich razach wszczepia się pacjentowi rozrusznik, który będzie nadawał sercu normalny rytm. Ablacja uwalnia młodych ludzi od perspektywy przyjmowania leków przez resztę życia. Kobiety mogą zajść w ciążę bez obawy, że leki przeciw migotaniu uszkodzą płód. Zabieg – umożliwiając całkowite odstawienie leków – likwiduje również ich objawy uboczne. Przed podjęciem decyzji o wykonaniu ablacji należy przedyskutować rzecz dokładnie z kardiologiem i dowiedzieć się o potencjalnych korzyściach i zagrożeniach zabiegu.

Inne rodzaje nieregularnego rytmu serca

Kilku moich przyjaciół dostało rozruszniki serca. Wprawdzie i moje serce bije bardzo dziwnie, ale nikt nie wspomniał mi o tej możliwości. Kiedy wszczepia się rozrusznik?

Rozrusznik stosuje się wtedy, gdy serce bije zbyt wolno. Jeżeli rytm jest zmienny – raz za wolny, raz zbyt szybki – wszczepia się rozrusznik, a jednocześnie stosuje leki zwalniające akcję serca. Same leki mogłyby zbytnio zwolnić akcję serca. Rozrusznik utrzymuje częstość skurczów na optymalnym poziomie. Zbyt wolny rytm nazywa się **bradykardia**. Jeżeli układ elektryczny serca nie doprowadza bodźców do komór, mamy do czynienia z **blokiem serca**.

Orientuję się, że istnieje wiele różnych metod korygowania nieprawidłowego rytmu serca. Dlaczego zalecono mi kardiowersję, a nie wszczepienie rozrusznika?

Kardiowersja koryguje zbyt szybki rytm serca, a rozrusznik – zbyt wolny. Jeżeli u pana występują obydwa rodzaje nieprawidłowych rytmów – zbyt wolny i zbyt szybki, może wystąpić konieczność zastosowania kardiowersji i wszczepienia rozrusznika. Jeżeli od czasu do czasu zdarzają się u pana napady częstoskurczu, może pan – oprócz rozrusznika – potrzebować leczenia farmakologicznego, aby zatrzymać te napady lub zapobiec ich występowaniu.

W przyszłym miesiącu mam mieć założony rozrusznik. Czy istnieje kilka rodzajów rozruszników?

Istnieją dwa typy rozruszników. Kardiolog wybierze ten, który najlepiej nadaje się dla pana.

- Tymczasowy rozrusznik (patrz rysunek 6.3.a) zakłada się czasami po zawale, gdy uszkodził on również układ elektryczny (przewodzący) serca i wytwarza się **blok serca**. Rozrusznik taki zakłada się w trybie nagłym.
- Jeżeli układ elektryczny przewodzi bodźce zbyt wolno lub jest nieodwracalnie uszkodzony, zachodzi potrzeba założenia stałego rozrusznika (patrz rysunek 6.3.b, c). Jeżeli przy nieodwracalnym uszkodzeniu układu przewodzącego nie wszczepi się rozrusznika, to organizm będzie cierpiał niedobór tlenu i pożywienia, pacjent będzie stale zmęczony i śpiący, a nawet może nagle zemdleć i upaść (patrz następne pytania). Ten typ rozruszników, to miniaturowe niezawodne komputery, które rozpoznają normalne skurcze serca i włączają się do akcji, gdy następuje niepożądana przerwa. Jeżeli po wyłączeniu tymczasowego rozrusznika okaże się, że układ przewodzący serca nie doszedł do normy, zajdzie potrzeba wszczepienia rozrusznika na stałe. Rozrusznik stały można też wszczepić fakultatywnie, gdy w przychodni okaże się, że jest konieczny.

Trochę się denerwuję perspektywą wszczepienia rozrusznika. Jaki to zabieg?

Wszczepienie stałego rozrusznika oznacza przeważnie dwudniowy pobyt w szpitalu, choć możliwe jest również wypisanie w tym samym dniu. Zwykle lekarz zawiadamia, jak długo będzie trwał pobyt w szpitalu, aby pacjent mógł zabrać ze sobą rzeczy potrzebne do noclegu w szpitalu.

Tymczasowy rozrusznik składa się z samego aparatu, który przymocowuje się do ramienia lub kładzie na stoliku nocnym. Od rozrusznika wychodzi przewód zakończony elektrodą, przechodzący przez skórę do żyły podobojczykowej, rzadziej zaś do żyły szyjnej lub ramieniowej, a stamtąd do prawej komory serca (patrz rysunek 6.3.a). Rozrusznik taki zakłada się w miejscowym znieczuleniu. Aparat wykrywa normalne impulsy skurczowe i dodaje w miarę potrzeby impulsy wytwarzane przez aparat. Gdy tylko układ przewodzący serca dojdzie do normy, przewód po prostu wyciąga się. Ani założenie, ani wyjęcie elektrody nie jest bolesne.

Stały rozrusznik zakłada się również w miejscowym znieczuleniu. Jeden lub dwa przewody zakłada się do żyły (najczęściej podobojczykowej, czasem do żyły odpromieniowej), a stamtąd do prawej komory i prawego przedsionka serca. Następnie przewody łączy się z samym rozrusznikiem, który wszywa się pod skórę. Dokładne umiejscowienie elektrod sprawdza się promieniami rentgenowskimi. Cały zabieg trwa około godziny. Niewielkie nacięcie na klatce piersiowej poniżej obojczyka zamyka się kilkoma szwami, które zdejmuje się siedem do dziesięciu dni po zabiegu, zwykle w ambulatorium lub przychodni. Przed wypisaniem ze szpitala wykonuje się kontrolne zdjęcie klatki piersiowej, a dla sprawdzenia, czy sam rozrusznik działa prawidłowo, umieszcza się na skórze w miejscu wszczepienia magnes.

Zanim zacząłem mieć problemy z sercem, prowadziłem bardzo aktywne życie. Czy będę mógł powrócić do tego trybu życia po wszczepieniu rozrusznika?

W zasadzie tak. Rozrusznik ma właśnie usunąć problem i umożliwić normalne życie. Po tygodniu od zabiegu zostaną zdjęte szwy,

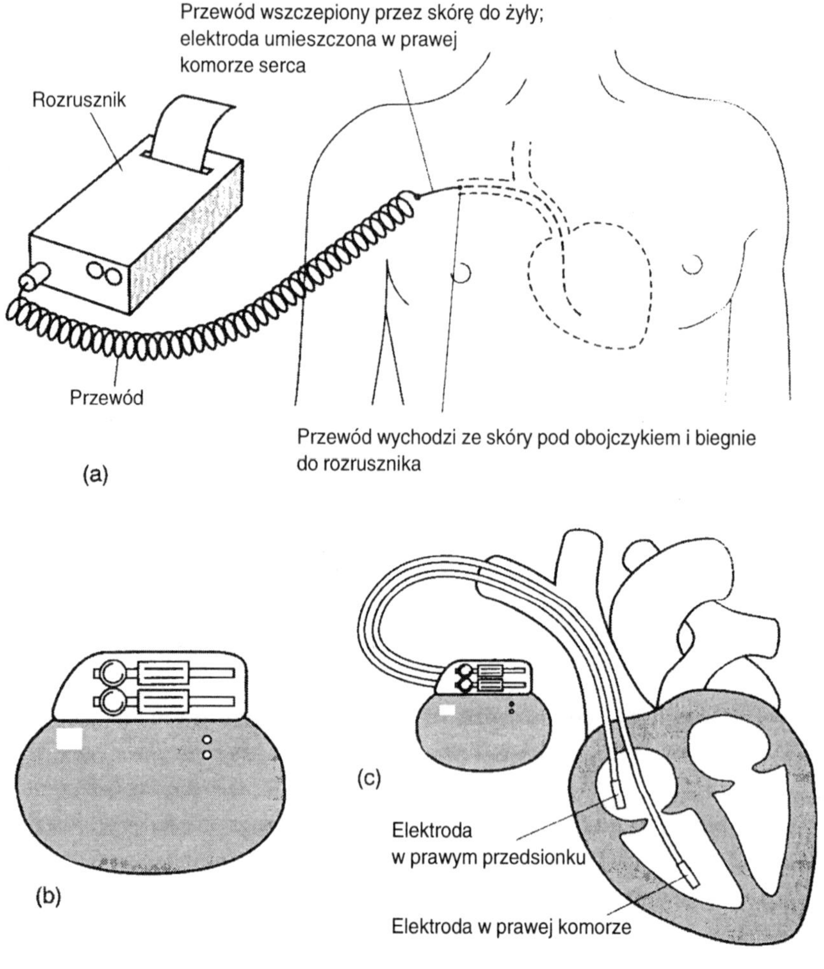

Rysunek 6.3.
Rozruszniki serca. a) Rozrusznik tymczasowy, b) Rozrusznik stały, c) Rozrusznik stały po wszczepieniu.

otrzyma pan również antybiotyki, aby zapobiec zakażeniu. Przez tydzień nie będzie pan mógł prowadzić samochodu.

W miesiąc po operacji pacjent musi się zgłosić na badanie kontrolne. Następne kontrole odbywają się co roku. Coroczne kontrole mają za zadanie sprawdzenie mocy baterii napędzającej rozrusznik.

Jeżeli bateria zaczyna słabnąć, stary rozrusznik zostanie rozłączony, a nowy po podłączeniu implantuje się w znieczuleniu miejscowym.

Każdy pacjent z rozrusznikiem dostaje kartę informacyjną, którą zawsze powinien nosić przy sobie. Aparaty do wykrywania metalu wykrywają rozruszniki i włączają urządzenia alarmowe. Z tego względu należy zgłosić posiadanie rozrusznika personelowi na lotniskach. Domowa sieć elektryczna i piecyki mikrofalowe nie zaburzają pracy rozrusznika, natomiast telefony komórkowe mogą, jeżeli umieszczone są w bezpośredniej bliskości rozrusznika. Nie można umieszczać telefonów komórkowych bliżej niż 10 centymetrów od miejsca wszczepienia rozrusznika (na przykład w kieszeni koszuli po stronie rozrusznika). Osób z wszczepionym rozrusznikiem nie można poddać badaniu za pomocą magnetycznego rezonansu jądrowego (MRI). Poza tymi ograniczeniami osoby z wszczepionym rozrusznikiem serca mogą prowadzić zupełnie normalne życie.

Czy rozruszniki mogą być kłopotliwe?

Zwykle nie, ale czasami miejsce wszczepienia może być bolesne, a bardzo rzadko ulega zakażeniu (wtedy rozrusznik trzeba koniecznie usunąć). Rozruszniki od czasu do czasu wymagają regulacji. Dokonuje się tego przez przyłożenie do skóry nad implantowanym rozrusznikiem specjalnego komputera. Niektóre wcześniej implantowane rozruszniki psuły się i wymagały wymiany. Elektrody zwykle nie przemieszczają się po pierwszych 24–48 godzinach od implantacji. Upadek lub wstrząs może uszkodzić rozrusznik lub przemieścić elektrody. Z tego względu należy unikać takich dyscyplin sportu, jak piłka nożna lub hokej. U większości osób rozrusznik nie powoduje żadnych problemów. Jeżeli pojawią się jakieś problemy, należy się skontaktować z odpowiednią przychodnią.

Gdy odwiedziłem kardiologa, dowiedziałem się, że rytm mojego serca jest niebezpieczny i trzeba mi założyć wszczepialny defibrylator. Czy to jest rodzaj rozrusznika?

Pełna nazwa tego instrumentu to automatyczny wszczepialny kardiowerter i defibrylator (AICD). Aparat ten działa także jako rozrusznik.

Wszczepia się go osobom, u których występuje bardzo niebezpieczny rodzaj rytmu, mogący spowodować nagłą śmierć. Aparat wszczepia się podobnie jak rozrusznik: przez nacięcie w skórze wprowadza się do żyły podobojczykowej przewód z elektrodą, którą umieszcza się w sercu. Przewód łączy się z defibrylatorem wszczepionym pod skórą klatki piersiowej lub brzucha. Defibrylator rozpoznaje normalne skurcze serca. Gdy serce zacznie się kurczyć w nieprawidłowym, niebezpiecznym rytmie, defibrylator natychmiast wysyła wstrząsową dawkę elektryczności. Pacjent odczuwa to jako lekkie tupnięcie. Aparat należy odpowiednio często kontrolować, aby nie dopuścić do wyładowania się baterii. Ponieważ aparat jest swego rodzaju komputerem, można sprawdzić, ile razy zaszła potrzeba defibrylacji. Jest to aparat drogi, ale może uratować życie.

Mój przyjaciel ma wszczepiony defibrylator przeciwko migotaniu przedsionków. Czy to jest nowa metoda zapobiegania migotaniu przedsionków?

Tak, defibrylatory przedsionków to całkiem nowe aparaty. Wszczepia się je osobom, które mają bardzo rzadkie ataki migotania przedsionków – mniej więcej dwa lub trzy rocznie. Wszczepia się je podobnie jak rozruszniki w znieczuleniu miejscowym. Gdy następuje atak migotania przedsionków, defibrylator wysyła silny prąd elektryczny, który przywraca normalny rytm serca.

Nagłe omdlenia

Moja żona ostatnio kilkakrotnie mdlała. Co to właściwie są nagłe omdlenia i co je powoduje?

Nagłe omdlenie to nagła i krótka utrata przytomności, która powoduje, że chory osuwa się na ziemię. Jeżeli serce pana żony nagle zwolni lub przyspieszy rytm, ciśnienie krwi spada i chora traci przytomność. Zwykle zdarza się to nagle. Ofiara blednie („blednie jak prześcieradło"), ale szybko przychodzi do siebie. Wtedy może pan zauważyć, że skóra żony zaczerwienia się. Czasami przytomność powraca tak szybko, że ofiara nie zdaje sobie sprawy, co się stało, myśli, że musiała się potknąć, i dziwi się, dlaczego wszyscy są tak poruszeni. Czasami może to być zwykłe omdlenie, ale nagłe omdlenia mogą być również spowodowane niedokrwistością (anemią), problemami w ośrodkowym układzie nerwowym (mózgu), niskim poziomem cukru we krwi, napadem padaczki lub niedostatecznym dopływem krwi do mózgu przez zwężone tętnice. Nagłe omdlenia z przyczyn sercowych zazwyczaj trwają krótko (5–10 minut); omdlenia z innych przyczyn też mogą być nagłe, ale powrót do przytomności jest powolny, czasem zabiera kilka godzin.

Żona lekceważy te ataki utraty przytomności, ponieważ zdarzają się rzadko. Czy powinienem ją namówić, żeby poszła do lekarza?

Tak. Być może żona wymaga rozrusznika lub leczenia.

Jaka jest różnica między zemdleniem a nagłą utratą przytomności (omdleniem)?

Zemdlenie poprzedzają zwykle sygnały ostrzegawcze. Ofiara może zblednąć, spocić się, mieć ataki ziewania albo brzęczenie w uszach. Zemdlenia zdarzają się często w gorących zamkniętych pomieszczeniach – u osób stojących przez długi czas, na przykład w kolejce. Omdlenie może być spowodowane wyczerpującym atakiem kaszlu (omdlenie kaszlowe), a także nagłym wstaniem z łóżka w nocy (w celu pójścia do toalety; *micturition syncope*). To ostatnie zdarza się częściej u mężczyzn niż u kobiet. *Syncope* to medyczny termin nagłej utraty przytomności.

Co robić, jeżeli moja żona poczuje się słabo lub zemdleje?

Należy ją ułożyć płasko z lekko uniesionymi nogami. Gdy przyjdzie do siebie, trzeba jej pomóc powoli powrócić do pozycji siedzącej, a następnie pozwolić jej wstać. Zanim zacznie chodzić, należy się upewnić, że odzyskała siły i pewnie stoi na nogach.

ROZDZIAŁ SIÓDMY

Choroby zastawek serca

Wstęp

Niniejsza książka zajmuje się głównie chorobami mięśnia sercowego i tętnic wieńcowych. Czasami mamy do czynienia z uszkodzeniem zastawek serca – ten krótki rozdział jest poświęcony tym chorobom i ich leczeniu.

Serce ma cztery zastawki, których zadaniem jest kierowanie przepływu krwi w jednym tylko kierunku. Choroby zastawek powodują zakłócenia w obiegu krwi i uniemożliwiają normalną pracę serca. Dwie najważniejsze zastawki to zastawka mitralna i zastawka aorty. One właśnie najczęściej są objęte procesem chorobowym. Czasami obie zastawki na raz mogą być chore. Co roku w Wielkiej Brytanii wykonuje się pięć tysięcy operacji zastawek.

Schorzenia zastawek mogą być spowodowane następującymi problemami mechanicznymi:

- niedomykalnością,
- zwężeniem (zwanym w języku medycznym **stenozą**).

Zastawka aorty ma normalnie trzy płatki. Niektórzy ludzie rodzą się z zastawką aorty składającą się tylko z dwóch płatków. Ta wada wrodzona powoduje szybsze zużycie się zastawki. Normalna trzypłatkowa zastawka aorty może również z wiekiem zesztywnieć i zacząć przepuszczać krew (niedomykalność). Proces ten jest niezależny od miażdżycy tętnic wieńcowych.

Przyczyny

Mam chorobę zastawek. Co mogło ją spowodować?

Istnieje szereg przyczyn chorób zastawek:

- Zwężenie zastawki mitralnej może być spowodowane gośćcem (gorączką reumatyczną). Jest to choroba występująca w dzieciństwie lub w wieku dorastania. Zastawki i wsierdzie (wewnętrzna wyściółka serca) ulegają zapaleniu, które pozostawia stałe uszkodzenie zastawek.
- Nieszczelność zastawki mitralnej może być skutkiem gośćca (gorączki reumatycznej), infekcji bakteryjnej, zwiotczenia płatków (płatki przeginają się do środka) oraz zwężenia tętnic wieńcowych.
- Zwężenie zastawki tętnicy głównej może być spowodowane gośćcem, wadą wrodzoną lub związanym z wiekiem zużyciem.
- Nieszczelność zastawki tętnicy głównej może być skutkiem gośćca, nadciśnienia tętniczego, infekcji bakteryjnej, związanego z wiekiem zużycia lub wrodzonej wady zastawki.

Objawy

Jak mogę się przekonać o chorobie zastawek?

Zwężenie zastawki tętnicy głównej może spowodować ataki dławicy, duszności, omdlenia, podczas gdy nieszczelność tej zastawki z reguły powoduje powiększenie serca, a następnie duszności. Jeżeli czuje się pan zmęczony i ma duszności po wysiłku, to warto pójść do lekarza, zapytać o opinię i przejść różne badania. Choroba zastawek może spowodować niewydolność serca (patrz rozdział piąty).

Poważne zwężenie lub nieszczelność zastawki mitralnej może również spowodować duszności. Infekcja bakteryjna może objąć obydwie zastawki (patrz podrozdział „Zakażenia” poniżej).

Czy wada zastawek stanowi większe obciążenia dla mojego serca?

Tak. Zwężone lub nieszczelne zastawki obciążają serce dodatkową pracą. Jeżeli zastawka jest zwężona, serce musi pracować ciężej i zwiększyć ciśnienie, żeby przepompować potrzebną ilość krwi przez wąskie gardło. Jeżeli zastawka jest nieszczelna, serce musi przepompować więcej niż normalnie krwi. Serce musi przepompować 5 litrów krwi na minutę plus objętość, która cofnęła się przez nieszczelną zastawkę

Badania

Skierowano mnie na badania mające wykryć chorobę zastawek. Jakie to będą badania?

Osłuchując serce stetoskopem lekarz słyszy szmery. Diagnozę potwierdzi echokardiografia (patrz rozdział piąty). Czasami przy rutynowym badaniu kontrolnym lekarz przez przypadek usłyszy szmer w sercu. Echokardiogram zbada serce wszechstronnie i dostarczy informacji o stanie zastawek, ich zwężeniu lub nieszczelności. Jeżeli uszkodzenie zastawek nie jest poważne, zaleca się kontrolne badanie echokardiograficzne co 12 lub 6 miesięcy. Jeżeli wada zastawek jest poważna, lekarz zleci dalsze badania i ewentualnie zabieg chirurgiczny.

Leczenie

Niewielkie wady zastawek można początkowo leczyć farmakologicznie. Leki moczopędne (patrz rozdział drugi) zmniejszą duszność, digoksyna (wraz z acenokumarolem) zlikwiduje migotanie przedsionków. Jeżeli podstawowym problemem jest nieszczelność, stosuje się inhibitory ACE, które mogą zmniejszyć przecieki (patrz rozdział drugi). Inhibitory ACE rozszerzają tętnice, dzięki czemu krew łatwiej płynie na obwód ciała. Mniejszy opór przy przepływie krwi może zmniejszyć tendencję do jej cofania się.

Przeszedłem badania na chorobę zastawek, a teraz wpisano mnie na listę kandydatów do wszczepienia nowej zastawki. Na czym to polega? Trochę się tego boję.

Zabieg chirurgiczny na zastawce serca jest rutynowym zabiegiem dla specjalisty – chirurga, ale dla pacjenta to wielkie przeżycie. Chirurg powinien przed operacją dokładnie przedyskutować z panem indywidualne czynniki ryzyka oraz wyjaśnić, jakie typy zastawek można panu wszczepić. Jeżeli tego nie zrobił, trzeba go o to poprosić.

Przygotowanie do zabiegu jest podobne do przygotowania do zabiegu pomostowania tętnicy wieńcowej (bypass; patrz rozdział drugi). Najpierw przecina się wzdłuż mostek, aby uzyskać dostęp do serca. Następnie zatrzymuje się serce i włącza płuco-serce. Po otwarciu serca chirurg ocenia chorą zastawkę i decyduje, czy nadaje się ona do naprawy. Czasami nieszczelną zastawkę mitralną udaje się naprawić. Jeżeli stan zastawki nie pozwala na naprawę, chirurg wycina ją i na jej miejsce wstawia sztuczną zastawkę.

Okres hospitalizacji wynosi zwykle 7 do 10 dni. Każdy zabieg na sercu to poważna operacja, ale obecnie technika tych zabiegów została tak usprawniona, że ryzyko jest minimalne.

Jak wyglądają sztuczne zastawki?

Istnieją dwa typy sztucznych zastawek: zastawki tkankowe oraz zastawki mechaniczne. Decyzję co do typu zastawki podejmuje się w trakcie operacji, ponieważ tylko wtedy można odpowiednio ocenić sytuację. Chirurg powie panu, jakie są możliwości. Podczas tej dyskusji będzie pan mógł wyrazić życzenie co do typu zastawki. Jeżeli w czasie operacji chirurg będzie miał możliwość wyboru, wszczepi zastawkę zgodną z pana życzeniem.

- Zastawki tkankowe wykonane są z naturalnych tkanek ludzkich, bydlęcych lub wieprzowych. Są specjalnie przygotowane, by zapobiec odrzuceniu.
- Zastawki mechaniczne są zwykle wykonane z włókna węglowego (choć czasami mówi się o nich jako o plastykowych lub metalowych zastawkach). Zastawki te nie zawierają tkanek zwierzę-

cych; podczas pracy mogą wydawać dźwięk przypominający trzaskanie.

Jak długo działają wszczepione zastawki – czy różne typy mają różną trwałość?

Zastawki mechaniczne działają przez wiele lat i rzadko się psują. Zastawki tkankowe mogą się zużyć po dziesięciu latach, ale dzisiejsze, nowoczesne wytrzymują dłużej. Życie z zastawką tkankową jest łatwiejsze, ale mogą one wcześniej niż mechaniczne wymagać wymiany.

Wszczepienie zastawki brzmi jak bardzo poważna operacja. Jaką mam szansę, że wyjdę z tego cało?

Przeżywalność po wszczepieniu zastawki wynosi 96 procent. Ryzyko jest nieco wyższe, jeżeli zachodzi konieczność jednoczesnego zabiegu na tętnicach wieńcowych (pomostowania). Taka konieczność zdarza się częściej u starszych pacjentów. Chorzy z poważnie zniszczoną zastawką rzadko żyją bez operacji dłużej niż dwa lata. Jakość życia jest niezadowalająca i choroba nieubłaganie zbliża się do nieuchronnego końca. Zabieg wszczepienia zastawki daje pacjentowi bardzo duże szanse przeżycia w dobrym zdrowiu dziesięciu lub więcej lat.

Co będzie, jeżeli wszczepiona zastawka odmówi posłuszeństwa. Czy zabieg można powtórzyć?

Tak. Powtórne zabiegi są zwykle całkiem bezpieczne. Około 20 procent wszczepionych zastawek wymaga wymiany po 10–15 latach.

Czy wszystkie zniszczone chorobą zastawki wymagają operacji?

Nie. Wiele takich zastawek nie daje poważnych objawów i nie wymaga interwencji. Pacjent musi jednak przechodzić okresowe kontrolne badania. Nawet poważnie uszkodzone zastawki nie od razu wymagają operacji. Kardiolog obserwuje pacjenta i dopiero, gdy objawy pogorszą się, podejmuje decyzję o interwencji chirurgicznej.

Czy istnieją inne metody operowania zniszczonych zastawek? Słyszałem o operacji zwanej „zabiegiem balonikowania". Co to takiego?

Nieszczelne zastawki wymagają operacji. Natomiast zwężoną zastawkę mitralną można rozszerzyć za pomocą balonika. Decyzja użycia tej techniki zależy od wyniku przezprzełykowego echokardiogramu (patrz rozdział trzeci). **Mitralna valvuloplastyka**, czyli zabieg rozszerzenia zastawki mitralnej za pomocą balonika, jest – w niektórych sytuacjach – równie skuteczna jak wszczepienie sztucznej zastawki.

Wykonuje się ją w laboratorium cewnikowania serca. Sam zabieg jest podobny do **angioplastyki wieńcowej** (patrz rozdział trzeci).

W miejscowym znieczuleniu wprowadza się cewnik do żyły biodrowej w pachwinie. Żyła wpada do prawego przedsionka, podczas gdy zastawka mitralna znajduje się między lewym przedsionkiem a lewą komorą. Przedsionki dzieli od siebie przegroda międzyprzedsionkowa (patrz rozdział pierwszy). Aby się dostać do lewego przedsionka, kardiolog robi specjalną igłą otwór w przegrodzie międzyprzedsionkowej. Następnie cewnik z balonikiem wprowadza się do lewego przedsionka. Ponieważ krew płynie z lewego przedsionka do lewej komory, kardiolog wprowadza balonik z prądem krwi do zastawki, a gdy balonik znajduje się w zastawce, czyli w przejściu między przedsionkiem a komorą, nadyma go. Nacisk na zlepione płatki zastawki rozrywa je i umożliwia swobodny przepływ krwi z przedsionka do komory. Uwolniona ze zrostów zastawka działa normalnie i nie zezwala na cofanie się krwi z komory do przedsionka. Po wyjęciu balonika i cewników kardiolog będzie przez kilka minut uciskał miejsce wkłucia w pachwinie, aby zapobiec krwawieniu. Ranka nie wymaga założenia szwów. Jeżeli nie zdarzyły się żadne komplikacje, pacjent będzie mógł na drugi dzień wrócić do domu.

Zakażenia

Niedługo czeka mnie operacja wszczepienia zastawki. Jakie są powikłania tego zabiegu?

Zastawki serca mogą ulec zakażeniu. Jest to tak zwane bakteryjne zapalenie wsierdzia. Zakażenie może objąć zarówno wszczepioną zastawkę, jak i własne zastawki pacjenta. Zakażenie jest komplikacją rzadką, której można zapobiec. Bardzo ważne jest utrzymywanie w zdrowiu zębów i dziąseł. Należy regularnie poddawać się badaniom kontrolnym u dentysty. Ubytki zębów są siedliskiem bakterii, które podczas żucia pokarmów mogą dostać się do krwiobiegu. Każdy zabieg operacyjny na sercu należy przeprowadzać pod ochroną antybiotyków, aby zapobiec zakażeniu zastawek. Jest to tak zwana profilaktyka antybiotykowa.

Infekcja zastawki jest komplikacją rzadką, ale bardzo poważną. Przeżywa tylko połowa chorych, u których doszło do zakażenia. W tym wypadku zapobieżenie infekcji może dosłownie uratować życie.

Kilka miesięcy temu wszczepiono mi zastawkę. Jeżeli dojdzie do zakażenia, jakie będą jego objawy?

Zakażenie postępuje wolno. Następujące objawy będą się nasilać:

- podwyższona temperatura,
- nocne poty,
- pogarszające się samopoczucie,
- utrata wagi,
- utrata apetytu,
- bóle stawów.

W razie zauważenia jednego z tych objawów należy natychmiast udać się do lekarza, który niewątpliwie natychmiast skieruje pacjenta do szpitala.

Gdy byłem w szpitalu, gdzie wszczepiono mi zastawkę, u jednego z pacjentów wystąpiła infekcja. Czy takie zakażenia są

częste? Jakie jest prawdopodobieństwo, że ja też będę miał infekcję?

Zakażenia są rzadkie i można im zapobiec. Jeżeli infekcję rozpozna się wcześnie, połowa pacjentów przeżywa zakażenie. Dlatego ważne jest, aby w razie zauważenia jednego z wymienionych wyżej objawów, możliwie szybko skontaktować się z lekarzem.

ROZDZIAŁ ÓSMY

Serce a seks

Wstęp

Choroba serca nie oznacza końca przyjemnego i zadowalającego życia seksualnego. Dla kogoś, kto był uprzednio aktywny seksualnie, niemożność ponownego podjęcia tej aktywności może być źródłem zbędnej frustracji, zdenerwowania i niezgody małżeńskiej. Dotyczy to zarówno mężczyzn, jak i kobiet, tak w heteroseksualnych, jak i homoseksualnych związkach. Ważne jest, aby stałe więzi seksualne, jeśli istniały przed chorobą, można było kontynuować później. Przygodne stosunki seksualne na ogół bardziej narażają serce na stres i wysiłek niż stałe związki. Problem ten omawiany jest w jednym z następnych pytań.

Nowy związek zawarty po rozpoznaniu u jednego lub obydwu partnerów choroby serca nie powinien – na ogół – stwarzać problemów, dopóki nie wiąże się z tym żadne z niebezpieczeństw przygodnego seksu. Związki oparte na zaufaniu, zrozumieniu i miłości nie są przygodne i nie wiążą się z nadmiernym obciążeniem serca. Pamiętaj, że jeżeli stworzyłeś nowy związek oparty na miłości nie możesz pozwolić, aby twoje serce, rozumiane jako narząd anatomiczny, w jakikolwiek sposób kolidowało z sercem – ośrodkiem uczuć.

Problemy, z którymi krępowalibyśmy się zwrócić do naszego lekarza

Jak reaguje moje serce, gdy mam stosunek seksualny?

W miarę wzrastania podniecenia tętno zaczyna rosnąć, przyspiesza się oddech, wzrasta ciśnienie tętnicze. Wszystko to osiąga szczyt w momencie orgazmu, a potem powraca do normy po trzyminutowym odpoczynku. Średni czas trwania stosunku wynosi 15 minut, a serce poddane jest stresowi tylko przez trzy minuty.

Jeżeli tętno rośnie, to czy seks naraża serce na wysiłek?

Z punktu widzenia serca seks jest jedynie inną formą ćwiczenia fizycznego. Już w rozdziale trzecim powiedzieliśmy, że wysiłek może wywołać bóle dławicowe. Z tego wynika, że ból dławicowy może pojawić się również podczas stosunku, ale trzeba podkreślić, że aktywność seksualna nie wiąże się z większym wysiłkiem niż zwykłe codzienne czynności. Z badań, w których mierzono tętno podczas stosunków seksualnych, wynikło, że wzrastało ono do 120 uderzeń na minutę. Te wartości obserwuje się często w czasie normalnych codziennych zajęć. W innym badaniu stwierdzono, że ciśnienie krwi w czasie stosunku nie podnosi się do wartości niebezpiecznych czy przesadnie wysokich.

Obciążenie serca podczas stosunku seksualnego nie jest większe niż podczas trzyminutowego testu wysiłkowego na bieżni stacjonarnej. Każdy, kto wytrzyma tę próbę wysiłkową przez więcej niż trzy minuty, może bez obaw uprawiać seks. Jeżeli nasza druga połowa obawia się o nasze zdrowie, odbycie testu wysiłkowego w jej obecności pomoże rozwiać te obawy.

Czy przygodny seks bardziej obciąża serce niż długotrwałe pożycie ze stałym partnerem?

Tak. Dorywczy, przygodny seks bardziej stresuje serce. Długotrwałe, stałe pożycie, gdy partnerzy się znają, nie powinno być powodem kłopotów, podczas gdy przygodny romans może prowadzić do znaczniejszego podwyższenia tętna. Dla normalnego serca nie powinno to być szkodliwe, ale przy zmianach miażdżycowych w tętnicach wieńcowych może być źródłem problemów. Często w takich wypadkach mamy do czynienia z niedobraną wiekiem parą (na przykład starszy mężczyzna i młodsza kobieta), z nieznanym otoczeniem (na przykład pokój w hotelu) lub z nadmiarem jedzenia i picia (przygodny seks podczas party w biurze). Tego rodzaju skoki w boki mogą być ryzykowne.

Czasami słyszy się mrożące krew w żyłach relacje o kimś, kto zmarł podczas stosunku. Czy te opowiadania są prawdziwe?

Ludzie mogą umrzeć w każdej chwili i w każdych okolicznościach, a więc także i podczas stosunku seksualnego. Ryzyko takiej śmierci jest jednak niewielkie, nie wyższe niż podczas innych codziennych czynności. Należy jednak zaznaczyć, że spośród osób, które umierają lub mają zawał podczas stosunku, 80 procent to osoby uczestniczące w stosunku pozamałżeńskim. A więc niech każdy weźmie sobie tę przestrogę do serca!

Niedawno miałem zawał. Kiedy będę mógł powrócić do życia seksualnego?

Po zawale, który nie spowodował komplikacji, można spróbować uprawiać seks już po dwóch lub trzech tygodniach. Lepiej poradzić się lekarza i zbadać kondycję spacerując, wchodząc po schodach lub maszerując na stacjonarnej bieżni – patrz niżej. Dotyczy to pacjentów obojga płci.

Seks to ćwiczenie normalne i nie wyczerpujące dla par w stałym związku. Zarówno zdrowi jak i chorzy na serce powinni w jednakowym stopniu odczuwać jego przyjemność. Jeżeli ktoś wracając do zdrowia po zawale podejmuje normalne zajęcia, powinien również powrócić do normalnych czynności seksualnych.

Przekroczyłem pięćdziesiątkę i niedawno miałem zawał. Czy jestem za stary, aby prowadzić życie seksualne?

Wiek nie jest tu przeszkodą i nawet pacjenci po siedemdziesiątce i osiemdziesiątce, którzy przed zawałem byli aktywni seksualnie, nie powinni obawiać się powrotu do normalnego współżycia.

Mężczyźni mogą stwierdzić, że uzyskanie erekcji trwa nieco dłużej, a kobiety mogą się przejmować, że są mniej atrakcyjne, a także mieć trudności z wydzielaniem przez pochwę ułatwiającego stosunek śluzu (patrz pytanie poniżej o stosowaniu żelu). Z seksem nie należy się spieszyć – to nie jest pogoń za uciekającym autobusem! Poczekaj, aż nadejdzie ochota. Kobiety – jeśli to pomaga – powinny stosować środki smarujące. Dojrzały wiek to czas na refleksję, a kilka zmarszczek tu lub tam nie powinno nam przesłaniać wewnętrznego piękna bliskiej nam osoby.

Trzy tygodnie temu miałam zabieg chirurgiczny na sercu. Mój mąż chętnie powróciłby do współżycia ze mną. Czy to jest bezpieczne?

Może pani podjąć współżycie, gdy tylko poczuje pani na to ochotę. Ból w ranie pooperacyjnej klatki piersiowej może stanowić problem, szczególnie jeżeli podczas stosunku leży pani na wznak pod mężem. Wspólne pieszczoty wstępne mogą być przygotowaniem do późniejszego powrotu do pełnych stosunków, zwłaszcza jeżeli ból po operacji dokucza pani przy ucisku. Innym rozwiązaniem może być zmiana pozycji, na przykład stosunek na boku. Można też próbować znaleźć taką pozycję, która byłaby zadowalająca dla obu partnerów (patrz niżej).

Po angioplastyce można powrócić do współżycia już po dwóch – trzech dniach, jeśli miejsce wprowadzenia cewnika w pachwinie nie jest bolesne.

Należy pamiętać, że wysiłek serca w czasie stosunku płciowego jest mniej więcej równy wysiłkowi szybkiego (10 sekund) wejścia i zejścia po dwóch kondygnacjach schodów (po 13 stopni każda) lub przejścia półtora kilometra po płaskim terenie w dwadzieścia minut. Jeżeli podczas tych ćwiczeń nie wystąpi ból ani duszności, można śmiało spróbować seksu. Jeżeli w czasie jednej z tych prób wystąpią bóle dławicowe, należy powtórzyć ćwiczenie, stosując nitroglicerynę podjęzykowo lub w sprayu. Jeżeli to pomaga, można spróbować zażyć nitroglicerynę przed stosunkiem. Warto zaznaczyć, że ubocznym efektem nitrogliceryny jest zwiększenie przyjemności seksualnej podczas stosunku. Nitrogliceryny nie można jednak zażywać jednocześnie z viagrą.

Mój partner przeszedł ostatnio operację serca, ale teraz uznano go za zupełnie zdrowego. Czy jakieś pozycje podczas stosunku mogą być niebezpieczne?

Nie, oczywiście w granicach zdrowego rozsądku. Serce nie wydaje się nadmiernie obciążone w żadnej pozycji, jeżeli jest to stosunek ze stałym partnerem. Przygodny seks może powodować większe obciążenie serca (patrz jedno z poprzednich pytań). Co do różnych pozycji – patrz jedno z następnych pytań.

Odrastające po operacji włosy na klatce piersiowej mogą drażnić partnera („czuję, jakbym miała stosunek z jeżem"). Prostą radą jest umieszczenie płaskiej poduszki lub miękkiego ręcznika na operowanej klatce piersiowej.

Od kiedy wróciłam ze szpitala po zawale, nie mam ochoty na seks. Jest to źródłem zdenerwowania i frustracji mojego partnera. Co mogę mu powiedzieć?

Po zawale większość osób powraca do życia płciowego, jakie prowadziło przedtem, ale część jest mniej aktywna. Niektórzy boją się, że seks może spowodować uszkodzenie serca, co rujnuje zadowalające pożycie, jakim cieszyli się poprzednio. Czasami jest to rezultat pojmowania seksu jako galowego przedstawienia w hollywoodzkim stylu, podczas gdy w rzeczywistości pożycie dwojga osób przeważnie nie jest aż tak spektakularne, a co za tym idzie, nie obciąża serca nadmierną pracą.

Niepokój i depresja mogły wpłynąć na zmniejszenie się pani popędu płciowego, ale zwykle wraca on wraz z postępem rekonwalescencji. Ze względu na przebyty zawał zwraca pani teraz większą uwagę na bicie serca – funkcję organizmu, której pani poprzednio nie zauważała. Podczas stosunku tętno wzrasta, co jest źródłem pani niepokoju. Nie można się tego obawiać. Najlepiej wykonać próbę z wchodzeniem po schodach lub szybkim spacerem (patrz jedno z poprzednich pytań). To pomoże zwalczyć pani obawy.

Depresja po zawale lub operacji serca nie jest rzadkością, ale w 90 procentach przypadków szybko znika. U niektórych depresja nie chce zniknąć. Powoduje to zmniejszenie lub zanik popędu płciowego, a odbywane (rzadko) stosunki nie dają satysfakcji. Takiej sytuacji nie można zaakceptować, mówiąc sobie, że „to wszystko jest już poza mną". Trzeba szukać pomocy u lekarza. Lekarstwa przeciwko depresji są bardzo skuteczne (choćby stosowane tylko przez krótki czas), a skutki uboczne zwykle nie sprawiają kłopotu.

Na razie warto spróbować dotyków, pieszczot i uścisków bez stosunku. To stopniowo powinno wprowadzić panią na nowo w życie płciowe.

Rozpoznano u mnie dławicę. Czy ta choroba zmieni mój popęd płciowy?

Nie. Wśród ludzi kursują różne mity. Niektórzy są przekonani, że życie płciowe kończy się wraz z przekroczeniem pięćdziesiątki. Taki wiek to pełnia życia. Proszę zapamiętać, że w znaczeniu medycznym granica wieku średniego to 70 lat! Gdy tylko znikną objawy choroby, będzie pan mógł wrócić do normalnego pożycia.

Dotychczas mieliśmy z żoną pełne i energiczne pożycie. Teraz boję się, że w czasie stosunku mogę dostać bólu dławicowego. Czy to jest prawdopodobne?

Tak. Może pan dostać ataku dławicy. Najlepiej zażyć nitroglicerynę podjęzykowo zapobiegawczo przed stosunkiem. Należy trzymać nitroglicerynę w tabletkach lub w sprayu na podorędziu, aby móc ją zażyć, gdy nastąpi atak. Po pięcio-, dziesięciominutowym odpoczynku można spróbować kontynuować. Jeżeli ból nie ustępuje, może to być oznaką zawału (bardzo mało prawdopodobne). Jeżeli ból trwa ponad 30 minut, należy wezwać pogotowie. Jeżeli bóle dławicowe poważnie i przez dłuższy czas ograniczają życie seksualne, powinien pan przejść pełne badania i ewentualnie angioplastykę lub zabieg chirurgiczny.

Duszności podczas stosunku mogą również ustąpić po nitroglicerynie, ale jeżeli u ich podstawy leży niewydolność serca, żona pana powinna zacząć grać bardziej aktywną rolę podczas stosunku. Warto spróbować różnych pozycji: jeżeli pan dotychczas nie leżał pod spodem, należy spróbować tej mniej wyczerpującej dla pana pozycji. Inna pozycja do wypróbowania to gdy pan siedzi na krześle, a żona okrakiem przodem do pana.

Prawdę powiedziawszy, nasze pożycie przed zawałem nie było najlepsze. Czy teraz się pogorszy?

Jeżeli mieliście trudności w pożyciu (brak zainteresowania, niezaspokojenie, niemożność uzyskania lub utrzymania erekcji) przed chorobą, problemy te niewątpliwie się nasilą. Należy porozmawiać o tych sprawach (we dwójkę albo z osobna) z lekarzem lub z zespołem rehabilitacyjnym. Porada kwalifikowanego seksuologa może być również pomocna.

Mam niewydolność serca i stwierdziłem, że seks jest dla mnie zbyt męczący. Co mogę zrobić?

Trudno panu konkretnie pomóc, ponieważ wydajność pana serca jako pompy uległa zmniejszeniu. Inhibitory ACE zwiększają wydajność serca i mogą pomóc (patrz rozdział drugi). Jeżeli pan ich nie zażywa, warto zapytać o nie lekarza. Środki moczopędne mogą spowodować impotencję, ale nie można przestać ich przyjmować. Może uda się zmniejszyć ich dawki, co powinno osłabić ich działanie uboczne. Niestety, jeżeli leki moczopędne zapobiegają dusznościom, dawki nie można zmniejszyć.

Może pan próbować przerzucić dużą część aktywności fizycznej na partnerkę. Jeżeli ma pan trudności z uzyskaniem erekcji, należy zainteresować się możliwością zastrzyków, które wywołują natychmiastową erekcję trwającą przez cały czas stosunku. Stosowanie viagry jest również jedną z możliwości (patrz dalej).

Pacjenci cierpiący na niewydolność serca nie zawsze są w stanie utrzymać pełne pożycie seksualne, ale bliski kontakt, pieszczoty, uściski, a nawet wstępna gra miłosna bez następującego po niej stosunku pozwolą na utrzymanie zadowalającego pożycia.

Biorę lekarstwa na chorobę serca. Czy leki mogą wpłynąć na moje życie płciowe?

Najbardziej widocznym skutkiem ubocznym niektórych leków jest impotencja u mężczyzn. Impotencja kobieca (niemożność uzyskania erekcji łechtaczki) prawdopodobnie ma również miejsce, ale ponieważ narząd ten nie jest tak widoczny, rzadko się o tym wspomina. Leki powodujące impotencję to beta-blokery i środki moczopędne. Statyny (obniżające poziom cholesterolu) bardzo rzadko powodują impotencję. U kobiet może wystąpić oziębłość i niemożność uzyskania orgazmu, ale związek tych problemów z przyjmowaniem leków nie został bezspornie udowodniony. Być może chodzi tu o efekt psychologiczny – o obawę przed uszkodzeniem serca, możliwe również, że spowodowane jest to niedostatecznym wydzielaniem śluzu w pochwie (brak lubrykacji).

Te wszystkie problemy mogą być spowodowane działaniem leków, ale równie dobrze mogą mieć podłoże psychologiczne albo być bezpośrednio związane z samą chorobą serca. Nie można jednak dać za wygraną. Z drugiej strony pod żadnym pozorem nie wolno zaniechać przyjmowania leków. Może to spowodować groźne konsekwencje. Przede wszystkim trzeba szczerze porozmawiać z lekarzem. W tym wypadku nie można się wstydzić ani szarżować! Należy wprost zapytać lekarza, czy leki, które przepisał, mogą wpłynąć na życie seksualne. Lekarz będzie wiedział, o co chodzi. Zmiana leku lub dawki może często pomóc. Jeżeli w grę wchodzi depresja, lekarz może przepisać leki antydepresyjne. Jeżeli jednak impotencja, skąpe smarowanie pochwy, brak zainteresowania i inne problemy nie ustępują, sprawą trzeba się zająć dalej. Kobietom można przepisać terapię hormonalną, mężczyźni powinni sobie zbadać gruczoł krokowy (prostatę). Specjalista udzieli dalszych porad. Na przykład gdy impotencja nie znikła po zmianie leków, zastrzyki prostaglandyn mogą z powodzeniem wywołać erekcję.

Od kiedy mój mąż zaczął brać tabletki przeciwko nadciśnieniu, ma problemy z erekcją. Czy to ma jakiś związek z leczeniem?

Tak. Leki przeciwko nadciśnieniu mogą spowodować impotencję u mężczyzn, a także u niektórych kobiet. Mąż pani powinien poradzić się lekarza, ponieważ problem można usunąć przez zmianę leków. Impotencja najczęściej zdarza się podczas leczenia środkami moczopędnymi i beta-blokerami, jest natomiast rzadsza po inhibitorach ACE, antagonistach wapnia i doxazozynie.

Tyle się mówi o viagrze. Mój mąż ma problemy z erekcją. Czy viagra mogłaby mu pomóc?

Viagra jest wspaniałym lekiem, lecz nie dla wszystkich się nadaje i nie wszystkim pomaga. Viagra przywraca erekcję u 80 procent mężczyzn. Należy pamiętać, że nie jest ona afrodyzjakiem (nie podnieca seksualnie), a więc członek musi być stymulowany. Dawki wynoszą 25, 50 i 100 miligramów. Tabletkę należy zażyć na godzinę przed wstępną grą miłosną. Viagra działa przez dwie do trzech godzin. Lek ten może skutkować u pacjentów z chorobami serca, ponieważ najczęstszym powodem braku lub niedostatecznej erekcji są właśnie te choroby, a nie leki stosowane w ich leczeniu. Należy jednak zawsze poradzić się lekarza i **nigdy** nie kupować viagry przez Internet. Viagra nie powoduje zawałów (nie powodują jej również zastrzyki do członka), ale oczywiście zawał może się zdarzyć i po zażyciu tego leku. Zanim lekarz przepisze viagrę, może skierować pacjenta na próbę wysiłkową. Viagra i leki nitroglicerynowe reagują ze sobą i mogą powodować niebezpieczny spadek ciśnienia krwi. Z tego względu na tydzień przed zażyciem viagry należy odstawić doustne leki pochodne nitrogliceryny. Nitrogliceryny podjęzykowo i w postaci sprayu nie wolno zażywać przez 24 godziny przed zażyciem i 24 godziny po zażyciu viagry. Poza tym viagra jest bardzo bezpiecznym i skutecznym lekiem, pod warunkiem, że jest stosowana pod kontrolą lekarza i nie eksperymentujemy z tym lekiem na własną rękę.

Mój przyjaciel miał zawał po zażyciu viagry. Czy to niebezpieczny lek? Co piszą o tym media?

Viagra nie zwiększa ryzyka zawału. Wprost przeciwnie, gdy w badaniu klinicznym porównano działanie viagry z *placebo* (tabletkami nie zawierającymi żadnych farmakologicznie czynnych związków), okazało się, że w grupie osób zażywających viagrę było mniej zawałów.

Czy działanie viagry osłabia się w miarę używania leku?

Nie. Po roku używania u 87 procent mężczyzn viagra działała tak samo jak przed rokiem.

Co robić, jeżeli w czasie stosunku po zażyciu viagry dostanę bólu dławicowego?

Nie można użyć tabletki podjęzykowej lub nitrogliceryny w sprayu. Należy przerwać stosunek, usiąść lub stanąć. Ból powinien stopniowo ustąpić. Kieliszek alkoholu może pomóc. Lepiej nie podejmować stosunków, zanim się nie przedyskutuje sytuacji z lekarzem.

Czy istnieją jeszcze inne leki nasercowe, które mogą reagować z viagrą?

Obecnie nie zaleca się stosować viagry, gdy zażywa się nicorandil (aktywator kanału potasowego) lub nevibolol (beta-bloker), dopóki wyniki badań nie wykażą, że jest to bezpieczne.

Związki nitrogliceryny pomagają mi na bóle dławicowe, ale chciałbym spróbować viagry. Co mam zrobić?

Związki nitrogliceryny to stosunkowo słabo działające leki; nie wykazano, że zapobiegają zawałom i nagłym zgonom. Używa się ich tylko, by ulżyć bólom dławicowym i dusznościom. Istnieją leki alternatywne, a więc można poprosić lekarza o ich przepisanie. Na przykład można spróbować felodypiny lub amlodypiny. Po dwóch tygodniach stosowania tych leków można spróbować yiagry. Pana lekarz może skonsultować się w tej sprawie ze specjalistą, ale większość pacjentów potrafi obyć się bez nitrogliceryny.

Ciągle się słyszy o problemach, jakie mają mężczyźni. Czy kobiety też mogą mieć problemy z seksem i jak można im pomóc – czy na przykład za pomocą viagry?

Oczywiście, że kobiety też mają problemy seksualne. W tej chwili prowadzi się badania naukowe w poszukiwaniu metod leczenia tych stanów. Trudność leży w tym, że podczas gdy u mężczyzn problem dysfunkcji seksualnej jest oczywisty: brak erekcji, to u kobiet sytuacja jest bardziej złożona. Ponadto większość lekarzy to mężczyźni i jako tacy nie potrafią się wczuć w położenie kobiet, zadać odpowiednich pytań i sformułować problemu odnoszącego się do dysfunkcji seksualnej kobiet. Powyżej dyskutowaliśmy problem odpowiedniego nawilżenia błony śluzowej pochwy po menopauzie. Wydaje się, że niektóre leki obniżają *libido* (popęd płciowy, zainteresowanie seksem), a także mogą hamować orgazm. Choroba serca może odebrać wiarę we własne siły, jak również zmniejszyć przyjemność z uprawiania seksu. Być może viagra pomoże w tych sprawach, ale w tej chwili nie mamy na to dowodów, a więc nie polecamy jej dla kobiet. Trudno tu udzielać jasnych wskazówek, lecz właśnie dlatego należy zwracać się ze swymi problemami do lekarzy, którzy będą się starać pomóc zgodnie z podstawowymi zasadami medycyny i zdrowym rozsądkiem. Jeżeli kobiety nie będą zwracać się ze swymi problemami do lekarzy, świat lekarski nie będzie sobie zdawał sprawy z istnienia tych problemów i postęp wiedzy medycznej w tej dziedzinie będzie bardzo wolny.

Będę wdzięczny za wskazówki, jak przygotować się do stosunku. Jestem rekonwalescentem po zawale.

Po rozpoznaniu choroby serca należy zmienić tryb styl życia zgodnie ze wskazówkami zawartymi w poprzednich rozdziałach, a w szczególności dziewiątym i dziesiątym. Zwiększenie tolerancji na ćwiczenia fizyczne i zmniejszenie wagi ciała również pomoże we współżyciu seksualnym. A oto kilka wskazówek, jak zmniejszyć obciążenie serca podczas stosunku:

- Należy unikać seksu dwie godziny po kąpieli lub obfitym posiłku. Prysznic i lekka sałatka to dużo lepsza alternatywa.
- Należy ogrzać sypialnię i łóżko. Jeżeli sypialnia jest szczególnie zimna, można kupić elektryczną kołdrę.
- Nie próbuj seksu po męczącym dniu. Lepiej poczekać do rana, gdy się jest wypoczętym i zrelaksowanym.

- Przed stosunkiem i po nim należy unikać kofeiny, palenia, alkoholu. Alkohol może wyolbrzymić oczekiwania, których potem nie jesteśmy w stanie zrealizować, a w każdym razie nie pomaga w seksie!
- Jeżeli zdarzają ci się bóle dławicowe, zażyj nitroglicerynę przed stosunkiem.
- Nie spiesz się!
- W razie potrzeby użyj żelu (patrz pytanie poniżej).

Słyszałam, że żel K-Y pomaga, jeżeli stosunki są trudne lub bolesne. Czy jest on bezpieczny?

Żel K-Y jest szczególnie użyteczny przy niedostatecznie zwilżonej pochwie. Zdarza się to po menopauzie, a także u pacjentów chorych na serce, którzy niepotrzebnie, lecz ze zrozumiałych względów boją się wrócić do normalnego pożycia płciowego. Żel nie wywiera żadnego wpływu na serce i jest zupełnie bezpieczny. Nie uszkadza prezerwatyw, ani zmniejsza ich skuteczności.

W stosunkach analnych żel K-Y jest bardzo przydatny: zmniejsza uszkodzenia członka i odbytnicy, których bolesne uszkodzenia mogą czasem wywołać ataki częstoskurczu (patrz następne pytanie).

Czy seks oralny lub analny obciążają serce?

Seks oralny nie powinien obciążać serca, pod warunkiem, że obie strony go chcą i sprawia im zadowolenie. Istnieją podejrzenia, że stosunki analne mogą powodować częstoskurcz, ale nie zostały potwierdzone w odniesieniu do długotrwałego pożycia homoseksualnego.

Po operacji pomostowania wróciłem do życia płciowego. Nie miałem żadnych problemów, ale zastanawiam się, czy nie grozi to uszkodzeniem miejsca operacji. Czy moje obawy są słuszne?

Po pierwsze, to dobrze, że wrócił pan do normalnego życia płciowego – pragnęlibyśmy, aby wszyscy rekonwalescenci po operacji serca poszli w pana ślady, ponieważ jest to nie tylko bezpieczne, ale i przyjemne. Bezpośrednia odpowiedź na pana pytanie brzmi: „nie". Szwy nie mogą się rozejść, nic się nie rozerwie! Należy pamiętać, że seks powinien być przyjemną i zadawalającą rozrywką, niezależnie od tego, czy cierpimy na chorobę serca czy nie. Chorzy na serce mogą się cieszyć satysfakcjonującym pożyciem seksualnym, niezależnie od wieku.

ROZDZIAŁ DZIEWIĄTY

Dieta

Wstęp

O diecie mówi się i pisze bardzo dużo. W tej książce mówiliśmy także o tym, jakie znaczenie ma odpowiednia dieta dla utrzymania serca w zdrowiu. Poniższe pytania – mamy nadzieję – zadowolą wszystkich pytających o rodzaje pożywienia, zdrową dietę, chudnięcie i utrzymywanie odpowiedniej wagi ciała. Przez słowo „dieta" mamy na myśli zdrowy sposób odżywiania się odpowiednio dobranymi pokarmami w ramach ogólnie zdrowego trybu życia, a nie rozreklamowane „diety" zapewniające schudnięcie w rekordowym czasie.

Dawniej wielu lekarzy miało wątpliwości co do roli cholersterolu i konieczności obniżania jego poziomu, co niewątpliwie przeszkadzało w należytym zapobieganiu i leczeniu miażdżycy tętnic wieńcowych. Dziś mamy niezbite dowody, że wysoki poziom cholesterolu powoduje chorobę naczyń wieńcowych, a obniżenie go wpływa dodatnio na zdrowie serca i zapobiega skutkom choroby naczyń wieńcowych przez zmniejszenie częstości zawałów i konieczności zabiegów operacyjnych lub angioplastyki. Rozwiane zostały obawy, że obniżenie poziomu cholesterolu oznaczało śmierć na inną chorobę zamiast na serce. Codziennie zbieramy nowe dowody, że ludzie nie tylko rzadziej chorują na serce, ale żyją dłużej i lepiej. Rzucenie palenia zmniejsza ryzyko raka płuc i choroby serca, obniżenie poziomu cholesterolu zmniejsza ryzyko choroby serca i udaru mózgu.

Zdrowa dieta nie jest dietą nudną. Jedzenie powinno sprawiać przyjemność, a jednocześnie być zdrowe. Pomoże to uniknąć przedwczesnej śmierci.

Jak się odżywiać prawidłowo

TŁUSZCZE

O tłuszczach (lipidach) dyskutowaliśmy szeroko w rozdziale drugim w sekcji „Zagrożenie związane z podwyższonym poziomem cholesterolu". Tu omówimy różne rodzaje środków spożywczych. Należy pamiętać, że tłuszcze dzielimy na nasycone i nienasycone i że większość pokarmów zawiera obydwa rodzaje tych substancji w różnych proporcjach.

Tłuszcze nasycone są głównie pochodzenia zwierzęcego. Zwykle w temperaturze pokojowej są w stanie stałym. Wchodzą również w skład niektórych tłuszczów roślinnych. Nadmiar nasyconych tłuszczów nie jest zbyt dobry dla serca, ponieważ powodują one wzrost stężenia cholesterolu. Nasycone tłuszcze znajdują się w:

- czerwonym mięsie,
- nabiale (maśle, mleku, serze, śmietanie),
- smalcu i łoju,
- niektórych tłuszczach roślinnych, zwłaszcza oleju kokosowym i palmowym,
- cieście, biszkoptach,
- czekoladzie,
- większości budyniów.

Tłuszcze nienasycone są głównie pochodzenia roślinnego. W temperaturze pokojowej są płynne albo półpłynne. Rozróżniamy dwa ich rodzaje:

- *Wielonienasycone* – w oleju słonecznikowym oraz w półpłynnych margarynach z napisem na etykiecie „bogata w wielonienasycone tłuszcze". Mogą obniżać poziom cholesterolu.
- *Jednonienasycone* – w oliwie i oleju rzepakowym.

Czytałem, że olej rybny jest bardzo zdrowy. Proszę o więcej szczegółów.

Tłuste ryby zawierają szczególny typ tłuszczów wielonienasyconych (kwasy tłuszczowe 3-omega). Kwasy tłuszczowe 3-omega zapobiegają chorobie naczyń wieńcowych, częściowo przez zmniejszenie krzepliwości krwi. Tabela 9.1. zawiera porównanie różnych gatunków ryb.

Należy jednak unikać gotowanych i duszonych krewetek, pasztetów rybnych i ikry rybiej, ponieważ zawierają dużo tłuszczów nasyconych. Wszelkiego rodzaju skorupiaki i małże, krewetki, homary i kałamarnice zawierają dużo cholesterolu, ale mało nasyconych tłuszczów. Można je zatem jeść z umiarem – raz lub dwa razy na tydzień.

Olej rybny można również zażywać w kapsułkach. Ryby zawierające dużo oleju szczególnie skutecznie obniżają poziom trójglicerydów (patrz „Zagrożenie związane z podwyższonym poziomem cholesterolu", rozdział drugi). Niektóre kapsułki oleju rybnego zawierają dużo kalorii – należy zawsze sprawdzać etykiety. Z tego względu mogą szkodzić cukrzykom, a także przeszkodzić w utrzymywaniu odpowiedniej wagi. Najlepiej przyjmować olej rybny w naturalnej postaci, regularnie jedząc ryby.

Jeżeli będę jadł ryby dwa razy w tygodniu, to czy przez resztę tygodnia mogę jeść, co dusza zapragnie?

Nie. Ostatni przegląd literatury naukowej stwierdza, że „dodatek ryb do diety nie odpowiadającej wymogom zdrowego odżywiania nie zapewnia ochrony przed chorobą naczyń wieńcowych serca". Innymi słowy, jeżeli je się niezdrowe potrawy, dodatek ryb do takiej diety nie daje żadnej korzyści i nie „neutralizuje" szkody wyrządzonej jedzeniem niezdrowych potraw. Ryby powinny wchodzić w skład diety zawiera-

Tabela 9.1.
Zawartość wielonasyconych kwasów tłuszczowych 3-omega w tłustych rybach

Ryby tłuste	Zawartość kwasów 3-omega (w g w 100 g)
Makrela	2,2
Śledź	1,7
Sardynki	1,7
Sardynka europejska	1,7
Troć jeziorna	1,6
Łosoś	1,4
Halibut	0,9
Pstrąg tęczowy	0,6
Tuńczyk (mniej, jeśli z puszki)	0,5

jącej nienasycone tłuszcze i należy je uwzględnić w odpowiednio zaplanowanym, zdrowym sposobie odżywiania.

Niezbyt lubię ryby. Czy zamiast nich mogę zażywać kapsułki z olejem rybim?

Nie dysponujemy dowodem, że same kapsułki z olejem rybim wywierają ochronne działanie.

Jaka jest różnica między białą rybą a rybą tłustą?

Biała ryba to między innymi dorsz, łupacz, gładzica i anioł morski. Ryby tłuste to śledzie, piklingi, makrele, łosoś, sardynki, sardele, halibut, pstrąg i tuńczyk. Białe ryby zawierają mało tłuszczu, a więc są „dobre” na serce. Ryby tłuste zawierają dodatkowo dużo kwasów tłuszczowych typu 3-omega, które wywierają dobre działanie na serce, a więc potencjalnie są „lepsze” od białej ryby.

Nawet lubię ryby, ale stwierdziłem, że są dosyć drogie. Ile należy ich jeść tygodniowo?

Obecnie poleca się jeść 300 gramów ryby dwa razy w tygodniu.

Jak stwierdzić, czy ryba jest świeża? Bardzo się boję zatrucia pokarmowego.

Świeża ryba jest zwykle przed sprzedażą trzymana na lodzie, lecz może być zamrożona, potem rozmrożona i sprzedawana jako świeża. Przepisy wymagają, aby taka ryba była oznaczona jako rozmrożona, ponieważ ponowne zamrożenie sprzyja rozwojowi bakterii. Najbezpieczniej jest spożyć rybę w ciągu 24 godzin od kupna albo przygotowywać rybę wprost ze stanu zamrożonego lub natychmiast po rozmrożeniu ryby po raz pierwszy.

Świeżą rybę można zwykle poznać po tym, że jest jędrna, oczy ma świecące i nie zapadnięte, skrzela powinny być czerwone. Skóra powinna błyszczeć. Filety muszą mieć świeży (morski) zapach, jędrne, wilgotne mięso. Białe filety powinny być białe, prawie przejrzyste. Jeżeli nie jesteśmy pewni, czy ryba jest świeża, lepiej jej nie kupować. Nie można wierzyć sprzedawcy, chyba że się go dobrze zna. Nie kupujmy ryby zamrożonej, jeżeli nie jest całkowicie zamrożona, ma białe plamy lub kryształki lodu.

Czy można przechowywać świeżą rybę w lodówce przez tydzień?

Domowe lodówki są przeważnie nastawione na temperaturę trzech stopni. W tej temperaturze ryba szybko się psuje i trzeba ją spożyć w przeciągu 24 godzin. Ryba przechowywana na lodzie (w temperaturze 0°C) może zachować świeżość przez tydzień.

Jakie produkty spożywcze mają niskie, a jakie wysokie stężenie tłuszczów i cholesterolu?

Produkty zawierające dużo tłuszczu:

- Potrawy smażone.
- Pełne mleko, śmietanka, pełnotłuste sery.
- Tłuste mięso i przetwory mięsne, takie jak kiełbasy i pasztety.

Produkty bogate w tłuszcze nasycone:

- Tłuste mięso i przetwory mięsne.
- Potrawy przygotowywane na smalcu, maśle lub twardej margarynie.
- Ciasta i ciastka pieczone na maśle lub twardej margarynie.

- Olej palmowy i kokosowy.
- Tłusty drób (kaczki, gęsi), drób ze skórą.

Potrawy bogate w całkowity cholesterol i cholesterol typu LDL („zły"):

- Żółtka jaj (jedz tylko trzy do czterech jaj tygodniowo).
- Wątroba i inne potrawy z organów miąższowych (nerki, mózg, serce, trzustka).
- Małże i skorupiaki. Są za to ubogie w nasycone tłuszcze – zawierają ich mniej niż większość potraw mięsnych i drobiowych. Można je jeść z umiarem (patrz pytanie o ryby tłuste).

Potrawy zawierające dużo tłuszczów wielonienasyconych:

- Niektóre orzechy i nasiona (na przykład kasztany, orzechy włoskie, ale nie orzechy kokosowe).
- Ryby tłuste.
- Wiele gatunków półpłynnych margaryn i olejów roślinnych (sprawdź na etykiecie).
- Niektóre półpłynne margaryny i pasty do smarowania z oliwy z oliwek.

Potrawy bogate w tłuszcze jednonienasycone:

- Oliwa i oliwki.
- Olej rzepakowy.
- Niektóre półpłynne margaryny i pasty do smarowania zrobione z oliwy z oliwek.

Co jeść, aby zmniejszyć spożycie tłuszczów?

Ogólnie biorąc, należy unikać tłuszczów, nabiału, potraw smażonych w tłuszczu (na przykład frytek), ciastek, kruchych ciastek i budyniów. W tabeli 9.2. zebraliśmy listę potraw najzdrowszych pod względem zawartości tłuszczu, potraw, które należy jeść z umiarem, i tych, których lepiej unikać. Proszę nie wpadać w panikę – nie usunęliśmy wszystkich przysmaków, lecz zmodyfikowaliśmy jadłospis, dostosowując go do nowego, racjonalnego stylu życia.

Aby zmniejszyć ilość tłuszczów spożywanych w nabiale:

- Zastąp mleko i wyroby z mleka pełnego mlekiem półtłustym lub chudym.
- Zastąp masło i twardą margarynę margaryną półpłynną bogatą w wielo- i jednonienasycone tłuszcze.
- Zamiast smalcu i utwardzonych tłuszczów roślinnych używaj do gotowania olejów roślinnych, takich jak olej rzepakowy, kukurydziany, oliwa, ale pamiętaj – tłuszcze mają dużo kalorii.
- Zastąp śmietanę chudym jogurtem lub twarogiem.
- Zamiast lodów jedz mrożone jogurty, sorbety lub chude mrożone desery.
- Zastąp tłuste sery (na przykład ementaler, cheddar lub twarożek śmietankowy) serami zawierającymi mniej tłuszczu (na przykład edamski, brie, camembert, twaróg z chudego mleka).

Jedz nie więcej niż 170 gramów chudego mięsa dziennie. Jeżeli bardzo lubisz czerwone mięso:

- Wybieraj tylko chudsze kawałki i odcinaj tłuszcz na talerzu.
- Unikaj hamburgerów, wieprzowiny, pasztetów, bekonu i tłustych kiełbas.
- Jedz kurczęta i indyka (ale bez skóry).
- Jedz dziczyznę zamiast tłustych kaczek i gęsi.
- Unikaj przetworów mięsnych, takich jak kiełbasy, hot dogi, salami, pasztety.
- Unikaj jedzenia narządów, które zawierają dużo cholesterolu (na przykład wątroba, nerki, trzustka).
- Ogranicz liczbę żółtek do najwyżej trzech lub czterech tygodniowo. Używaj białek i surogatów jaj.
- Jedz ryby (zawierają mało nasyconych tłuszczów) co najmniej dwa razy w tygodniu – lepiej ryby tłuste niż białe. Możesz również jeść małże, ale z umiarem (patrz jedno z poprzednich pytań).
- Unikaj kupnych ciast i ciastek, a także pieczonych pasztetów mięsnych. Przestaw się na chleb.
- Jedz jak najwięcej świeżych owoców i jarzyn, lecz unikaj orzechów kokosowych i oliwek (ale nie oliwy z oliwek) oraz awokado – wszystkie mają dużo kalorii i spowodują kłopoty z wagą.

Tabela 9.2.

Poradnik zdrowego odżywiania się[1]

Typ pożywienia	Potrawy codzienne
Produkty mączne	Mąka, chleb, makarony, płatki śniadaniowe i owsiane
Jarzyny, owoce, strączkowe	Świeże, suszone, puszkowane, mrożone, tofu i inne przetwory z soi
Orzechy	Orzechy mogą zastąpić mięso w diecie wegetariańskiej
Ryby	Sardynki, tuńczyk, makrela, pstrąg, biała ryba (łupacz, dorsz, gładzica) – gotowana na parze, pieczona lub grillowana, **nie smażona**
Mięso	Kurczęta, indyk (obydwa gatunki bez skóry), cielęcina, chuda szynka
Jaja i nabiał	Mleko odtłuszczone, różne rodzaje twarogów z niską zawartością tłuszczu, białka jaj, jogurt z niską zawartością tłuszczu,
Tłuszcze	Należy ograniczać spożycie wszelkich tłuszczów
Słodycze, marmolady, dżemy	Sztuczne słodziki
Ciasta, ciasteczka i desery	Domowego wypieku ciasta i ciasteczka z małą ilością tłuszczu, galaretki, sorbety, budynie na odtłuszczonym mleku
Napoje	Herbata, kawa, woda, soki owocowe, niskokaloryczne napoje gazowane, klarowne zupy
Różne inne potrawy	Zioła, przyprawy, musztarda, ocet, sos worcester, sosy do sałatek bez tłuszczu lub z niską zawartością tłuszczu

[1] Dane zaczerpnięte z publikacji Brytyjskiej Fundacji Chorób Serca „Trim the fat from your diet".

Jedz z umiarem	Jedz ostrożnie
Biskwity i herbatniki półsłodkie (raz w tygodniu)	Specjalne pieczywo, np. rogaliki francuskie, chałka, ciastka
Frytki i ziemniaki smażone na oleju (wielonienasyconym) (raz na 2 tygodnie)	Frytki i ziemniaki smażone nie na oliwie lub na oleju innym niż wielonienasycony
Większość gatunków orzechów (w niewielkiej ilości)	Orzechy kokosowe
Skorupiaki i małże, na przykład homary, kraby, krewetki	Każda ryba smażona w cieście, ikra, na przykład pasta z ikry
Nie częściej niż trzy razy w tygodniu: chuda porcja wołowiny, wieprzowiny, baraniny, bekonu, mięso mielone bez tłuszczu, wątróbka, nerka, pasta mięsna	Tłuste części mięsa, kiełbasy, pasztety, kaczka, salami, pierogi mięsne pieczone
Mleko częściowo odtłuszczone – nie częściej niż trzy w tygodniu, półtłuste sery (edam, brie, camembert, parmezan; 3 do 4 jaj tygodniowo)	Pełnotłuste mleko, kremowe twarożki, większość niebieskich serów (rokpol), pełnotłusty jogurt, mleko skondensowane, śmietana, śmietanka do kawy
Margaryny zawierające wielonienasycone tłuszcze, oleje roślinne (słonecznikowy, kukurydziany, rzepakowy), oliwa, ubogie w tłuszcz produkty do smarowania	Masło, smalec, łój, topione masło, margaryny nie oznakowane jako bogate w wielonienasycone tłuszcze, mieszane oleje roślinne
Dżemy, marmolady, miód, kompoty, cukier, masło orzechowe	Czekolada, polewy czekoladowe, słodycze
Ciasta, ciasteczka i budynie przygotowane z dodatkiem margaryny lub oleju zawierającego wielonienasycone tłuszcze, lody (2–3 razy w tygodniu)	Kupne ciasta i ciasteczka, kremówki, lody na pełnym mleku, budynie na pełnym mleku
Zupy z proszku, alkohol, napój czekoladowy o niskiej zawartości tłuszczu, słodkie napoje	Gęste zupy, napoje na bazie pełnotłustego mleka, napoje ze śmietanką
Niskokaloryczne sosy do sałatek i majonezy, sos francuski (do sałatek) na bazie oliwy lub oleju zawierającego wielonienasycone kwasy tłuszczowe.	Sosy do sałatek na bazie śmietany lub majonezu

- Zastąp francuskie rogaliki (croissant) chlebem pełnoziarnistym.
- Zastąp orzeszki ziemne (fistaszki) kasztanami lub orzechami włoskimi, ale pamiętaj, że wszystkie rodzaje orzechów zawierają bardzo dużo kalorii.

Reklamy telewizyjne głoszą, że Benecol to skuteczny środek na obniżenie poziomu cholesterolu. Czy rzeczywiście jest skuteczny?

Badania wykazały, że Benecol, który zawiera specjalne wyciągi roślinne, obniża cholesterol o 10 do 14 procent. Podobne wyniki otrzymano stosując Flora Pro-activ. Wprawdzie te środki obniżają poziom cholesterolu, ale nie wiemy, czy również zmniejszają zagrożenie zawałami podobnie jak statyny (patrz „Zagrożenie związane z podwyższonym poziomem cholesterolu", rozdział drugi). Niewątpliwie przy stężeniach cholesterolu na pograniczu normy specyfiki te mogą pomóc, ponieważ pozwolą uniknąć zażywania leków. Przy istniejącej chorobie serca można je stosować razem z lekarstwami. Odnosi się wtedy korzyści z zażywania lekarstw, ale jeżeli stosuje się Benecol lub Flora Pro-activ, dawki samych leków można nieco zmniejszyć. Specyfiki te można polecić jako jeden z czynników higienicznego trybu życia, jednak dla niektórych osób ich cena może być poważnym problemem. Podobne korzyści zdrowotne można osiągnąć stosując przyprawy do smarowania bogate w wielo- lub jednonienasycone tłuszcze, dostępne w wielu supermarketach.

Słyszałem, że orzechy pomagają łagodzić objawy choroby wieńcowej. Czy powinienem je jeść regularnie?

Orzechy (ale nie orzechy kokosowe) jedzone regularnie cztery razy w tygodniu zmniejszają częstość zawałów. Orzechy włoskie i migdały obniżają stężenie cholesterolu. Tak więc orzechy jedzone regularnie przez kogoś, kto prowadzi higieniczny tryb życia, zmniejszają ryzyko zawałów. Można je jeść same, dodawać do sałatek albo do płatków śniadaniowych. Ale należy wystrzegać się soli, która jest często dodawana do orzechów, i pamiętać, że orzechy to kalorie. Trzeba również uważać – jeżeli dodaje się orzechy do potraw – bo niektórzy są na nie uczuleni.

Czy istnieją jakieś „zdrowe" sposoby przygotowywania potraw?

- Grillując, dusząc, gotując, smażąc, używamy jak najmniej tłuszczu. Zamiast smażyć lub piec w brytfannie, lepiej dusić, piec lub przygotowywać w mikrofalówce.
- Grillując, kładziemy potrawę na ruszt, aby tłuszcz mógł skapywać.
- Piekąc w brytfannie, nie używajmy soków z pieczonego mięsa do polewania pieczeni i do przygotowania sosu. Lepiej jest piec na ruszcie, a do polewania używać oleju roślinnego, soku z cytryny i odrobiny oliwy z oliwek.
- Używając margaryny z wielonienasyconego tłuszczu lub oliwy do przygotowywania potraw, starajmy się użyć ich jak najmniej. Oleje w sprayu to dobra metoda oszczędnego stosowania tłuszczów.

BŁONNIK

Lekarz zawsze zaleca mi jedzenie dużej ilości błonnika. Czy błonnik jest ważnym składnikiem diety?

Błonnik to inaczej celuloza. Większość osób utożsamia błonnik z otrębami, ale przecież istnieje wiele innych produktów spożywczych, które także zawierają błonnik (patrz tabela 9.3.). Potrawy skrobiowe mają tę zaletę, że są sycące, a jednak nie dostarczają zbyt wiele kalorii. Błonnik przechodzi nie strawiony przez przewód pokarmowy i obniża poziom cholesterolu przez zmniejszenie zawartości tłuszczów w diecie. Jeden rodzaj błonnika, który nazywamy rozpuszczalnym (patrz następne pytanie), spożywany w odpowiedniej ilości, obniża poziom cholesterolu. Wiąże sole żółciowe wydzielane przez wątrobę, które zawierają dużo cholesterolu, i zapobiega ich resorpcji z jelit do krwiobiegu. Jednocześnie wchłania wodę jak gąbka i pęczniejąc stwarza wrażenie nasycenia. Środki spożywcze zawierające dużo rozpuszczalnego błonnika to:

- strączkowe, takie jak groch, fasola i soczewica;
- owoce – banany, jabłka, jagody i owoce cytrusowe;
- przetwory z owsa (ale nie z pszenicy).

Przeciętnie spożywamy 15–20 gramów błonnika dziennie, ale powinno się tę liczbę zwiększyć do ponad 25 gramów. Zwiększając zawartość błonnika w pożywieniu, należy pamiętać o piciu dużych ilości płynów, aby dać błonnikowi możliwość napęcznienia. Zawartość błonnika w diecie należy zwiększać stopniowo, aby układ trawienny miał czas się dostosować.

Tabela 9.3.

Zawartość błonnika w niektórych produktach spożywczych

Produkty o dużej zawartości błonnika	Produkty o niskiej zawartości błonnika
Potrawy śniadaniowe z mąki razowej, (płatki śniadaniowe, biskwity), muesli, płatki owsiane	Zwykłe i ocukrzone płatki śniadaniowe (Cornflakes, Special K)
Pieczywo z mąki razowej (chleb razowy, razowa pitta)	Pieczywo z białej mąki (chleb i bułki)
Kasze (jęczmienna, pszeniczna), ryż brązowy	Biały ryż
Makaron z mąki razowej	Makaron z białej mąki
Chleb „szwedzki" (chrupki) z razowej mąki	Herbatniki i crackersy z białej mąki
Popcorn (prażona kukurydza), pałeczki suche z razowej mąki	Precle i obwarzanki, paluszki serowe
Herbatniki i ciasteczka z razowej mąki lub z płatków owsianych	Herbatniki, kruche ciasteczka, wafelki
(szczególnie z suszonymi owocami)	Ciasta i ciasteczka
Inne smakołyki z razowej mąki	

Jaka jest różnica między rozpuszczalnym a nierozpuszczalnym błonnikiem? Czy powinienem jeść obydwa rodzaje?

Nierozpuszczalny błonnik pełni ważną rolę w trawieniu pokarmów. Spożywanie go z dużą ilością płynów zapobiega zatwardzeniu i innym problemom z trawieniem. Rozpuszczalny błonnik pomaga obniżyć poziom cholesterolu. Nierozpuszczalny błonnik zawarty jest w potrawach pełnoziarnistych, takich jak brązowy ryż, razowy chleb, razowa mąka i razowe płatki śniadaniowe. Dieta zawierająca obydwa rodzaje błonnika zapewni prawidłowe trawienie i obniży poziom cholesterolu.

Kiedy robię zakupy w supermarkecie, nie orientuję się w zawartości błonnika w różnych produktach spożywczych. Czy może pan wyliczyć te produkty, które zawierają go najwięcej?

Zwiększyć zawartość błonnika w spożywanych pokarmach nie jest trudno. Należy tylko dbać, aby do każdego posiłku włączyć przynajmniej dwie potrawy z poniższego spisu:

- Chleb lub inny rodzaj pieczywa z mąki razowej.
- Płatki śniadaniowe z mąki razowej.
- Ziemniaki pieczone ze skórką zamiast smażonych.
- Makaron z mąki razowej lub brązowy ryż.
- Owoce, szczególnie jabłka, gruszki, banany (owoce są także ubogie w kalorie, a bogate w witaminy i przeciwutleniacze – patrz „Zagrożenie związane z podwyższonym poziomem cholesterolu", rozdział drugi).
- Suszone owoce, na przykład rodzynki.
- Jarzyny, szczególnie korzeniowe, takie jak marchewka, buraki oraz rzepa i zielone jarzyny, takie jak brukselka i brokuły (jarzyny są także ubogie w kalorie, a bogate w przeciwutleniacze (patrz wyżej – „owoce").
- Strączkowe, takie jak groch, fasola, soczewica, kukurydza, ciecierzyca.
- Orzechy, a więc orzechy włoskie, kasztany (z orzechami trzeba jednak uważać, bo zawierają dużo kalorii).

Przy pieczeniu trzeba się starać używać mąki razowej zamiast białej albo mieszaniny obydwu rodzajów. Tabela 9.3. podaje listę produktów spożywczych zawierających dużo błonnika, porównując je z analogicznymi produktami zawierającymi mało błonnika.

Wiem, że jarzyny są „zdrowe", ponieważ zawierają witaminy i dużo błonnika. Słyszałam, że gotowanie jarzyn niszczy witaminy. Jak przygotowywać jarzyny i owoce, aby wykorzystać ich składniki do maksimum?

Dużo witamin traci się podczas przechowywania produktów spożywczych i przez kontakt z zawartym w powietrzu tlenem. Należy kupować niewielkie ilości i przygotowywać je bezpośrednio przed spożyciem. Najlepiej jeść jarzyny na surowo, gotowane na parze lub w kuchence mikrofalowej. Dobrze jest także jeść jarzyny krótko obsmażane na patelni przy ciągłym mieszaniu. Jeżeli gotujemy jarzyny, róbmy to pod przykryciem, krótko i używajmy do tego minimalnej ilości wody. Wodę tę można później użyć do przygotowywania sosów lub zup. Gotowane jarzyny trzeba spożyć jak najszybciej.

CUKIER

Bardzo lubię słodycze. Czy cukier rzeczywiście jest taki niezdrowy?

Tak. Cukier to same kalorie bez żadnych innych pożytecznych składników (witamin, białek, błonnika). Te same kalorie można spożyć w produktach, które oprócz kalorii zawierają także te inne składniki. Sam cukier powoduje próchnicę zębów. Słodkie potrawy zawierają zwykle bardzo dużo kalorii, a więc jedzenie ich grozi przybraniem na wadze.

Chemicy rozróżniają kilka różnych cukrów: glukozę, sacharozę, fruktozę, maltozę. Żaden z nich nie jest „zdrowszy" od pozostałych. Podobnie rzecz ma się z cukrem białym i brunatnym.

Słyszałem, że nieodpowiednia higiena jamy ustnej może powodować chorobę naczyń wieńcowych. Czy to prawda?

Zła higiena jamy ustnej przynosi wiele szkód. Jest przyczyną nieprzyjemnego zapachu z ust i może prowadzić do infekcji. Rzeczywiście istnieje powiązanie między nieodpowiednią higieną jamy ustnej a chorobą naczyń wieńcowych serca, ale może to być spowodowane innymi współistniejącymi czynnikami, takimi jak złe odżywianie się, palenie papierosów i ogólny brak dbałości o siebie. Ostatnie badania wskazują, że nawet jeżeli weźmie się te wszystkie inne czynniki pod uwagę, to zły stan uzębienia może przyczynić się do choroby naczyń wieńcowych. Nie ulega wątpliwości, że dbałość o stan uzębienia i o dziąsła jest bardzo ważna dla całego organizmu.

Jak można zmniejszyć spożycie cukru?

Zmniejszenie spożycia cukru jest najłatwiejszym sposobem na schudnięcie, podczas gdy zmniejszenie spożycia tłuszczów jest najbardziej skutecznym (patrz niżej: „Jak obniżyć wagę ciała").

- Najlepiej zacząć od wyeliminowania cukru z kawy i herbaty. Początki mogą być trudne, ale po czterech lub pięciu dniach sami będziemy się dziwić, dlaczego poprzednio słodziliśmy kawę lub herbatę. Można próbować sztucznych słodzików, ale tylko w niewielkich ilościach, bo niektóre zawierają sód (składnik soli). Z tego względu mogą powodować wzrost ciśnienia tętniczego albo przeszkodzić w leczeniu niewydolności serca.
- Pić napoje niskokaloryczne, w miarę możności niegazowane, a najlepiej zwykłą wodę. Woda jest najbardziej orzeźwiającym napojem i nie zawiera żadnych kalorii.
- Owoce w puszkach kupować we własnym soku, a nie w syropie.
- Wystrzegać się pokrytych warstwą cukru płatków śniadaniowych. Najzdrowsze śniadanie to chudy, niskokaloryczny jogurt z płatkami z mąki razowej, muesli lub owsianka przyrządzona na odtłuszczonym lub częściowo odtłuszczonym mleku.
- Czekoladę, ciasta, ciasteczka i budynie należy zastąpić owocami, takimi jak jabłka, banany, gruszki, albo nabiałem o niskiej zawartości tłuszczu, takim jak jogurt, twarożek, musy lub mrożone desery.

SÓL

Mam podwyższone ciśnienie. Lekarz każe mi zmniejszyć spożycie soli. Dlaczego?

Nadmiar soli powoduje wzrost ciśnienia tętniczego (patrz rozdział drugi). Sól powoduje zatrzymywanie wody w organizmie, co zakłóca gospodarkę hormonami i powoduje podwyższenie ciśnienia. Zatrzymywanie wody w organizmie spowodowane nadmiernym spożyciem soli zmniejsza skuteczność leków moczopędnych. Najlepiej nie solić potraw przy stole i unikać słonych produktów, takich jak słone paluszki i solone orzeszki. Tabela 9.4. daje wyobrażenie o zawartości soli w różnych produktach spożywczych.

Ile soli jest niezbędne dla zdrowia?

Organizm potrzebuje około pół grama (500 miligramów) soli dziennie. Jest to mniej więcej jedna trzecia łyżeczki od herbaty. Ludzie spożywają średnio od jednej do trzech łyżeczek soli dziennie (6 do 18 gramów). W Wielkiej Brytanii zjada się około trzech gramów soli dziennie. Jest to ilość sześcio-, a nawet siedmiokrotnie przekraczająca dzienne zapotrzebowanie.

Wiem, że jem zbyt dużo soli i mam podwyższone ciśnienie. Jakich potraw powinienem unikać, żeby zmniejszyć spożycie soli?

Czytając etykietę na opakowaniu środka spożywczego należy zwrócić uwagę na zawartość sodu, a nie tylko na stwierdzenie, że dany produkt jest „małosolny" (patrz niżej pytanie o etykiety na produktach spożywczych). Należy zwrócić uwagę na to, że potrawy częściowo przygotowane mają dużo sodu, ponieważ podczas produkcji dodaje się do nich soli (patrz tabela 9.4.). Jeden gram soli zawiera 390 miligramów sodu. Środki spożywcze nie przygotowane fabrycznie mają niską zawartość sodu, a wysoką potasu. Potas pomaga w obniżaniu ciśnienia tętniczego. W chorobach nerek zalecane jest zmniejszenie spożycia zarówno sodu, jak i potasu, ale osoby zdrowe zwykle pozbywają się nadmiaru tych substancji. Jednak nadmierne spożywanie sodu może prowadzić do podwyższenia ciśnienia tętniczego i zatrzymania wody w organizmie, co zwiększa obciążenie serca.

Należy pamiętać, że sód może znajdować się w potrawach pod innymi postaciami niż sól. Na przykład często zapominamy, że glutaminian sodu, „duch smaku", to też źródło sodu. Przygotowując potrawy starajmy się zamiast soli używać ziół i przypraw korzennych. Należy się zwłaszcza wystrzegać:

- solonych orzeszków i chrupek,
- mrożonej lub konserwowej ryby,
- mięsa, szczególnie szynki, bekonu, kiełbas i peklowanej wołowiny w puszkach,

- potraw z puszek i zup w proszku,
- wypieków przemysłowych,
- niektórych serów,
- sosów do sałatek.

Słyszałem, że banany są bardzo zdrowe. Dlaczego?
Większość osób nie cierpi na niedobór ani sodu, ani potasu, a normalna dieta zawiera więcej potasu, niż wymaga nasz organizm. Jednakże potrawy bogate w potas mogą pomóc w obniżaniu ciśnienia i umożliwić niektórym osobom zmniejszenie dawki leków obniżających ciśnienie. Wiele owoców, na przykład jabłka, ananasy, grapefruity, surowe pomidory, zawiera potas. Szczególnie bogatym źródłem potasu są rodzynki i banany. Jarzyny liściaste (szpinak, brokuły, brukselka, kapusta, łodygi selera i sałata) są również bogate w potas. Podobnie ziemniaki i fasola. Nadmiar potasu nie jest na ogół szkodliwy, ponieważ zdrowe nerki potrafią sobie z tym poradzić, ale u chorych na nerki lub zażywających tabletki zawierające potas może dojść do nagromadzenia się tego pierwiastka w organizmie, co wpływa na nieregularną pracę serca. W razie wątpliwości należy się poradzić lekarza.

JAK CZYTAĆ ETYKIETY NA PRODUKTACH SPPOŻYWCZYCH

Informacje na etykietach produktów spożywczych są bardzo różne. Niektóre dostarczają bardzo dobrych informacji, inne – prawie żadnych. Uderza brak standaryzacji i motywacji w informowaniu konsumentów. Przeważnie tak się dzieje, gdy względy polityczne ścierają się ze sprawami zdrowia publicznego.

Jak czytać i interpretować etykiety na produktach spożywczych?
Ważne jest, aby poznać zawartość soli, tłuszczu i kalorii. Większa część soli zawartej w przygotowanych fabrycznie produktach spożywczych jest dodawana w procesie produkcji. Z tego względu ograniczenie soli przy stole nie wystarcza. Niektóre etykiety poda-

Tabela 9.4.

Zawartość sodu w różnych produktach spożywczych

Rodzaj produktu	Typowa porcja (gramy)	Ilość sodu (miligramy)
Produkty przygotowane fabrycznie		
Bekon (grillowany)	45	900
Fasolka po bretońsku	200	1060
Chleb (2 kromki)	75	390
Masło (solone, na jednej dużej kromce chleba)	7	61
Płatki śniadaniowe		
Razowe z mlekiem	45+115	468
Corn flakes z mlekiem	30+115	340
Ser typu cheddar	30	183
Corned beef z puszki (2 plasterki)	60	570
Crackers z topionym serem	21+20	392
Lody	75	54
Baton czekoladowy	65	98
Pasztet pieczony z wieprzowiną	140	1104
Parówki grillowane (2)	90	900
Pasztecik z parówką		332
Słona babeczka	50	385
Sos pomidorowy (1 łyżka)	17	58
Zupa pomidorowa (z puszki)	240	1108
Produkty przygotowywane w domu		
Jabłko (średniej wielkości bez skórki)	120	2
Banan (średniej wielkości bez skórki)	100	1
Wołowina pieczona (3 plasterki)	90	43
Kapusta biała gotowana	100	4
Marchewka		
(gotowana, stara)	70	35
(z puszki)	65	240
Kurczęta (mięso bez skóry i tłuszczu)	100	81
Dorsz smażony w rzadkim cieście	85	85
Jajecznica z 2 jaj z solą i mlekiem	140	1442
Ziemniaki gotowane stare	150	5
Pureé ziemniaczane (z masłem)	170	83

Rodzaj produktu	Typowa porcja (gramy)	Ilość sodu (miligramy)
Napoje		
Piwo (kufel)	568 ml	68
Rosół z proszku (łyżka)	5 ml	240
Kawa rozpuszczalna	195	1
Mleko (2 łyżki)	30	15
Herbata (szklanka)	195	ślad

ją wprawdzie zawartość sodu, ale sumowanie ilości sodu we wszystkich produktach byłoby bardzo trudne, a praktycznie niemożliwe. Ogólnie biorąc, należy ograniczyć dodawanie soli przy przygotowywaniu potraw, unikać solenia dań na talerzu oraz nie kupować bardzo słonych produktów z tabeli 9.4.

Należy starać się ograniczać dziennie spożycie cholesterolu do 300 miligramów i sodu poniżej 3 gramów (3000 miligramów). Ta ostatnia wartość przekracza dzienne zapotrzebowanie na sól, ale organizm potrafi sobie poradzić z tym nadmiarem, więc praktycznie można sobie pozwolić na spożywanie takiej ilości soli. Ilość sodu pomnożona przez 2,5 daje ilość soli kuchennej, to znaczy że 3 gramy sodu to 7,5 gramów soli, a 2,4 gramy sodu – 6 gramów soli. Dzienne zapotrzebowanie człowieka na sód wynosi 500 miligramów (pół grama) dziennie, co równa się 1,25 gramów soli, czyli jednej trzeciej łyżeczki od herbaty.

Dla przypomnienia, dzienne zapotrzebowanie na tłuszcz zależy od zalecanej ilości kalorii. Dla przeciętnej kobiety potrzebującej 2000 kilokalorii dziennie porcja dzienna tłuszczu powinna wynosić około 70 gramów. Dzienna porcja tłuszczu przeciętnego mężczyzny potrzebującego 2500 kilokalorii dziennie to 95 gramów. Udział tłuszczów nasyconych w tych porcjach nie powinien przekraczać jednej trzeciej. Tabela 9.5. zawiera zalecenia Amerykańskiego Stowarzyszenia Chorób Serca. A oto wskazówki, jak się nią posługiwać.

- Porównuj ilości danej substancji w 100 gramach produktu lub w jednej porcji. Porównując dwa produkty, lepiej jest brać pod uwagę zawartość w 100 gramach.

- Tabela 9.6. podaje prosty sposób oceny zawartości poszczególnych substancji w 100 gramach produktu.
- Energię mierzy się w kilokaloriach (kcal) albo w dżulach (J) lub kilodżulach (kJ). 1 kJ = 1000 J. 1 kcal = 4,2 kJ. Jeżeli ktoś zjada więcej kalorii, niż jego organizm zdoła spalić, na pewno przytyje. Dzienne zapotrzebowanie na kalorie zostało podane wyżej.
- Białka są ważnym składnikiem pożywienia, ponieważ organizm używa ich do budowy ciała. Każdy przeciętny człowiek spożywa więcej białka, niż wynosi potrzebne minimum, z wyjątkiem wegetarianów, którzy powinni bacznie uważać na ilość spożywanego białka i w razie potrzeby zwiększać jego spożycie.
- Udział cukru w diecie nie powinien przekraczać 70 gramów dziennie dla mężczyzn i 50 gramów dziennie dla kobiet.

Przykład dobrze zredagowanej etykiety produktu spożywczego podaje tabela 9.7. Porównaj zawartość tłuszczu, błonnika, cukru i sodu z tabelą 9.6.

CZOSNEK

Czytałem, że czosnek bardzo pomaga na nadciśnienie. Czy to prawda?

Istnieją pewne dowody, że czosnek w niewielkim stopniu obniża cholestereol i ciśnienie tętnicze, ale aby to w pełni udokumentować,

Tabela 9.5.

Zalecane dzienne spożycie różnych składników pożywienia przez przeciętnych mężczyzn i kobiety

Rodzaj składnika	**Mężczyźni**	**Kobiety**
Energia (kcal)	2500 kcal	2000 kcal
Całkowity tłuszcz*	95 g	70 g
Tłuszcze nasycone**	30 g	20 g
Błonnik (celuloza)	20 g	16 g
Sól***	6 g	5,5 g

*Proszę pamiętać, że proporcja między tłuszczami, cukrem a solą powinna wynosić 1–2–3.
**Tłuszcze nasycone powinny dostarczać najwyżej 10 procent zapotrzebowania na energię.
***6 g soli to dwie łyżeczki albo 2,4 g sodu.

Tabela 9.6.

Ocena zawartości cukru, tłuszczu, błonnika i sodu w 100 g produktu spożywczego

Składnik	**Dużo**	**Mało**
Cukier	10 g	2 g
Tłuszcze	20 g	3 g
nasycone	5 g	1 g
Błonnik	3 g	0,5 g
Sód	0,5 g	0,1 g

Tabela 9.7.

Przykład poprawnie informującej etykiety na opakowaniu płatków śniadaniowych

SKŁADNIKI

Pszenica, wyciąg słodowy, cukier, sól, niacyna, tiamina (witamina B_1) ryboflawina (witamina B_2), kwas foliowy

WARTOŚCI ODŻYWCZE

	Typowa zawartość w 100 gramach	Typowa zawartość w porcji 37,5 gramów ze 150 mililitrami półtłustego mleka
Energia	339 kcal 1439 kJ	191 kcal 811 kJ
Białka	11,5 g	9,1 g
Węglowodany	67,3 g	31,7 g
w tym:		
cukry	4,7 g	9,2 g
skrobia	62,6 g	22,5 g
Tłuszcze	2,7 g	3,4 g
w tym:		
jednonienasycone	0,3 g	0,9 g
wielonienasycone	1,7 g	0,6 g
Błonnik	10,9 g	3,9 g
Sód	0,3 g	0,2 g
Tiamina (B_1)	1,2 mg (85% ZDD*)	0,5 mg (35% ZDD)
Ryboflawina (B_2)	1,4 mg (85% ZDD)	0,8 mg (47% ZDD)
Niacyna	15,3 mg (85% ZDD)	5,7 mg (31% ZDD)
Kwas foliowy	170 µg (85% ZDD)	70 µg (35% ZDD)
Żelazo	11,9 mg (85% ZDD)	4,4 mg (31% ZDD)

*ZDD = zalecana dzienna dawka [odpowiednik RDD = recommended daily dose]

potrzebne są dalsze badania. Czosnek również w niewielkim stopniu zmniejsza krzepliwość krwi. Tak więc czosnek ma pewne działanie zdrowotne i można go polecić. Można go jeść w stanie surowym lub przyrządzony – aż do czterech gramów dziennie (zalecana dzienna dawka). Tabletki z wyciągiem czosnku zawierają go więcej niż kapsułki, ale nie jest pewne, ile ich można polecić. Również cztery gramy to tylko domysł; jeden ząbek to przypuszczalnie wystarczająca ilość.

Podsumowując, można powiedzieć, że możemy włączyć czosnek do codziennej diety, pod warunkiem, że nie wpłynie to ujemnie na nasze życie towarzyskie, no i jeżeli sami go lubimy lub tolerujemy.

NAPOJE

Piję dosyć dużo kawy. Czy kawa szkodzi na serce?

Wysokie stężenie kofeiny może spowodować częstoskurcz (patrz rozdział szósty). Kawa gotowana może podwyższać cholesterol, ale kawa rozpuszczalna, filtrowana i espresso nie podwyższa cholesterolu. Nie dysponujemy dowodem, że kawa wpływa szkodliwie na tętnice wieńcowe serca. Może pan pić kawę i rozkoszować się nią bez obawy zawału. Należy tylko unikać gotowanej kawy ze względu na cholesterol. Jeżeli kawa powoduje częstoskurcz, trzeba ograniczyć jej spożycie.

Lubię od czasu do czasu wypić trochę alkoholu. Jaki jest wpływ alkoholu na serce?

Alkohol spożywany z umiarem pomaga sercu, ale w nadmiarze może powodować udary mózgu, nadciśnienie i marskość wątroby. Tak więc można pić alkohol bez większych obaw, ale należy zawsze zachować ścisłą kontrolę. Ponadto alkohol zawiera niestety dosyć dużo kalorii, co nie pomaga, gdy chcemy schudnąć. Sesje pijaństwa są bardzo niebezpieczne: na drugi dzień ciśnienie tętnicze bardzo wzrasta i wtedy najczęściej zdarzają się udary mózgu.

Spożycie alkoholu mierzymy w jednostkach. Jednostka czystego 100-procentowego alkoholu to 10 mililitrów. Zaleca się, aby mężczyźni nie przekroczyli spożycia 28, a kobiety 21 jednostek na tydzień lub maksimum 4 jednostek dziennie (mężczyźni) i 3 jednostek dziennie (kobiety). Brytyjska Fundacja Chorób Serca zaleca, aby mężczyźni nie przekraczali 21 jednostek tygodniowo, a kobiety 14. Pijąc drinki w domu, rzadko nalewamy jeden kieliszek czterdziestoprocentowego napoju alkoholowego (wódki, ginu, whisky). Zwykle jest to podwójna lub potrójna ilość. Jedna jednostka alkoholu to:

- 100 ml wina (białego lub czerwonego). (Pamiętajmy, że butelka 12,5-procentowego wina zawiera sześć kieliszków po 125 mililitrów, co wynosi 1,6 jednostek na kieliszek).
- Jeden kieliszek sherry (63 mililitry).
- Ćwierć litra piwa (4-procentowego).
- Jedna ósma litra (125 ml) mocnego, ośmioprocentowego piwa.
- Jeden kieliszek 40-procentowego alkoholu (25 mililitrów).

Każdy alkohol (nie tylko czerwone wino) działa korzystnie na serce, pod warunkiem, że będzie spożywany z umiarem, w granicach podanych wyżej. Nie można zaoszczędzić sobie wszystkich dozwolonych jednostek z całego tygodnia i wypić je za jednym posiedzeniem w sobotę wieczorem! Ważne jest, aby wziąć pod uwagę zawartość kalorii w wypijanym alkoholu (patrz następne pytanie). Niektórzy producenci podają liczbę jednostek alkoholu na etykiecie butelki. Jest to bardzo pomocne.

Należy także uważać, aby alkohol nie reagował z zażywanymi lekami. Na przykład alkohol wzmacnia działanie acenokumarolu (zmniejsza krzepliwość krwi), niektórych środków nasennych, niektórych środków przeciwbólowych (zwłaszcza co-proxamol/distalgesic), a także niektórych antybiotyków (na przykład metronidazol). Alkohol może wzmóc senność, jaką niektórzy odczuwają po zażyciu środków antyhistaminowych (na przykład Zyrtecu).

Słyszałem o korzystnym działaniu wina. Czy wino jest lepsze od piwa lub wódek?

Niestety ta sprawa stała się bardzo zawikłana. Wyniki różnych badań są sprzeczne ze sobą. Każdy alkohol wpływa dodatnio na serce. Wino nie jest pod tym względem lepsze niż piwo. Należy przede wszystkim pamiętać, że alkohol nie jest lekarstwem. Należy go pić tylko dla przyjemności.

PRZEKĄSKI

Czy oprócz owoców może pan polecić inne zdrowe przekąski?

Na ząb:

- surowe jarzyny (ogórki, łodygi selera, groszek cukrowy, niedojrzałe kolbki kukurydzy, brokuły lub pomidory winogronowe);
- suszone owoce (morele, banany, rodzynki, sułtanki);
- jogurt (chudy);
- prażona kukurydza (popcorn; bez soli, masła ani cukru).

Większe przekąski:

- świeże zupy jarzynowe (bez mięsa i na wodzie);
- fasola na toście;
- pieczone ziemniaki (faszerowane twarogiem, fasolką po bretońsku albo sałatką);
- kanapki z razowego chleba ze zdrowymi dodatkami (tuńczyk, kukurydza cukrowa, indyk lub sałatka, nieco sera typu brie i owoce).

Można to popić wodą, dietetycznym napojem gazowanym lub herbatą z cytryną lub z limetką. Powyższe sugestie to nie tylko przykłady zdrowej diety, ale także dobre sposoby na schudnięcie (patrz następny podrozdział).

Jak obniżyć wagę ciała

Bardzo łatwo zacząć zmniejszać ilość kalorii, ale wytrwanie przy tym przez dłuższy czas wymaga dużego samozaparcia. Większość osób z podwyższonym ciśnieniem ma również nadwagę. **Jeżeli chcemy schudnąć, musi to być stopniowy, ale stały proces –**

zmiana trybu życia. Należy unikać krótkotrwałych maratonów chudnięcia.

Wiem, że muszę schudnąć. Czy ma pan jakieś ogólne wskazówki?

Większość osób wie, jakie potrawy są tuczące, a jakie nie, więc powinny wiedzieć, czego unikać (patrz także tabela 9.2.). Oto kilka praktycznych rad:

- Chudnąć jest łatwiej, jeżeli jednocześnie z dietą zwiększymy aktywność fizyczną i zaczniemy ćwiczyć. Ćwiczenia fizyczne wywierają również dodatni wpływ na serce (patrz rozdział dziesiąty).
- Unikaj przekąsek i przegryzania między posiłkami. Jeżeli nie możemy się powstrzymać, należy pić dużo wody i przegryzać owocami i pokarmami zawierającymi skrobię (na przykład bułka posmarowana margaryną o niskiej zawartości tłuszczu). Należy unikać fistaszków i różnych „chrupek". Jakie przekąski wybierać? – patrz poprzednie pytanie.
- Planuj posiłki, biorąc pod uwagę pokusę, i staraj się jej unikać. Jeżeli zaprosili cię przyjaciele na wizytę z posiłkiem, wytłumacz im, co chcesz osiągnąć i dlaczego. Dobrzy przyjaciele przyjmą twoje zwierzenie z sympatią i z pewnością poradzą ci i pomogą. Jeżeli idziesz do restauracji, wybieraj takie, które podają dania nie kolidujące z twoimi planami zdrowego odżywiania się.
- Jeżeli poczujesz nagły napad apetytu, zjedz jabłko, idź na przechadzkę i powtórz sobie, co robisz i co chcesz osiągnąć.
- Jeżeli chwilowo ulegniesz, nie dawaj za wygraną. Wzmocnij postanowienie i wróć do pierwotnego planu.
- Unikaj nadmiaru alkoholu. Zamiast ginu z tonikiem pij tonik dietetyczny, zamiast dwóch kieliszków wina poprzestań na jednym (przeczytaj jedno z następnych pytań o kalorie w alkoholu).
- Jedz wolno i nie spiesz się podczas posiłków.
- Jedz do posiłku sałatę (z niskokalorycznym sosem).
- Nigdy nie opuszczaj śniadania. Owsianka to sycące niskokaloryczne danie. Do płatków śniadaniowych zawsze dodawaj od-

tłuszczone mleko. Płatki śniadaniowe znacznie różnią się zawartością kalorii – czytaj uważnie etykietę podającą zawartość kaloryczną składników, a nie reklamę produktu.

- Nie opuszczaj regularnych posiłków, jedz kilkakrotnie w ciągu dnia zamiast jednego wielkiego posiłku.
- Nie idź na zakupy głodny. Zawsze przygotuj sobie listę zakupów i nie kupuj „co się nawinie pod rękę".
- Przy posiłkach używaj mniejszych talerzy.
- Na lodówce w kuchni umieść zdjęcie swej wymarzonej sylwetki. Pomoże to w walce z pokusą.
- Odchudzaj się z przyjacielem albo zapisz się do grupy lub klubu odchudzających się. Wzajemne poparcie działa doskonale.
- Staraj się jeść zdrowe produkty (opisane w podrozdziale „Jak się odżywiać prawidłowo").
- Zawsze odcinaj tłuszcz od mięsa i nie przygotowuj mięsa na tłuszczu. Unikaj potraw smażonych (porównaj wcześniejsze wskazówki, jak przygotowywać potrawy).
- Jeżeli używasz tłuszczu do gotowania, używaj oleju lub oliwy bogatej w nienasycone tłuszcze (patrz rozdział drugi). Używaj jak najmniej oleju lub oliwy do smażenia. Używaj nie przywierającej patelni i nie przegrzewaj jej. Jeżeli smażysz w głębokim tłuszczu, używaj „dobrego" oleju i zmieniaj go po pięciokrotnym użyciu.
- Trzymaj się z daleka od wszelkiego rodzaju ciast, czekolad, ciasteczek i tortów.
- Zastąp słodycze herbatnikami.
- Na deser jedz sałatkę ze świeżych owoców, owoce konserwowe we własnym soku, twarożek, mus albo mrożony jogurt o niskiej zawartości tłuszczu.

Jak szybko mogę chudnąć?

Nie więcej niż jeden kilogram na tydzień. Stopniowa utrata wagi jest zdrowsza, a jednocześnie trwalsza.

Moja przyjaciółka zaczęła brać tabletki na schudnięcie. Czy to jest skuteczna kuracja?

Aby schudnąć, trzeba jeść zdrowo i zmienić styl życia. Tabletek na schudnięcie należy unikać za wszelką cenę. Niektóre leki prowadzą do uzależnienia, inne mogą uszkodzić zastawki serca. Jeszcze inne, bardzo drogie, są zupełnie nieskuteczne. Jeżeli chodzi o lek pod nazwą Xenical (orlistat), to może on pomóc otyłym osobom, jeżeli zmienią odpowiednio tryb życia. Badania wykazały, że przy odpowiedniej, ubogiej w tłuszcze diecie, Xenical hamuje wchłanianie 30 procent zjadanych tłuszczów. Objawy uboczne to zaburzenia w trawieniu i wydalaniu. Xenical stosuje się tylko przez ograniczony czas razem z dietą pod kontrolą specjalisty – dietetyka. Nie jest to magiczna kuracja powodująca automatyczne chudnięcie, ale mimo to pełni ważną rolę w kontrolowaniu wagi u niewielkiego odsetka otyłych osób.

Przez jakiś czas stosowałam odchudzającą dietę i udało mi się pozbyć trochę nadwagi. Co zrobić, żeby zapobiec ponownemu przybraniu na wadze?

Po pierwsze należy pamiętać, dlaczego pani schudła: obniżyła pani ciśnienie i zmniejszyła obciążenie serca. Trzeba sobie pogratulować. Będzie się pani lepiej czuła i już samo to będzie dla pani dużą zachętą do utrzymania niższej wagi.

Ponadto:

- Należy prowadzić aktywne życie i ćwiczyć regularnie – chodzić na szybkie spacery, pływać, jeździć na rowerze (patrz rozdział dziesiąty).
- Trzeba jeść rozsądnie, rozsądnie planować posiłki i trzymać się ściśle tego planu.
- Po osiągnięciu zaplanowanej wagi można zwiększyć ilość potraw mącznych (na przykład jedna lub dwie kromki chleba dziennie więcej), aby zapobiec dalszej utracie wagi. Nie można jednak dać się skusić i znowu powrócić do czekolady!
- Jeżeli przyjęcie lub lunch biznesowy jest typu bufetowego, trzeba opierać się pokusie. Nie nakładaj czegoś na talerz tylko dlatego, że wygląda wspaniale (i jest darmowe). Należy wybierać dania rozsądnie (patrz jedno z następnych pytań o jedzenie poza domem).

- W razie napadu głodu pijemy szklankę wody i jemy jabłko. Pod żadnym pozorem nie można otwierać lodówki!

Gdyby pani zaczęła znów przybierać na wadze, trzeba przeanalizować ilość jedzenia i ćwiczeń i zastanowić się, co się zmieniło. W razie dalszej utraty wagi poniżej zaplanowanego celu trzeba jeść więcej kalorii, początkowo o 200 kcal dziennie (na przykład jabłko odpowiada 60 kcal, kromka chleba – 80 kcal). W księgarniach znajdziemy wiele książek pomocnych w obliczaniu kaloryczności spożywanych potraw, z tabelami podającymi kaloryczną wartość różnych produktów spożywczych. Po tygodniu sprawdzamy wagę i ćwiczymy dalej.

Natknąłem się na dwie różne tablice do obliczania idealnej wagi. Jaka jest moja idealna waga?

Odpowiednią wagę oblicza się, biorąc pod uwagę wzrost (patrz rysunek 9.1). Lekarze obliczają nie samą wagę, ale BMI (ang. *Body Mass Index* = współczynnik masy ciała, WMC). WMC to waga ciała w kilogramach podzielona przez wzrost w metrach do kwadratu.

$$\text{WMC} = \frac{\text{waga w kilogramach}}{(\text{wzrost w metrach})^2} = \frac{\text{kg}}{\text{m}^2}$$

Normalny WMC wynosi między 20 a 25. Wzór na obliczanie WMC dosyć dobrze spełnia swoje zadanie przy wzroście między 1,6 m a 1,87 m. Jest natomiast mniej dokładny dla osób bardzo niskich lub bardzo wysokich. Podczas wizyty u lekarza poprośmy o wyliczenie naszego WMC i ustalenie docelowego WMC. Potem w domu zważmy się na domowej wadze, która z pewnością nie będzie taka dokładna, lecz wykaże zmiany wagi ciała. Na podstawie wzoru obliczmy sobie docelową wagę. Na przykład, jeżeli nasz WMC wynosi 27, a chcemy osiągnąć 25, obliczmy liczbę kilogramów na każdą jednostkę WMC. Wreszcie, ważąc się w domu, będziemy mogli śledzić, jak zbliżamy się do docelowego WMC. W razie wątpliwości, jak to wszystko obliczać, możemy zwrócić się o pomoc do dietetyka lub lekarza.

Pomocny może być również poniższy przykład. Mężczyzna ważący 95 kilogramów ma 1,87 metra wzrostu. WMC wynosi zatem:

$$\frac{95}{1{,}87 \cdot 1{,}87} = 27{,}2$$

Bardziej poprawny WMC to 24 do 25, a zatem:

$$24 = \frac{?\text{kg}}{1{,}87 \cdot 1{,}87}$$

$$\text{to znaczy } 24 \cdot 3{,}4969 = 83{,}9$$

Równa się 84 kilogramy. Dokonawszy tego obliczenia, wiesz już, do jakiej wagi dążyć.

Najlepiej ważyć się raz w tygodniu i postawić sobie za cel utratę jednego kilograma w pierwszym tygodniu, a następnie pół kilograma tygodniowo. Nie stawiajmy domowej wagi na dywanie i sprawdzajmy jej dokładność kładąc na niej znany ciężar, na przykład worek mąki, albo porównując odczyt na wadze w gabinecie lekarskim z naszą wagą.

Dla mnie obliczanie WMC jest zbyt skomplikowane. Czy nie można tego robić jakoś prościej?

Oczywiście. Można po prostu odczytać wartości z wykresu (nomogramu) na rycinie 9.1. Inny, również bardzo prosty wzór to:

Wzrost w centymetrach minus 110 = optymalna waga w kilogramach dla mężczyzn.

Wzrost w centymetrach minus 100 = optymalna waga w kilogramach dla kobiet.

Jeśli więc mężczyzna ma 178 centymetrów wzrostu, od 178 należy odjąć 110. Różnica wyniesie 68 kilogramów. To właśnie jest idealna waga.

Pielęgniarka mówiła coś o ilorazie obwodu w pasie do obwodu w biodrach. Co to takiego? Czy to ma również znaczenie dla mojego męża czy tylko dla mnie?

W miarę gromadzenia się tłuszczu na brzuchu rośnie ryzyko chorób serca. To ryzyko można wyrazić liczbami, jeżeli się podzieli obwód w pasie przez obwód w biodrach. Na przykład jeżeli pani obwód w pasie wynosi 65 centymetrów, a w biodrach – 85 centymetrów, to iloraz wynosi 0,76 (65 podzielone przez 85). Ponieważ bezpieczny iloraz dla kobiet nie powinien przekraczać 0,8 (innymi słowy obwód w pasie nie powinien przekraczać 80 procent obwodu w biodrach), pani wartości mieszczą się w granicach normy. Mówiąc krótko: z sylwetką kształtu jabłka związane jest większe ryzyko niż z sylwetką kształtu gruszki.

Jeżeli chodzi o pani męża, to jego wymiary (100 cm w pasie i 85 cm w biodrach) dają iloraz 1,18, co nie jest zdrowe. Bezpieczny iloraz dla mężczyzn nie powinien przekraczać 1,0 (innymi słowy, obwód w pasie nie powinien przekraczać obwodu w biodrach). Jeżeli obwód w pasie u mężczyzn jest większy niż obwód w biodrach, ryzyko choroby wieńcowej serca powiększa się.

Mężczyźni, których obwód w pasie wynosi od 92,5 do 100 centymetrów, mają nadwagę, powyżej 100 centymetrów – to grubasy, o których oględnie mówimy, że są otyli. U kobiet obwód w pasie od 80 do 87,5 centymetrów oznacza nadwagę, ponad 87,5 – otyłość.

Próbowałam już nie wiem ilu diet odchudzających i żadna mi nie pomogła. Co mogę zrobić?

Próbowanie diety nie jest prawidłowym podejściem do odchudzania się. Aby osiągnąć prawidłową wagę, trzeba zmienić tryb życia. Jeżeli pani nie jest w stanie dokonać tego sama, nie można dawać za wygraną. Proszę spróbować zapisać się do grupy strażników wagi (*Weight Watchers*) i regularnie uczęszczać na spotkania. Trzeba zawsze pamiętać, dlaczego chcemy schudnąć. Zrzucenie kilku lub kilkunastu kilogramów poprawi ciśnienie i zmniejszy niebezpieczeństwo zawałów i udarów.

Czy warto zapisać się do grupy odchudzających się w rodzaju strażników wagi (*Weight Watchers*)?

Każda grupa tego typu jest bardzo pomocna. Członkinie grupy wspierają się wzajemnie i udzielają sobie nawzajem cennych rad. W grupie przestrzega się następujących podstawowych reguł:

- Jedz mniej tłuszczów i cukrów.
- Unikaj przekąsek między posiłkami.
- Nie opuszczaj posiłków.

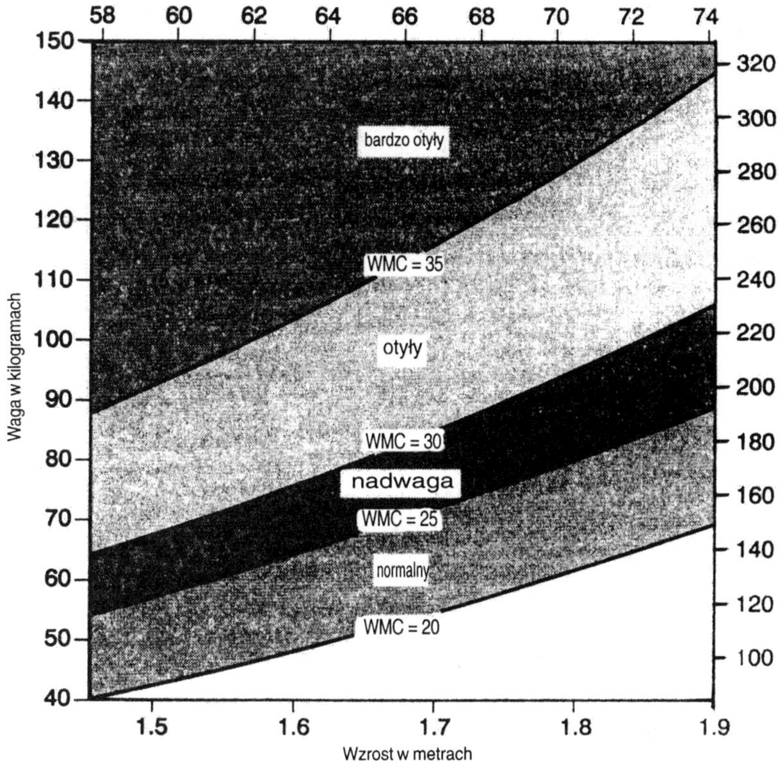

Wyznacz swój Współczynnik Masy Ciała (WMC) z powyższego wykresu lub oblicz go, dzieląc swoją wagę w kilogramach przez wysokość w metrach podniesioną do kwadratu.

Wartości ilorazu WMC:
poniżej 20: niedowaga
20–25: współczynnik idealny (normalny)
25–30: nadwaga
powyżej 30: bardzo duża nadwaga – konieczna wizyta u lekarza

Rysunek 9.1.
Nomogram do znajdywania WMC. Czy należysz do kategorii grubasów, chudzielców, czy może mieścisz się w granicach normy. Jak wyznaczać swój współczynnik masy ciała (WMC). Znajdź swój wzrost (w metrach bez butów) na osi poziomej. Poprowadź pionową linię w górę. Znajdź swoją wagę w kilogramach na osi pionowej. Poprowadź poziomą linię w prawo. Na jakim polu przecinają się te dwie linie?

- Jedz więcej owoców i jarzyn.
- „Dopychaj" się chudymi potrawami o wysokiej zawartości błonnika.
- Uprawiaj ćwiczenia ruchowe (dynamiczne), takie jak spacery, pływanie, jazda na rowerze.

Oboje z mężem prowadzimy bardzo intensywne życie towarzyskie. Często w ciągu tygodnia mam lunch biznesowy. Jak jedząc poza domem mogę unikać tłustych potraw?

Idąc do przyjaciół lub rodziny można śmiało powiedzieć gospodyni o zaleceniu lekarza. Na pewno wszyscy zrozumieją; w ten sposób uniknie pani zakłopotania, odmawiając tłustych dań i słodkich deserów.

W restauracji:

- Unikaj koktajli. Sok pomidorowy i woda mineralna zyskują coraz bardziej na popularności.
- Unikaj smażonych przystawek i zup-kremów. Lepiej wybrać minestrone lub gazpacho.
- Świeży melon to doskonała przystawka.
- Wybierz rybę lub kurczę z grilla i poproś, aby nie podawano sosów.
- Sola z grilla i sałatka to idealne danie.
- Nie jedz tłustego mięsa i zawsze usuwaj skórkę z kurczaka.
- Sałatkę jedz z oliwą i octem, a nie z majonezem.
- Przy bufecie z sałatkami unikaj tłustych sosów, sera, oliwek, kawałków bekonu i grzanek.
- Zamów świeże jarzyny, na przykład szpinak albo marchewkę. Poproś, aby sosy lub masło umieścić „z boku".
- Zamawiaj młode ziemniaki gotowane ze skórką lub pieczone.
- W restauracjach wschodnich zamów podsmażane szybko (na sposób chiński) kurczęta lub rybę i jarzyny. Ryż gotowany na parze jest lepszy niż smażony. Unikaj jabłek i bananów podsmażanych w cieście.
- We włoskich restauracjach unikaj ciężkich sosów.
- W restauracjach hinduskich zamów tandoori bez dodatków albo tikka z sałatą i ryżem gotowanym lub na parze. Unikaj dań z cięż-

kimi sosami. Hinduska kuchnia używa dużo tłuszczu, czasami oleju kokosowego. Z tego względu należy bardzo starannie dobierać menu. Jeżeli masz wątpliwości, poproś o wyjaśnienie, jak się przygotowuje daną potrawę.

- Najlepsze desery to świeże owoce lub sorbety. Unikaj tortów i kremów.
- Kieliszek wina dopełni posiłek. Na zakończenie – czarna kawa (bezkofeinowa, jeżeli kofeina grozi częstoskurczem – patrz rozdział szósty).

Niektóre restauracje oznaczają dania o niskiej zawartości tłuszczu. Podobnie linie lotnicze czasami ofiarują chude potrawy. Jeżeli często odwiedzasz jakąś restaurację, porozmawiaj z właścicielem o twoich preferencjach, aby w przyszłości móc bez skrępowania zamawiać i jeść zdrowe potrawy.

Czasami bierze mnie wielka chętka na stek. Czy muszę się go wyrzec na zawsze?

Od czasu do czasu można sobie pozwolić. Trzeba się upewnić, że będzie to stek z grilla bez tłuszczu. W razie wątpliwości, co jeść, zawsze lepiej wybrać coś zdrowotnego, ale od czasu do czasu można pójść na całego i wrąbać befsztyk. Ale bez przesady. Należy także pamiętać, że optymalna waga porcji befsztyka to 170–225 gramów.

Jakie powinno być moje spożycie tłuszczów?

Nasycone tłuszcze nie powinny przekroczyć 10 procent całkowitych kalorii, wielonienasycone tłuszcze – również 10 procent, a jednonienasycone – 10 do 15 procent. Ponieważ jeden gram tłuszczu zawiera 9 kcal, to:

- przy dziennym spożyciu 1500 kcal potrzebujemy najwyżej 50 gramów tłuszczu;
- przy dziennym spożyciu 2000 kcal potrzebujemy 65–70 gramów tłuszczu;
- przy dziennym spożyciu 2500 kcal potrzebujemy 85–90 gramów tłuszczu.

Czy może pan podać proste wskazówki dotyczące dziennego zapotrzebowania na kalorie. Ile kalorii dziennie powinienem spożywać?

Aby określić liczbę kalorii niezbędną do utrzymania obecnej wagi ciała, należy pomnożyć wagę ciała w kilogramach przez 29, jeżeli prowadzimy bardziej siedzący tryb życia, a przez 33, jeżeli ćwiczymy bardziej regularnie.

Aby schudnąć o jeden kilogram, trzeba spalić 7700 kcal. Oznacza to, że jeżeli chcemy schudnąć o pół kilograma w ciągu tygodnia, musimy obciąć spożycie o 550 kcal dziennie. Jest to ekwiwalent jednej puszki coca-coli albo czterech łyżeczek cukru.

Raz na tydzień należy się zważyć i odpowiednio dostosować spożycie. Należy zawsze łączyć utratę wagi ze zwiększeniem aktywności. Maszerując szybkim krokiem z prędkością 6,5 kilometra na godzinę przez 30 minut spalamy 300 kcal.

Jeżeli schudniesz poniżej wyznaczonej wagi, zwiększ spożycie o około 200 kcal dziennie (dwie kromki chleba i cienki plasterek chudej szynki), ale nie można zaniedbać ćwiczeń.

Wiem, że aby schudnąć, muszę jeść więcej owoców i jarzyn. Które mają najmniej kalorii?

Prawie wszystkie jarzyny i owoce są niskokaloryczne, bogate natomiast w środki odżywcze i witaminy, a więc można je jeść prawie bez ograniczeń. Niektóre mają dużo białka i można ich z powodzeniem używać zamiast dań mięsnych (na przykład lasagne z soczewicy) albo jako dodatku do dań mięsnych (na przykład chili con carne). Gdy się je jarzyny i owoce, liczenie kalorii jest właściwie zbędne, ale dla orientacji podajemy, że przeciętna porcja jarzyn z poniższej listy zawiera około 20 kcal:

Szparagi	Pieczarki
Bakłażany	Cebula
Fasolka szparagowa	Pasternak
Brokuły	Groszek
Brukselka	Papryka

Kapusta	Rzodkiewka
Marchewka	Szpinak
Kalafior	Pomidory
Łodygi selera	Rzepa
Ogórki/cukinia	Soki jarzynowe
Sałata	

Przeciętna porcja owoców z poniższej listy zawiera około 60 kcal.

Jabłko	Nektrarynka
4 morele	Pomarańcza
Banan	Brzoskwinia
12 czereśni	3 daktyle
2 śliwki	2 figi
3 suszone śliwki	1/2 grapefruita
2 mandarynki	15 winogron
2 łyżki stołowe rodzynków	1/2 mango

Porcja czarnych jagód/melona/ananasa/truskawek/malin

Kupując owoce w puszkach, należy się upewnić, że są we własnym naturalnym soku, a nie w syropie.

Co to znaczy porcja?

Porcja to jeden duży owoc (na przykład jabłko, pomarańcza albo banan), dwa mniejsze owoce (na przykład śliwki lub japońskie mandarynki), kubek (250 ml) malin, truskawek albo winogron, szklanka (150 ml) soku owocowego, łyżka stołowa owoców suszonych, dwie łyżki stołowe surowych, gotowanych lub mrożonych jarzyn albo deserowa miseczka sałaty.

Wiem, że chleb i płatki śniadaniowe zawierają dużo błonnika. Jaka jest ich wartość kaloryczna?

Osiemdziesiąt kcal to:

- kromka chleba,
- porcja razowych płatków śniadaniowych bez mleka,
- porcja makaronu lub ryżu.

Należy pamiętać, że potrawy zawierające skrobię i dużo błonnika są bardzo wartościowymi składnikami zdrowej diety. Problemy te zostały już omówione.

Jaką wartość kaloryczną ma alkohol?

Kieliszek wina to 100 kcal, pół litra wina – 400 kcal, a kieliszek wódki – 100 kcal. Należy pamiętać, że szklanka dietetycznego toniku to nie więcej niż jedna kcal, a woda to zero kalorii. Niesłodzony sok owocowy i woda doskonale zastępują alkohol, gdy ktoś usiłuje zachować dietę.

Chcę zachować zdrowie i prawidłową wagę. Bardzo proszę o podsumowanie najważniejszych sposobów osiągnięcia tych celów.

Ważne jest, aby każdą zmianę trybu życia rozpatrywać pod kątem korzyści dla zdrowia. Rozpoczęcie odchudzania musi być połączone ze zmianą sposobu odżywiania i rozpoczęciem regularnych ćwiczeń fizycznych. Aby to osiągnąć, należy się trzymać następujących podstawowych zasad:

- Codziennie jedz dużo owoców i jarzyn.
- Produkty bogate w błonnik są sycące, zdrowe i ubogie w tłuszcze.
- Unikaj potraw tłustych, takich jak bekon, kiełbasy i pasztety.
- Gdy jesz drób, nie jedz skóry.
- Unikaj ciast, tortów i ciasta francuskiego, bo są bogate w tłuszcze.
- Jedz jogurt i twarożki zawierające mało tłuszczu.
- Gotuj potrawy na parze, piecz, grilluj lub używaj kuchenki mkrofalowej zamiast smażyć.
- Rybę z puszki odcedź z oleju i daj go kotu.
- Do makaronu używaj sosu pomidorowego zamiast tłustych sosów mięsnych.
- Używaj tłuszczów oszczędnie, nawet jeżeli ma to być oliwa lub olej bogaty w wielonienasycone tłuszcze.
- Staraj się nie pogryzać orzechów między posiłkami.
- Jedz powoli.

- Używaj mniejszych talerzy.
- Ogranicz ilość alkoholu; pij dużo wody.
- Nie zastępuj posiłków przekąskami, zawsze jedz śniadanie.
- Nie chodź na zakupy żywnościowe na czczo.
- Nie wpadaj w rozpacz, jeżeli ulegniesz. Weź się w garść i na drugi dzień wróć do poprzedniej diety i dyscypliny wewnętrznej.
- Staraj się wykonywać ćwiczenia ruchowe co najmniej trzy razy w tygodniu przez pół godziny.

Co mam robić, gdy z powodu podróży lub spotkania opuszczę posiłek?

Chrupkie batony, ciastka figowe, owsiane lub ryżowe to dobre źródło energii o niskiej zawartości tłuszczu. Nie należy również zapominać o owocach. Nie na próżno Anglicy mówią, że jedno jabłko dziennie czyni lekarza zbędnym.

ROZDZIAŁ DZIESIĄTY

Ćwiczenia fizyczne

Wstęp – czy warto?

Większość z nas ma mało okazji do ćwiczeń – tak w pracy, jak i w wolnym czasie. Dojeżdżamy do pracy i z pracy samochodem, autobusem lub pociągiem, a po powrocie do domu kładziemy się przed telewizorem. A przecież dysponujemy dziś dowodami, że regularne ćwiczenia, nawet niezbyt energiczne (co najmniej trzy razy w tygodniu, lepiej codziennie), zmniejszają ryzyko chorób serca. Te zbawienne dla serca ćwiczenia to spacery, wchodzenie po schodach, praca w ogródku, zajęcia domowe (słanie łóżek, odkurzanie schodów, ale nie chodzenie po mieszkaniu z miotełką z piór), taniec albo ćwiczenia na domowych przyrządach do gimnastyki. Energiczniejsze ćwiczenia jeszcze bardziej wzmacniają serce i płuca. Należą do nich szybkie spacery, jazda na rowerze, pływanie, ćwiczenia na skakance, biegi (jogging) – to wszystko może stać się częścią naszych codziennych zajęć.

Znaczenie regularnych ćwiczeń dla zdrowia serca podkreślaliśmy w całym tekście niniejszej książki. Sprawność fizyczna to naprawdę duża przyjemność. Jeżeli trudno ci się zmobilizować do regularnych ćwiczeń, włącz do nich całą rodzinę. Będziecie się nawzajem zachęcać. Oprócz tego:

- Zapisz się do klubu sportowego, turystycznego lub innej grupy rekreacyjnej.
- Uprawiaj takie ćwiczenia, które ci sprawiają przyjemność.
- Próbuj jakiejś nowej gałęzi sportu, na przykład golfa.
- Myj swój samochód własnoręcznie.
- Jeżeli masz ogródek, pracuj w nim regularnie – 30 minut dziennie kopania albo pielenia na świeżym powietrzu to doskonałe ćwiczenie.
- Uprawiaj pływanie z przyjacielem lub krewnym.
- Wyciągnij swój rower z komórki, daj go do przeglądu i zaopatrz się we wszystko, co potrzebne do bezpiecznej jazdy. Następnie zacznij od przejażdżek na pustych cichych ulicach lub ścieżkach rowerowych.
- Jeżeli masz stacjonarny rower do ćwiczeń, zdejmij z niego bieliznę, którą na nim suszysz, i przywróć go do właściwego użytku.
- Pamiętaj, że każdy najmniejszy wysiłek pomaga twemu sercu, nie dawaj za wygraną.
- Ciągle wymyślaj coś nowego.
- Podchodź do życia pozytywnie.

Pamiętaj, że ćwiczenia to przyjemność, a nie obowiązek. Staraj się więc znaleźć taki rodzaj ćwiczeń, który będzie ci naprawdę sprawiał przyjemność.

Czy ćwiczenia mogą mi rzeczywiście pomóc?

Z wielu powodów ćwiczenia służą wszystkim.

- Pomagają osiągnąć i utrzymać optymalną wagę ciała.
- Podwyższają poziom „dobrego” cholesterolu (HDL).
- Pomagają palaczom rzucić palenie.
- Obniżają ciśnienie krwi i dzięki temu zapobiegają chorobom serca.

Osoby sprawne fizycznie czują się lepiej, są odporniejsze psychicznie, żyją dłużej, rzadziej chorują na serce, lepiej sypiają i lepiej znoszą stres.

Jakie ćwiczenia wywierają korzystny wpływ na serce? Od wielu lat uprawiam podnoszenie ciężarów – czy ten rodzaj ćwiczeń jest „dobry" na serce?

Korzystny wpływ na serce wywierają ćwiczenia ruchowe, określane nazwą dynamicznych (typu aerobiku). Należą do nich spacery, jazda na rowerze, pływanie itp. Aerobik oznacza, że przy wykonywaniu tych ćwiczeń organizm zwiększa zużycie tlenu, aby sprostać wymaganiom nałożonym przez tę aktywność. Aerobik ćwiczony przez co najmniej 30 minut trzy do czterech razy tygodniowo wzmacnia serce i zapobiega chorobie wieńcowej.

Podnoszenie ciężarów to statyczna odmiana ćwiczeń, znana też jako izometryczna. Ten rodzaj ćwiczeń nie pomaga sercu – wprost przeciwnie – obciąża serce w sposób nienaturalny przez podniesienie ciśnienia krwi. Inne ćwiczenie statyczne to popychanie samochodu, podnoszenie ciężkich worków, przesuwanie mebli itp. Prace te można wykonać samemu, ale jeżeli robimy to z pomocą, oszczędzamy serce.

Wyrabianie sobie mięśni bez ćwiczeń dynamicznych sprawi, że klatka piersiowa z zewnątrz będzie wyglądała imponująco, ale zupełnie nie pomoże sercu wewnątrz tej klatki. Te nierozsądne osoby, które używają sterydów do wyrabiania sobie mięśni, właściwie uszkadzają sobie serce, którego mięsień flaczeje i słabnie. Ponadto anaboliczne sterydy podnoszą krzepliwość krwi, co zwiększa niebezpieczeństwo zawałów

Czytając o ćwiczeniach natrafiłem na skrót MET. Co to jest?

MET to skrót od „METaboliczny ekwiwalent". Jest to miara pracy, którą organizm wykonuje ćwicząc. Im więcej pracujemy lub ćwiczymy, tym więcej jednostek MET zużywamy. Siedząc i oglądając telewizję używamy jedną jednostkę MET. Chodząc zużywamy pięć jednostek, zależnie od tego, jak szybko i energicznie chodzimy. Biegając zużywamy jeszcze więcej (patrz tabela 10.1.). Ćwicząc osiągamy indywidualną granicę możliwości, która zależy od naszej sprawności fizycznej. Określamy to jako „funkcjonalny udźwig". W miarę zwiększania sprawności zwiększamy nasz funkcjonalny udźwig.

Tabela 10.1.

Ćwiczenia i ich metaboliczne ekwiwalenty

Aktywność	MET
Ćwiczenia typu aerobiku	
mniej energiczne	5
bardziej energiczne	7
Badminton	4,5
Kręgle	4
Jazda na rowerze	
<16 km/h	4
16–20 km/h	6
<20 km/h	10
Majsterkowanie w domu, na przykład tapetowanie	4–5
Piłka nożna	8
Praca w ogródku, na przykład kopanie	3–5
Golf	4–5
Konna jazda (kłusem)	5–7
Prace domowe	
zwykłe	2,5
mycie podłóg	5,5
Gra na fortepianie	2,5
Praca biurowa	1,5
Seks	
normalny	2–3
energiczny	3–6
Jazda na nartach	
zjazd	8
wypoczynkowa	6
Gra w piłkę (squash)	12
Pływanie	
szybkie	10
umiarkowane	8
swobodne	6
stylem motylkowym	11
Ping-pong	4
Tenis	8
Przejście 1,5 km w 20 minut	3

Jestem sprawny fizycznie. Dlaczego mam przestać palić?

Żaden czynnik ryzyka nie działa w izolacji od innych. Sprawność fizyczna jest uzależniona od prawidłowej wagi ciała, niepalenia, unikania tłustych potraw i umiarkowanego spożywania alkoholu. Jeżeli pan pali, jest pan trzykrotnie bardziej narażony na chorobę wieńcową serca. Palenie wystawia pana na większe ryzyko niż brak ćwiczeń. Nawet jeżeli jest pan doskonale sprawny fizycznie, ale pali 10 do 20 papierosów dziennie, niekorzystny wpływ palenia przeważy korzystny wpływ sprawności fizycznej. Osoba, która pali, nie może być sprawna fizycznie.

Skończyłem 51 lat. Rok temu, w dzień moich 50. urodzin, przyrzekłem sobie ćwiczyć regularnie. Moje dobre chęci rozsypały się w gruzy, gdy trzy miesiące później zachorowałem na grypę. Co mam teraz robić?

Przede wszystkim, gdy się jest chorym, nie wolno ćwiczyć, a więc postąpił pan bardzo dobrze, przerywając ćwiczenia na czas grypy. Należy jednak zacząć od początku. Na początek proszę spróbować półtorakilometrowego spokojnego marszu. Potem trzeba się starać zwiększać prędkość i zmniejszać czas przemarszu, notując wyniki. Aby zmierzyć odległość, można przejechać 1,5 kilometra samochodem, a potem chodzić ścieżką wzdłuż przejechanej drogi. Niektóre ścieżki mają oznaczoną odległość*.

Jeżeli idzie pan z prędkością 3 km/h, to przejście półtora kilometra powinno panu zająć 30 minut. Taki marsz zużywa 2,5 MET, co nie jest wielkim wysiłkiem, ale stanowi ważny początek. Spacer z prędkością 4,5 km/h zajmie tylko 20 minut i zużyje 3,5 MET. Spacer z prędkością 6 km/h zajmie 15 minut i zużyje 4,5 MET. Sprawne osoby po czterdziestce obojga płci powinny wykonać wysiłek równy 5 MET, co oznacza przejście 3 kilometrów w 30 minut. Będzie to marsz bardzo szybki, powodujący znaczną zadyszkę

Przekroczyłem sześćdziesiątkę i dotąd nigdy poważnie nie próbowałem ćwiczeń. Czy już jestem za stary, żeby zacząć ćwiczyć?

Wiek nie jest dla nikogo przeszkodą do rozpoczęcia ćwiczeń, choć oczywiście jest lepiej, jeżeli ćwiczy się przez całe życie. Ćwiczenia

* Ostatnio w sklepach pojawiły się elektroniczne pedometry, które nie tylko liczą kroki, ale również obliczają przebytą odległość i liczbę spalonych podczas spaceru kalorii (*przyp. tłum.*).

sprawią, że będzie się pan czuł lepiej i wyglądał młodziej przez dłuższy czas. Jeżeli pan dotąd nie ćwiczył lub zaczyna ćwiczyć po długiej przerwie, należy pamiętać, aby zaczynać stopniowo. Warto przedtem poradzić się lekarza, jaki rodzaj ćwiczeń jest dla pana odpowiedni.

Właśnie mam zamiar zacząć ćwiczyć. Jak obliczyć, ile kalorii zużywają moje ćwiczenia?

Wszystko zależy, jakiego rodzaju ćwiczenia pan uprawia i przez jak długi czas.

- Marsz z prędkością 4,5 km/h (normalna prędkość spacerowa) spala 320 kcal/h.
- Szybki marsz z prędkością 7 km/h (prawie trucht) spala 440 kcal/h.
- Jazda na rowerze z prędkością 10 km/h spala 240 kcal/h.
- Przepłynięcie 25 metrów (zwykle baseny kąpielowe są długości 25 m) w ciągu jednej minuty spala 275 kcal/h.

Im większa waga ciała, tym więcej kalorii spalamy ćwicząc. Ćwicząc dłużej, lecz wolniej, spalamy więcej niż ćwicząc intensywniej przez krótszy czas (na przykład jazda na rowerze z prędkością 20 km/h spala 410 kcal, a nie 480).

Ile?

Prowadzę bardzo intensywny tryb życia i nie wiem, czy uda mi się codziennie znaleźć pół godziny na ćwiczenia. Czy wszystkie moje wysiłki pójdą na marne, jeżeli nie będę mógł ćwiczyć codziennie?

Trzeba zacząć powoli – nikt nie zostanie atletą w jeden dzień. Należy w miarę możliwości ćwiczyć aerobik trzy do czterech razy w tygodniu. Nawet stosunkowo mało intensywne ćwiczenia, takie jak praca w ogródku, prace domowe i tańce, to bardzo dobry początek, ale lepiej zacząć program spacerów obejmujący plan pokonywania określonej odległości w określonym czasie. Spacery powinny jednocześnie być przyjemne (poniżej przykład takiego programu).

Jako cel trzeba sobie postawić wykonywanie ćwiczeń co najmniej co drugi dzień, a więcej podczas weekendów (spacer za miastem jest przyjemniejszy, a powietrze czyściejsze). Należy się zobowiązać do regularnego ćwiczenia, na przykład podczas przerwy w pracy w południe, zwłaszcza jeżeli istnieje możliwość wzięcia prysznicu w miejscu pracy. Po ćwiczeniu wypij szklankę wody. Poproś kogoś, żeby ci towarzyszył. Prowadź dzienniczek, żebyś mógł ocenić postępy. Tańce to też dobry rodzaj ćwiczeń, szczególnie dlatego, że można zwiększać ich intensywność, a także dlatego, że jest to dobra rozrywka towarzyska.

Odszedłem z grupy ćwiczeniowej, bo każdy uczestnik był dużo bardziej sprawny ode mnie. Jak to może być?

Takie jest życie! Z początku każdy wydaje się sprawniejszy! Być może tamci koledzy ćwiczyli już od dłuższego czasu. Jesteś dla siebie najważniejszą osobą w grupie i musisz skupić się na własnym programie ćwiczeń. Nie przejmuj się tym, jakie wyniki uzyskują inni członkowie grupy. To nie są zawody. Nie masz powodu do wstydu, musisz wytrwać. Twoi koledzy też byli kiedyś mniej sprawni. Na pewno spotkasz się z ich zrozumieniem i pomocą.

Czy ćwiczenia są bezpieczne?

Wspomina pan, że powinienem się porozumieć z lekarzem przed rozpoczęciem ćwiczeń. Czy rzeczywiście muszę przejść badanie kontrolne?

Jeżeli nie masz żadnych kłopotów ze zdrowiem, to nie trzeba – możesz zaczynać ćwiczenia od razu. Jednakże jeżeli już poprzednio miałeś problemy z sercem, jeżeli nie wiesz, jakie masz ciśnienie, lepiej idź do lekarza na badanie. Poproś również o skierowanie na badanie cholesterolu. Jeżeli należysz do grupy zwiększonego zagrożenia, to znaczy przekroczyłeś sześćdziesiątkę, palisz, masz cukrzycę lub zażywasz leki w związku z problemami z sercem, lepiej się zbadać przed rozpoczęciem ćwiczeń.

Obawiam się, że mogę przesadzić w ćwiczeniach. Czy powinienem przedsięwziąć jakieś środki ostrożności przed ćwiczeniem?

- Nie ćwicz, jeżeli czujesz się źle lub chory, masz grypę lub jesteś przeziębiony. Po chorobie wróć do ćwiczeń, ale tylko pod warunkiem, że czujesz się już zupełnie dobrze. Podejmując ćwiczenia po chorobie, zacznij od lekkich i stopniowo zwiększaj ich intensywność.
- Jeżeli podczas ćwiczeń odczujesz ból w klatce piersiowej lub trudności w oddychaniu, idź do lekarza.
- Nie ćwicz po obfitym posiłku albo gorącej kąpieli. Odczekaj dwie lub trzy godziny.
- Unikaj kofeiny i alkoholu na godzinę przed ćwiczeniami i godzinę po nich.

Gdy biegałem ostatnim razem, naderwałem sobie mięsień łydki i nie mogłem pracować przez dwa tygodnie. Jak mogę tego uniknąć w przyszłości?

Nie wolno ćwiczyć zbyt intensywnie i zbyt szybko. Przed ćwiczeniem należy się rozluźnić (patrz opis rozgrzewek przed ćwiczeniem poniżej). Po ćwiczeniu chodź wolno przez 3–5 minut, aby ochłonąć, a potem wykonuj ćwiczenia naciągające mięśnie przez dalsze 2 minuty. Ważne jest, aby dobrać odpowiednie obuwie do dyscypliny, którą uprawiasz (patrz późniejsze pytanie o dobór ubrania do ćwiczeń).

Wybór odpowiednich ćwiczeń

Ośrodek rekreacyjny w sąsiedztwie oferuje 40 różnych dyscyplin sportu, od judo do medytacji. Co wybrać, by było najlepsze dla mnie?

Każde ćwiczenie typu aerobiku jest dobre. To znaczy każde dynamiczne (ruchowe) ćwiczenie obejmujące wiele różnych grup mięśni. Na przykład marsze, biegi, jazda na rowerze i pływanie. Izometryczne, nie ruchowe ćwiczenia powodują zwiększenie masy mięśni, ale nie pomagają sercu, a nawet mogą być szkodliwe, gdyż podnoszą ciśnienie krwi.

Prowadzę bardzo intensywny tryb życia i po prostu nie mam czasu na ćwiczenia. Co mam robić?

Zdrowie powinno być zawsze najważniejsze. Nikt jeszcze na łożu śmierci nie żałował, że spędził za mało czasu w biurze. Można doskonale połączyć pracę zawodową z ćwiczeniami:

- Zamiast jeździć windą, chodź po schodach.
- Jadąc do pracy samochodem, zaparkuj go w odległości 200–300 metrów od miejsca pracy – przejdź resztę drogi piechotą.
- Jeżeli dojeżdżasz do pracy publicznym środkiem transportu, wysiądź na wcześniejszym przystanku i przejdź resztę drogi piechotą.

Przekroczyłem czterdziestkę. Nigdy nie znosiłem sportu wyczynowego, ale bardzo lubię chodzić. Czy istnieje jakiś program, do którego mógłbym się stosować?

Chodzenie jest szczególnie dobrym sposobem ćwiczenia: jest tanie, na ogół bezpieczne, no i wszyscy wiemy, jak to robić – nikt nie musi nas tego uczyć. Ponadto chodzenie, w przeciwieństwie do biegania i joggingu, nie naraża stawów na urazy. Program Amerykańskiego Towarzystwa Chorób Serca (patrz tabela 10.2.) jest bardzo przydatny (ale nie obowiązkowy), a intensywność i szybkość ćwiczeń można sobie dostosować do indywidualnych potrzeb i możliwości.

Trasę można sobie wymierzyć, przejeżdżając ją samochodem albo mierząc krokami. Można też w przybliżeniu ocenić długość różnych tras: do parku, dookoła parku, do sklepów, do przystanku lub stacji. Najlepiej wybrać trasę długości około 1,5 kilometra. Dobrze jest mieć jakiś powód spaceru. Można zrezygnować z prenumeraty codziennej gazety i chodzić po nią do kiosku samemu.

- Rozluźnij mięśnie zginając się i naciągając (patrz rysunek 10.1.). Powtórz ćwiczenia do pięciu razy – nie więcej niż sześć razy, zanim zaczniesz marsz.

Tabela 10.2.

Prosty program ćwiczeń marszowych

Tydzień		Rozgrzewka	Marsz właściwy (szybki)	Zakończenie (wolno)	Czas całkowity
1					
	Sesja A	5 min	5 min	5 min	15 min
	Sesja B	jak wyżej			
	Sesja C	jak wyżej			
2		5 min	7 min	5 min	17 min
3		5 min	9 min	5 min	19 min
4		5 min	11 min	5 min	21 min
5		5 min	13 min	5 min	23 min
6		5 min	15 min	5 min	25 min
7		5 min	18 min	5 min	28 min
8		5 min	20 min	5 min	30 min
9		5 min	23 min	5 min	33 min
10		5 min	26 min	5 min	36 min
11		5 min	28 min	5 min	38 min
12		5 min	30 min	5 min	40 min

Tydzień 13 i następne: Sprawdzaj tętno od czasu do czasu, aby się przekonać, czy ćwiczysz w zakresie swych wartości docelowych*. W miarę jak stajesz się sprawniejszy, staraj się ćwiczyć tak, aby osiągnąć maksymalne tętno w granicach swych wartości docelowych. Stopniowo przedłużaj czas marszu do 30–60 minut trzy lub cztery razy w tygodniu. Pamiętaj, że twoim celem jest wykorzystanie dodatniego wpływu ćwiczeń na serce, a także przyjemność, jaką daje samo chodzenie.

* Tabela 10.3. zestawia wartości tętna docelowego w zależności od wieku

- Zmierz puls na przegubie ręki lub na szyi obok grdyki. Policz uderzenia w ciągu 15 sekund, a następnie pomnóż przez 4, albo policz uderzenia w ciągu 6 sekund i dopisz na końcu zero (patrz rysunek 10.2.).
- Po pięciominutowym marszu zmierz puls ponownie i przyspiesz kroku, aby podniósł się do 110 uderzeń na minutę. U osób zażywających beta-blokery nie uzyska się tego efektu, ponieważ leki te zwalniają akcję serca. Staraj się utrzymać puls powyżej 110 i zapisz, ile czasu zajęło ci przejście 1,5 kilometra. Następnie, odpoczywając, mierz puls, zwracając uwagę, jak stopniowo zwalnia. Puls powinien wrócić do normy po 10 minutach.
- W miarę poprawy formy czas potrzebny na przejście trasy 1,5 kilometra powinien się stopniowo skracać, maksymalny puls

powinien się utrzymywać na coraz niższym poziomie, a powrót do normy powinien być szybszy. Wtedy możesz przedłużyć trasę do 3 kilometrów, stopniowo zwiększając prędkość. Nie wolno jednak starać się dokonać zbyt wiele zbyt szybko.

Ktoś powiedział mojemu przyjacielowi, że intensywność ćwiczeń można określić testem mówienia. Co to takiego?

To jest bardzo prosta, ale użyteczna wskazówka, za pomocą której można ocenić intensywność ćwiczeń. Powinno się ćwiczyć do

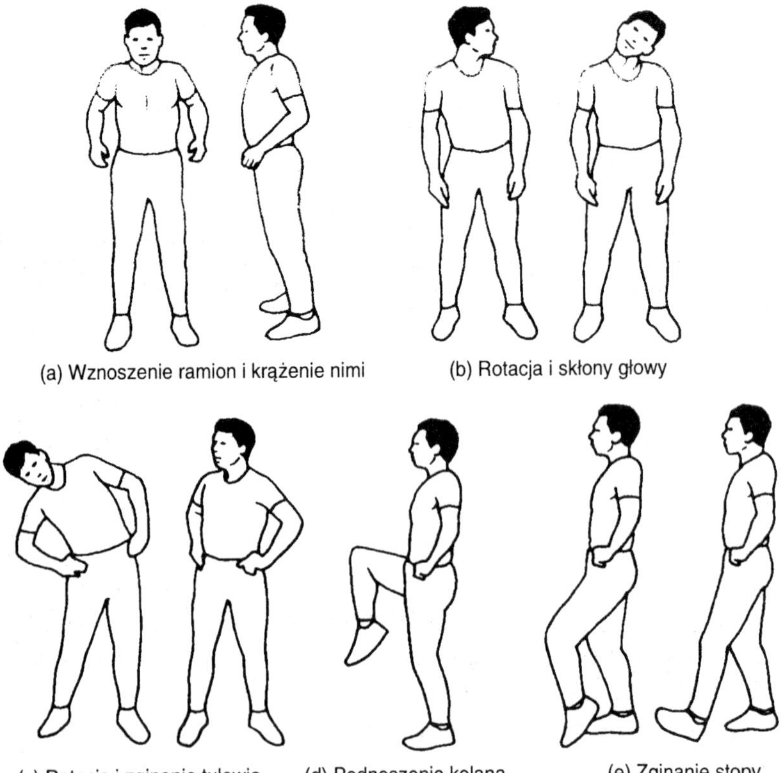

(a) Wznoszenie ramion i krążenie nimi
(b) Rotacja i skłony głowy
(c) Rotacja i zginanie tułowia
(d) Podnoszenie kolana
(e) Zginanie stopy

Rysunek 10.1.
Ćwiczenia rozgrzewające

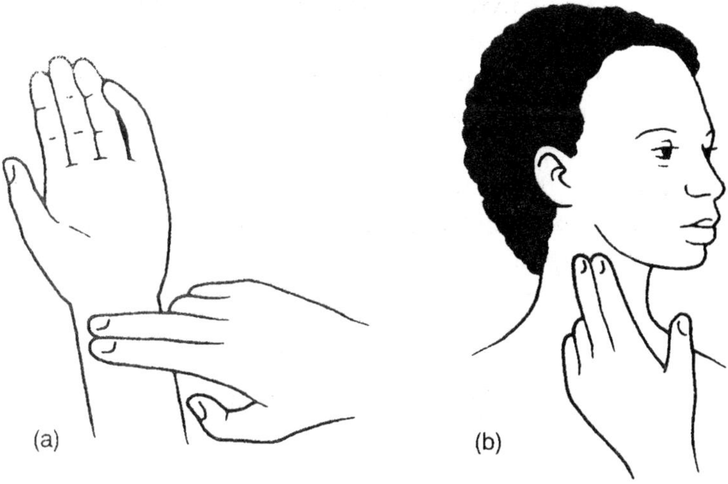

Rysunek 10.2.
Mierzenie tętna w przegubie dłoni i na tętnicy szyjnej

punktu, w którym można mówić, choć jest się trochę zdyszanym. Jeżeli mówimy z łatwością, ćwiczenie nie było dostatecznie intensywne, jeżeli nie możemy mówić, ćwiczyliśmy zbyt intensywnie i trzeba nieco zwolnić.

Chciałabym bardzo chodzić, ale boję się, ponieważ ciągle czyta się w gazetach o atakach na kobiety. Czy to bezpiecznie chodzić samej?

Niestety świat doszedł do tego, że ludzie, a szczególnie kobiety, boją się wychodzić samotnie. Istotnie, ataki się zdarzają, ale są bardzo rzadkie. Czytając gazety musimy sobie zdać sprawę z tego, że opisują one tylko złe rzeczy, zbrodnie. Jeżeli 10 tysięcy kobiet chodzi samotnie, a jedna z nich zostanie zaatakowana, to przeczytamy tylko o tej jednej, a o 9999 innych – nie. Strach jest zupełnie zrozumiały. Jeżeli się boisz, staraj się spacerować z dwiema lub trzema innymi osobami albo zapisz się do grupy wędrowniczek. Oto środki ostrożności:

- Noś przy sobie głośny alarm albo telefon komórkowy.

- Nie wychodź po ciemku.
- Unikaj pustych miejsc i spaceruj w dobrze widocznych miejscach, na przykład po ścieżkach w parku.
- Na spacery wybieraj miejsca, gdzie spotyka się dużo innych osób, na przykład uczęszczany park lub plażę.

Starałem się chodzić półtora kilometra dziennie, ale po miesiącu stwierdziłem, że nudzi mnie to okropnie. Czy mogę robić coś innego zamiast marszów?

Zapisanie się do klubu sportowego da ci możliwość ćwiczenia na ruchomej taśmie, co również umożliwi ci lepszą kontrolę postępów, ponieważ urządzenia te obliczają osiągnięcia za pomocą wbudowanego komputera.

Inne korzystne dla zdrowia ćwiczenia to wiosłowanie, pływanie, jazda na rowerze, aerobik, a nawet po prostu wchodzenie po schodach. Zmieniając rodzaj ćwiczeń, przestaniesz się nudzić.

W naszym klubie sportowym jest maszyna do badania serca, ale ja nie orientuję się, co znaczą poszczególne dane. Jaki powinienem mieć maksymalny puls?

Powinien wynosić 220 minus twój wiek. Ćwicząc, staraj się uzyskać 75 procent tej wartości. A więc mając 50 lat powinieneś starać się osiągnąć trzy czwarte z 170 czyli 127. Po rozpoczęciu programu ćwiczeń staraj się osiągać 50 procent przez pierwsze sześć do ośmiu tygodni, a następnie stopniowo podnoś puls do 75 procent (127). Twój docelowy puls zmienia się w zależności od wieku (patrz tabela 10.3.).

Tabela 10.3.

Wartości docelowe tętna w zależności od wieku

Wiek (lat)	Tętno docelowe (uderzeń na minutę)
20	100–150
30	95–142
40	90–135
50	85–127
60	80–120
70	75–113

Sprawiłem sobie dres i buty sportowe. Czy potrzebuję jeszcze jakiejś specjalnej odzieży sportowej, aby móc ćwiczyć?

Jeżeli masz zamiar chodzić, to przede wszystkim powinieneś się zaopatrzyć w dobre buty. Tu nie możesz oszczędzać. Najlepsze są buty do chodzenia lub do joggingu albo buciory turystyczne, jeżeli masz zamiar maszerować w terenie. Przymierzając buty należy włożyć grube skarpetki. Buty powinny mieć amortyzujące podeszwy i dobrze chronić łuk stopy. Chodząc w ciepłą pogodę, należy włożyć lekką bawełnianą bieliznę i koszulę. Trzeba także pamiętać o kremie przeciwsłonecznym zapobiegającym oparzeniu skóry. W chłodną pogodę najlepiej włożyć trzy warstwy lekkiego ubrania, co bardzo dobrze zatrzymuje ciepło. Luźne spodnie od dresu są niedrogie i wygodne. Nie wychodź, gdy pada. Ćwiczenia powinny być przyjemnością, a nie karą!

Słowniczek

ACE patrz *Konwertaza angiotensyny.*

Aktywator tkankowy plazminogenu (t-PA) Lek rozpuszczający zakrzepy.

Aneurysma *aneuryzm* patrz *Tętniak.*

Angina pectoris patrz *Dławica.*

Angiografia patrz *Koronarografia.*

Angioplastyka przezskórna PTCA Metoda udrożnienia naczynia wieńcowego przez czasowe wprowadzenie do jego światła cewnika z balonikiem na końcu. Gdy balonik znajdzie się w odpowiedniej pozycji, zostaje rozszerzony i przez to rozszerza także zwężoną tętnicę.

Antagoniści wapnia *blokery wapnia* Leki powodujące rozluźnienie tętnic przez redukcję wapnia w ścianach tętnic. Obniżają ciśnienie krwi i przynoszą ulgę w dławicy. Niektóre z nich zmniejszają częstość pracy serca.

Antykoagulanty patrz *Leki przeciwzakrzepowe.*

Antyoksydanty patrz *Przeciwutleniacze.*

Aorta patrz *Tętnica główna.*

Arytmia patrz *Niemiarowość.*

Atheroma patrz *Płytka miażdżycowa.*

Atherosclerosis patrz *Miażdżyca.*

Automatyczny wszczepialny kardiowerter defibrylator patrz *Defibrylator.*

Azotany Leki używane dla przyniesienia ulgi w bólach dławicowych. Rozszerzają tętnice. Należy tu na przykład nitrogliceryna (trójazotan glicerolu).

Badanie elektrofizjologiczne Badanie elektrokardiograficzne przy użyciu *cewnika* (patrz), pozwalające na określenie źródła *niemiarowości serca* (patrz) i skutków leczenia.

Beta-blokery *Leki blokujące receptory β-adrenergiczne* Blokują działanie adrenaliny, a przez to zwalniają akcję serca i obniżające ciśnienie. Używane do leczenia dławicy, nadciśnienia, zawałów i palpitacji.

Bierne palenie Wdychanie przez osobę niepalącą dymu tytoniowego wydychanego przez kogoś palącego w otoczeniu.

Biopsja Przyżyciowe pobranie próbki tkanki lub narządu do badania.

Bliznowiec *keloid* Różowoczerwony guz skórny powstający w bliźnie.

Blok odnogi pęczka przedsionkowo-komorowego Przerwanie przewodzenia elektrycznego jednego z pęczków przewodzących impulsy do mięśnia sercowego (patrz *Układ przewodzący serca*). Istnieją dwa pęczki: prawy i lewy. Przewodzenie w obrębie każdego z nich może być zablokowane – stąd może wystąpić blok prawej odnogi pęczka lub lewej odnogi pęczka.

Blok serca Przeszkoda w przewodzeniu bodźców nerwowych w *układzie przewodzącym serca* (patrz). Powoduje zwolnienie akcji serca.

Blokery wapnia patrz *Antagoniści wapnia.*

Bradykardia *rzadkoskurcz* Spowolnienie skurczów serca objawiające się zwolnieniem tętna poniżej 60 uderzeń na minutę.

CABG patrz *Chirurgiczne pomostowanie naczyń wieńcowych.*

Cewnik Cienka rurka, którą wprowadza się do serca przez naczynie krwionośne.

Chirurgiczne pomostowanie naczyń wieńcowych ang. *coronary artery bypass graft CABG, przęsłowanie* Zabieg chirurgiczny, który używa wszczepionych odcinków żył lub tętnic dla ominięcia niedrożnego lub zwężonego odcinka tętnicy wieńcowej.

Cholesterol Substancja tłuszczowa spełniająca ważną rolę w organizmie. Składnik krwi. Nadmiar cholesterolu powoduje miażdżycę naczyń krwionośnych. Patrz również *lipoproteiny o niskiej gęstości (LDL)* i *liproproteiny o dużej gęstości (HDL).*

Choroba tętnic wieńcowych patrz Choroba wieńcowa.

Choroba wieńcowa *choroba tętnic wieńcowych, miażdżyca tętnic wieńcowych* Zwężanie się światła tętnic wieńcowych na skutek odkładania się w ich wewnętrznej błonie cholesterolu w postaci *płytek miażdżycowych* (patrz).

Chromanie przestankowe *claudicatio* Zaburzenie chodzenia spowodowane bólami mięśni łydek, ustępujące po krótkim wypoczynku. Spowodowane ostrym niedokrwieniem z powodu miażdżycy.

Ciśnienie krwi rozkurczowe Ciśnienie krwi w czasie rozkurczu serca. Niższa z dwóch wartości podawanych jako ciśnienie krwi.

Ciśnienie krwi skurczowe Najwyższe ciśnienie w tętnicach podczas skurczu komór serca.

Ciśnienie krwi W niniejszej książce: ciśnienie krwi wewnątrz tętnic.

Claudicatio patrz *Chromanie przestankowe.*

Cukrzyca Choroba spowodowana brakiem insuliny, hormonu wytwarzanego przez trzustkę. W przebiegu choroby zaburzona jest głównie gospodarka węglowodanami. Leczy się podawaniem insuliny oraz dietą i lekami.

Częstoskurcz *tachykardia* Nadmiernie szybka akcja serca (ponad 100 uderzeń na minutę).

Czop zatorowy *embolus* Zwykle zakrzep zatykający światło naczynia, który dostał się do niego z prądem krwi po oderwaniu się od miejsca powstania.

Czynnik zagrożenia Czynnik zwiększający niebezpieczeństwo zapadnięcia na jakąś chorobę (na przykład palenie i wysoki poziom cholesterolu to czynniki zagrożenia w chorobie wieńcowej serca).

Defibrylacja Przerwanie migotania przedsionków lub komór przez przepuszczenie przez serce prądu elektrycznego. Patrz *Defibrylator, Kardiowersja, Migotanie.*

Defibrylator Przyrząd dostarczający bodźce elektryczne do serca. Przerywa *migotanie* (patrz) przedsionków lub komór.

Diastole Rozkurcz mięśnia sercowego. W tym czasie serce odpoczywa i wypełnia się krwią.

Digoksyna Lek wzmacniający mięsień sercowy; używany do kontroli migotania przedsionków.

Dławica piersiowa *angina pectoris, dusznica bolesna* Charakterystyczny ból w klatce piersiowej wywołany przejściowym niedotlenieniem mięśnia sercowego. Ból zwykle promieniuje do żuchwy i lewej ręki.

Dusznica bolesna patrz *Dławica piersiowa.*

Echokardiografia bezbolesna metoda badania serca polegająca na analizie wiązki ultradźwięków odbitych od serca.

Echokardiografia dopplerowska Odmiana techniki *echokardiografii* (patrz) pozwalająca na badanie szybkości i kierunku przepływu krwi.

Echokardiografia przezprzełykowa Badanie echokardiograficzne (patrz *echokardiografia*), w którym sondę (nadajnik i odbiornik ultradźwięków) wprowadza się do przełyku. Pozwala na uzyskanie lepszego obrazu serca.

Efekt placebo Lecznicze działanie środka obojętnego. Spowodowany jest siłą sugestii i oczekiwaniem, że leczenie przyniesie dodatni skutek.

Elektrokardiogram Zapis graficzny aktywności elektrycznej serca.

Embolus patrz *Czop zatorowy.*

Emisyjna tomografia komputerowa PET Metoda obrazowania aktywności substancji radioaktywnych w organizmie. Informuje o żywotności mięśnia sercowego i jego czynności. Technika bardzo kosztowna, używana tylko w razie szczególnej potrzeby.

Endocardium patrz *Wsierdzie.*

Endothelium patrz *Śródbłonek.*

Enzymy sercowe Enzymy obecne w surowicy krwi w następstwie zawału.

Fibrillatio patrz *Migotanie.*

Fibryna patrz *Włóknik.*

Fibrynogen Białko obecne we krwi. Podczas krzepnięcia przeistacza się w fibrynę (*włóknik* – patrz), tworząc skrzep.

Frakcja wyrzutowa serca Informuje, jaka część objętości krwi została przepompowana do tętnic w fazie wyrzutu. Zwykle wynosi ponad 50 procent.

HDL patrz *Lipoproteiny o dużej gęstości.*

Hipercholesterolemia Wysoki poziom cholesterolu we krwi (patrz *Cholesterol*).

Hiperlipidemia Wysoki poziom substancji tłuszczowych we krwi (patrz *Lipidy*).

Hipoksja Niedobór tlenu.

Holter Przenośny elektrokardiograf, który zapisuje prądy czynnościowe serca (elektrokardiogramy) 24 godziny na dobę. Jest wielkości magnetofonu kasetowego typu walkman. Pacjent nosi go przy sobie.

Infarctus myocardii patrz *Zawał.*

Inhibitory konwertazy angiotensyny *(inhibitory ACE)* Leki, które hamują działanie angiotensyny, a przez to zmniejszają ciśnienie krwi; stosuje się je w niewydolności serca i nadciśnieniu (patrz *Konwertaza angiotensyny*).

Insulina Hormon wytwarzany przez komórki trzustki. Reguluje gospodarkę cukrem w organizmie.

Ischaemia Niedokrwienie.

Kardiolog Lekarz specjalizujący się w leczeniu chorób serca. Kardiologia to gałąź medycyny wewnętrznej; kardiolog nie jest chirurgiem.

Kardiologia Nauka o sercu i jego chorobach.

Kardiomiopatia Choroba mięśnia sercowego, osłabiająca go.

Kardiowersja Metoda leczenia migotania przedsionków i innego rodzaju częstoskurczów za pomocą bodźca elektrycznego. Przywraca normalny rytm serca.

Kardiowerter Aparat do wykonywania kardiowersji.

Keloid patrz *Bliznowiec*.

Komora (serca) Serce ma dwie komory, prawą i lewą. Prawa zbiera krew z obwodu ciała i pompuje ją do płuc, lewa otrzymuje krew z płuc i pompuje ją na obwód ciała.

Konwertaza angiotensyny ACE Enzym, który uaktywnia angiotensynę. Angiotensyna podwyższa ciśnienie krwi przez zwężanie naczyń krwionośnych.

Koronarografia (angiografia) Radiologiczna metoda badania serca i tętnic wieńcowych. Polega na wprowadzeniu w znieczuleniu miejscowym cewnika do naczynia krwionośnego, a przez nie do serca. Przez cewnik wstrzykuje się środek cieniujący (zatrzymujący promienie rentgenowskie), co pozwala uwidocznić jamy serca i tętnice wieńcowe, a w nich zwężenia i inne nieprawidłowości.

Krążenie oboczne Krążenie tworzące się po zablokowaniu naczynia krwionośnego. Funkcje zablokowanego naczynia przejmują okoliczne małe naczynia, które rozrastają się i zapewniają dopływ krwi do obszaru zaopatrywanego uprzednio przez zablokowane naczynie.

Krwotok mózgowy Wylew krwi do mózgu z pękniętego naczynia krwionośnego.

Kwasy tłuszczowe Związki, które w połączeniu z glicerolem tworzą tłuszcze (patrz *Trójglicerydy).*

Kwasy tłuszczowe jednononienasycone Korzystne dla zdrowia kwasy tłuszczowe znajdujące się w oliwie z oliwek, oleju arachidowym. Mogą wpływać na obniżenie *lipoprotein LDL* (patrz).

LDL patrz *Lipoproteiny o niskiej gęstości.*

Lek moczopędny Lek pomagający organizmowi pozbyć się nadmiaru wody. Zwiększa wydalanie wody przez nerki.

Leki immunosupresyjne Leki obniżające odporność organizmu. Stosuje się dla zapobiegania odrzuceniu przeszczepów.

Leki przeciwzakrzepowe *(antykoagulanty)* Leki zmniejszające krzepliwość krwi (należą tu między innymi acenokumarol i heparyna).

Libido Popęd płciowy, zainteresowanie seksem.

Lipidy Substancje tłuszczowe.

Lipoproteiny o dużej gęstości *(HDL) „Dobry cholesterol"* Substancje tłuszczowe obecne we krwi. Uczestniczą w usuwaniu cholesterolu z krwi i naczyń krwionośnych.

Lipoproteiny o niskiej gęstości *(LDL) „Zły cholesterol"* Substancje tłuszczowe obecne we krwi. Uczestniczą w transporcie cholesterolu z wątroby do tkanek tłuszczowych. Przyczyniają się do powstawania płytek miażdżycowych w ściankach tętnic.

Lipoproteiny Związki lipidów z białkami. Transportują lipidy przez krew.

Magnetyczny rezonans jądrowy Metoda wykorzystująca pole magnetyczne, pozwalająca na uwidocznienie serca i innych wewnętrznych narządów. W skrócie znana jako NMR lub MRI (ang. *nuclear magnetic resonance; magnetic resonance imaging*). Badania nie można wykonywać u osób z wszczepionym rozrusznikiem serca, natomiast obecność stentu w naczyniu wieńcowym nie jest przeszkodą.

Miażdżyca tętnic *atherosclerosis* Odkładanie się w błonie wewnętrznej tętnic substancji tłuszczowych w postaci *płytek miażdżycowych* (patrz).

Miażdżyca tętnic wieńcowych patrz *Choroba wieńcowa.*

Migotanie (trzepotanie) przedsionków albo komór *fibrillatio.* Szybkie, nieskoordynowane i nieskuteczne skurcze włókien mięśniowych przedsionków (może być odczuwane jako *palpitacja* – patrz) lub komór. Przy migotaniu komór akcja serca ustaje.

MRI patrz *Magnetyczny rezonans jądrowy.*

Naczynia krwionośne Tętnice lub żyły – „rury", przez które płynie krew.

Naczynia włosowate Najwęższe naczynia krwionośne, którymi krew z tętnic przedostaje się do żył.

Nadciśnienie Podwyższone ciśnienie tętnicze.

Nekroza Martwica.

Nieinwazyjny zabieg Zabieg diagnostyczny lub leczniczy wykonywany bez potrzeby nacinania tkanek.

Niemiarowość serca *arytmia* Zmiana normalnego rytmu uderzeń serca. Zbyt szybka akcja serca, „wypadanie" skurczów albo jedno i drugie.

Niewydolność krążenia patrz *Niewydolność serca.*

Niewydolność serca *Niewydolność krążenia* Stan, w którym serce nie jest w stanie dostarczyć ustrojowi wystarczającej ilości krwi. Przeważnie spowodowana niewydolnością mięśnia sercowego.

NMR patrz *Magnetyczny rezonans jądrowy.*

Operacja na otwartym sercu Zabieg chirurgiczny na sercu po otwarciu klatki piersiowej i odłączeniu serca i płuc od krwiobiegu przez podłączenie *płuco-serca* (patrz).

Osierdzie Worek zbudowany z gładkiej włóknistej tkanki, obejmujący serce. Gdy zostanie objęte procesem zapalnym, traci gładkość, ruchy (bicie) serca wewnątrz worka osierdziowego stają się bolesne.

Otyłość Nadwaga przekraczająca 20 procent średniej wagi w danej grupie wzrostu.

Palpitacja *Niemiarowość serca* (patrz) Zbyt szybka akcja serca, „wypadanie" skurczów albo jedno i drugie.

PET patrz *Emisyjna tomografia komputerowa.*

Placebo patrz *Efekt placebo.*

Płuco-serce Urządzenie do krążenia pozaustrojowego. Aparat utleniający krew i pompujący ją na obwód ciała z ominięciem płuc i serca. Podłącza się podczas operacji na sercu lub płucach.

Płytka miażdżycowa *atheroma* Nagromadzenie substancji tłuszczowych w *śródbłonku* tętnic (patrz). Prowadzi do ich zwężenia lub całkowitej niedrożności.

Płytki krwi Niewielkie (mniejsze od krwinek czerwonych) cząstki krążące we krwi. Biorą udział w krzepnięciu krwi przez zlepianie się. Aspiryna zmniejsza ich przylepność.

Pojemność minutowa serca Objętość krwi, którą każda komora serca wyrzuca w ciągu minuty w spoczynku. Wynosi około 5 litrów.

Próba wysiłkowa Badanie elektrokardiogramu pacjenta, który w czasie badania chodzi lub biega na stacjonarnej bieżni.

Przeciwutleniacze *(antyoksydanty)* Związki, które łatwo ulegają utlenieniu i przez to chronią inne związki przed utlenieniem. Uważa się, że zapobiegają miażdżycy tętnic (zobacz *miażdżyca*). Należą tu między innymi witaminy A i C. Patrz również *Wolne rodniki.*

Przedsionki serca Jamy serca położone nad komorami. Do przedsionków wpadają żyły, a krew z przedsionków płynie do komór.

Przegroda (serca) Mięsień oddzielający prawą i lewą stronę serca. W wadzie zwanej ubytkiem przegrody (międzykomorowej lub międzyprzedsionkowej) w przegrodzie znajduje się otwór pozwalający na mieszanie się krwi żylnej i tętniczej.

Przeszczep serca Zastąpienie chorego serca pacjenta sercem zmarłego dawcy.

Przezskórna angioplastyka tętnic wieńcowych (PTCA) patrz *Angioplastyka przezskórna.*

PTCA patrz *Angioplastyka przezskórna.*

Reanimacja Przywracanie do życia przez masaż serca i sztuczne oddychanie (usta-usta), gdy ustało oddychanie i akcja serca.

Rozrusznik serca Mały aparat elektroniczny wszczepiany pod skórę, regulujący bicie serca przez wysyłanie sygnałów elektrycznych do mięśnia, zastępujący naturalne impulsy wysyłane przez *układ przewodzący serca* (patrz).

Rzadkoskurcz patrz *Bradykardia.*

Sfignomanometr Aparat do mierzenia ciśnienia tętniczego krwi (patrz *Ciśnienie krwi*).

Sód (Na) Pierwiastek, składnik soli kuchennej, będącej związkiem sodu i chloru (NaCl).

Stent Metalowa siatka zakładana za pomocą cewnika i balonika do światła tętnicy w miejscu jej zwężenia. Stent pozostawiony w tętnicy rozszerza się, udrożniając naczynie. Balonik i cewnik usuwa się po zabiegu.

Stetoskop Słuchawka lekarska.

Streptokinaza Lek rozpuszczający *zakrzepy* (patrz).

Syncope Omdlenie. Krótkotrwała utrata przytomności.

Systole Skurcz mięśnia sercowego.

Szmer (sercowy) Odgłos krwi przepływającej przez serce, słyszalny za pomocą *stetoskopu* (patrz). Może być normalny albo patologiczny (chorobowy). Echokardiogram pomaga w rozpoznaniu przyczyn szmerów.

Śródbłonek *endothelium* Nabłonek wyścielający wszystkie naczynia krwionośne.

Tachykardia patrz *Częstoskurcz.*

Test talowy Badanie wykonywane za pomocą radioaktywnego pierwiastka talu, informujące o zakresie uszkodzenia mięśnia sercowego. Pozwala na stwierdzenie, czy uszkodzenie jest stałe czy przejściowe.

Tętniak *aneurysma* Balonowate rozszerzenie ściany tętnicy lub blizny na ścianie serca pozostałej po zawale.

Tętnica Naczynie krwionośne doprowadzające pod ciśnieniem bogatą w tlen krew na obwód ciała. Tętniczki to małe tętnice.

Tętnica główna *aorta* Największa tętnica wychodząca z lewej komory serca. Zatacza łuk i biegnie po tylnej ścianie jamy brzusznej w dół; dzieli się na dwie tętnice biodrowe.

Tętnica ramieniowa Tętnica przebiegająca od pachy do dołu łokciowego. Używa się jej do mierzenia ciśnienia tętniczego.

Tętnica szyjna Parzysta tętnica, biegnąca po obu stronach szyi.

Tętnice wieńcowe Tętnice oplatające serce, dostarczające krew do mięśnia sercowego.

Tłuszcze nasycone Tłuszcze zwierzęce, stałe w temperaturze pokojowej. Mogą wpływać na podwyższenie *lipoprotein LDL* (patrz).

Tłuszcze nienasycone Tłuszcze, które pozostają płynne w temperaturze pokojowej.

Tłuszcze wielonienasycone Tłuszcze obecne w wielu olejach roślinnych. Pozostają płynne w temperaturze pokojowej. Mogą wpływać na obniżenie *lipoprotein LDL* (patrz).

t-PA *ang Tissue Plasminogen Activator* patrz *Aktywator tkankowy plazminogenu.*

Tromboliza Leczenie świeżych zakrzepów przez stosowanie leków trombolitycznych (patrz *streptokinaza, aktywator tkankowy plazminogenu*).

Trójglicerydy Tłuszcze.

Trzepotanie przedsionków *undulatio* Postać niemiarowości serca, w której przedsionki kurczą się miarowo, lecz bardzo szybko (200–400 razy na minutę). Komory pobudzane są znacznie rzadziej i kurczą się w znacznie wolniejszym tempie.

Ubytek przegrody międzykomorowej Otwór w przegrodzie międzykomorowej pozwalający na mieszanie się krwi żylnej i tętniczej (patrz *Przegroda*).

Ubytek przegrody międzyprzedsionkowej Otwór w przegrodzie międzyprzedsionkowej oddzielającej przedsionek lewy od prawego, pozwalający na mieszanie się krwi żylnej i tętniczej (patrz *Przegroda*). Zwykle *wada wrodzona* (patrz).

Udar mózgu Nagłe uszkodzenie mózgu spowodowane przerwaniem dopływu krwi: zakrzepem, zatorem lub krwotokiem tętnic mózgowych.

Układ przewodzący serca Wytwarza i przewodzi bodźce elektryczne w sercu.

Undulatio patrz *Trzepotanie.*

Wada wrodzona serca Wrodzona nieprawidłowość budowy serca.

Węzeł przedsionkowo-komorowy Wchodzi w skład *układu przewodzącego serca* (patrz). Punkt odbierający i przekazujący bodźce elektryczne powodujące skurcze mięśnia sercowego. Odbiera bodźce z *węzła zatokowego (zatokowo-przedsionkowego* – patrz). Może je modyfikować: jeżeli są zbyt częste, to przepuszcza tylko niektóre, przez co zapobiega zbyt szybkiej akcji serca.

Węzeł zatokowy (zatokowo-przedsionkowy) Początkowa część *układu przewodzącego serca* (patrz). Wysyła impulsy do skurczu mięśnia sercowego. Naturalny główny *rozrusznik* (patrz) serca.

Włóknik *fibryna* Podstawowy składnik *zakrzepu* (patrz) i skrzepu krwi. Białko, które tworzy się w procesie krzepnięcia krwi z *fibrynogenu* (patrz).

Wolne rodniki Szkodliwe dla organizmu atomy lub grupy atomów tworzące się w organizmie na skutek normalnych procesów. Ze względu na swą reaktywność mogą uszkadzać komórki lub tkanki organizmu. Są neutralizowane przez *przeciwutleniacze* (patrz).

Wsierdzie *endocardium* Błona wyścielająca jamę serca od wewnątrz.

Wypadanie płatków zastawki mitralnej Przegięcie się jednego z płatków tej zastawki w odwrotnym kierunku. Może spowodować przepuszczalność, lecz często jest nieszkodliwe (patrz *Zastawka mitralna).*

Zakrzep Galaretowata substancja złożona z komórek krwi i włóknika utworzona wewnątrz naczynia krwionośnego. Proces krzepnięcia krwi chroni nas przed krwotokami, ale w nieodpowiednim miejscu może spowodować między innymi zawały serca lub udary mózgu. Skrzepy powstają poza naczyniami krwionośnymi.

Zakrzep tętnicy wieńcowej Zakrzep w świetle tętnicy wieńcowej, zwykle w miejscu *płytki miażdżycowej* prowadzi do zwężenia tętnicy i *zawału* (patrz).

Zapalenie osierdzia patrz *Osierdzie.*

Zapalenie wsierdzia Przewlekła infekcja bakteryjna *wsierdzia* (patrz), błony wyścielającej jamę serca od wewnątrz, zwłaszcza zastawek.

Zastawka aortalna patrz *Zastawka tętnicy głównej.*

Zastawka dwudzielna patrz *Zastawka mitralna.*

Zastawka mitralna *zastawka dwudzielna, zastawka przedsionkowo-komorowa lewa* Zastawka pomiędzy przedsionkiem lewym i lewą komorą. Zapobiega cofaniu się krwi tętniczej z lewej komory do lewego przedsionka.

Zastawka płucna *Zastawka pnia płucnego* Zastawka położona między komorą prawą a ujściem tętnicy płucnej. Zapobiega cofaniu się krwi z tętnicy płucnej do prawej komory.

Zastawka pnia płucnego patrz *Zastawka płucna.*

Zastawka przedsionkowo-komorowa lewa patrz *Zastawka mitralna.*

Zastawka przedsionkowo-komorowa prawa patrz *Zastawka trójdzielna.*

Zastawka tętnicy głównej *zastawka aortalna* Zbudowana z trzech płatków. Położona między komorą lewą a aortą. Zamyka ujście tętnicy głównej, uniemożliwiając cofanie się krwi do komory lewej w czasie rozkurczu.

Zastawka trójdzielna *Zastawka przedsionkowo-komorowa prawa* Położona między przedsionkiem prawym a prawą komorą. Zapobiega cofaniu się krwi żylnej z prawej komory do prawego przedsionka.

Zastoinowa niewydolność serca *patrz* Niewydolność serca.

Zator mózgu Nagłe zamknięcie przepływu krwi w tętnicy mózgowej materiałem zakrzepowym, często powstałym w sercu. Patrz *Udar mózgu.*

Zawał mięśnia sercowego *infarctus* Ognisko martwicy w mięśniu sercowym powstałe na skutek niedokrwienia i braku tlenu. Powodem zawału jest zwykle niedrożność lub znaczne zwężenie tętnicy wieńcowej.

Żyła Naczynie krwionośne odprowadzające krew z obwodu ciała do serca. Krew dostaje się do żył przez naczynia włosowate. Ciśnienie krwi w żyłach jest niskie.

DODATEK 1

Lekarzu, lecz się sam, czyli szewc bez butów chodzi?

Co pan, jako lekarz, robi, aby zapobiec chorobie serca?

Zadając to pytanie, Czytelnicy chcą się dowiedzieć, czy my – jako lekarze – stosujemy się do własnych rad i wskazówek. Szczera odpowiedź brzmi: „nie zawsze". Poniżej przedstawiam w skrócie, co ja robię. Po pierwsze jestem bardzo zainteresowany w zapobieganiu, ponieważ w mojej rodzinie występowały choroby serca, a więc najprawdopodobniej mam do nich skłonność dziedziczną. Oto, jak staram się zapobiegać chorobie:

- Nie palę.
- Ćwiczę regularnie, odbywając szybkie marsze po 3 kilometry dziennie, cztery razy w tygodniu. Ponadto staram się unikać wind i chodzę po schodach.
- Staram się utrzymać wagę w normie, jem rozsądnie, ale nie przesadzam (patrz rozdział dziewiąty). Staram się utrzymać cholesterol na poziomie 5,2 milimola na litr (200 mg%) z możliwie wysokim stężeniem HDL (patrz rozdział drugi „Zagrożenie związane z podwyższonym poziomem cholesterolu").
- Lubię wino.
- Sprawdzam ciśnienie krwi raz w roku.
- Staram się nie denerwować.

Co zrobiłby pan w razie ataku dławicy lub zawału?

Przede wszystkim byłbym zawiedziony i zły na siebie, że nie potrafiłem temu zapobiec.

- Zbadałbym sobie jeszcze raz poziom cholesterolu.
- Zażywałbym aspirynę i przepisane leki.
- Przeszedłbym próbę wysiłkową i badanie echokardiograficzne.

Czy poddałby się pan badaniu koronarograficznemu?

Nie miałbym żadnych oporów przed koronarografią, gdyby badanie to było niezbędne do oceny stanu mojej choroby. Co więcej, chciałbym sam przyglądać się badaniu!

Czy poddałby się pan zabiegowi angioplastyki lub operacji serca

Podkreślam jeszcze raz, że nie sprzeciwiałbym się żadnej operacji, która byłaby potrzebna. Bardzo starannie wybrałbym chirurga, kardiologa i anestezjologa – w tym – muszę przyznać – mam nieco większe doświadczenie niż większość moich czytelników.

Czy wróciłby pan następnie do poprzedniego rytmu pracy?

Bardzo poważnie zastanowiłbym się nad moimi obciążeniami zawodowymi i prawie na pewno ograniczyłbym obowiązki. Skróciłbym czas pracy, unikał dodatkowych zobowiązań, ograniczył wykłady i zlikwidował niepotrzebne podróże. Starałbym się spędzać więcej czasu z rodziną, przyznając, że powinienem był robić to już znacznie wcześniej.

Czy sądzi pan, że choroba serca ma również wpływ na psychikę?

Oczywiście. Podobnie jak większość lekarzy, uważam, że moje własne zdrowie jest i zawsze będzie idealne. Choroba serca zniweczyłaby ten mit. Wprawdzie z natury podchodzę do wszystkiego pozytywnie, więc i w tym wypadku pozbierałbym się jakoś, ale musiałbym wtedy przyznać, że ci, którzy mnie ostrzegali, mieli jednak rację.

DODATEK 2

Wzrost i odpowiadająca mu pożądana waga (dorośli)

Poniższe dane są przybliżone. Dokładniej można obliczyć pożądaną wagę z nomogramu na rysunku 9.1.

Wzrost*	Średnia pożądana waga w lekkim ubraniu (kg)						
	17–19 lat	20–24 lata	25–29 lat	30–39 lat	40–49 lat	50–59 lat	60–69 lat
Mężczyźni							
157,5	54,0	58,	60,8	62,1	63,5	64,4	63,0
160,0	55,8	59,9	62,6	64,0	65,3	65,8	64,4
162,6	57,6	61,7	64,0	65,8	67,1	67,6	66,2
165,1	59,4	63,0	65,3	67,6	68,9	69,4	68,0
167,6	61,2	64,4	67,1	69,4	70,8	71,2	69,9
170,2	63,0	65,8	68,5	71,2	73,0	73,5	72,1
172,7	64,9	67,6	70,3	73,0	74,8	75,3	73,9
175,3	66,7	69,4	72,1	74,8	76,7	77,1	76,2
177,8	68,5	71,2	73,9	77,1	78,9	79,4	78,5
180,3	70,3	73,0	75,8	78,9	80,8	81,6	80,8
182,9	72,6	75,3	78,0	81,2	83,0	83,9	83,0
185,4	74,4	77,1	80,3	83,0	84,8	85,7	85,3
188,0	76,2	78,9	82,6	85,3	87,1	88,0	87,5
190,5	78,0	80,8	84,4	87,5	89,4	90,3	89,8
193,0	79,8	82,1	86,2	90,3	92,1	93,0	92,5

Kobiety

147,3	44,9	46,3	48,5	52,2	55,3	57,6
149,9	46,3	47,6	49,9	53,1	56,2	58,5
152,4	47,6	49,0	51,3	54,4	57,6	59,4
154,9	49,4	50,8	52,6	55,8	59,0	60,8
157,5	51,3	52,2	54,0	57,2	60,3	62,1
160,0	52,6	53,5	55,3	58,5	61,7	64,0
162,6	54,4	54,9	56,7	59,9	63,5	65,8
165,1	56,2	56,7	58,5	61,2	64,9	67,6
167,6	57,6	58,5	60,3	63,0	66,7	69,4
170,2	59,0	59,9	61,7	64,4	68,5	71,2
172,7	60,8	61,7	63,5	66,2	70,3	73,0
175,3	62,6	63,5	65,3	68,0	72,1	74,8
177,8	64,4	65,3	67,1	69,9	74,4	–
180,3	66,7	67,6	69,4	72,1	76,7	–
182,9	68,9	69,9	71,7	74,4	78,9	–

* Wzrost w centymetrach w butach na płaskim obcasie.

Indeks